Biologische Fachbuchreihe, Band 1

Homöopathische Arzneitherapie

Eine kurzgefaßte integrierte Arzneimittellehre

Von
WALTHER ZIMMERMANN

5. erweiterte Auflage – 1990

Biologische Fachbuchreihe, Band I

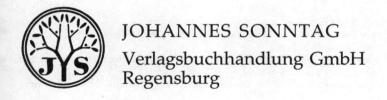

JOHANNES SONNTAG
Verlagsbuchhandlung GmbH
Regensburg

CIP-Titelaufnahme der Deutschen Bibliothek

Zimmermann, Walther:
Homöopathische Arzneitherapie : eine kurzgefasste integrierte
Arzneimittellehre / von Walther Zimmermann. – 5., erw. Aufl.
– Regensburg : Sonntag, 1989
  (Biologische Fachbuchreihe ; Bd. 1)
  ISBN 3–87758–020–3
NE: GT

ISBN 3 87758 020 3
© by Johannes Sonntag, Verlagsbuchhandlung GmbH, Regensburg.
Alle Rechte vorbehalten.
Übersetzungen sowie Fotokopien und jede Art der Vervielfältigung nur mit
Genehmigung des Verlages.
Gesamtherstellung: Friedrich Pustet, Graphischer Großbetrieb, Regensburg.

VORWORT

Die Arzneimittellehre mit besonderer Ausrichtung auf die personotrope Medizin entstand aus dem Bedürfnis, eine Lücke zu schließen, welche sich immer wieder in der Ausbildung homöopathischer Ärzte ergeben hat. Dabei wurde nicht nur Kurserfahrung, sondern auch die dringliche Nachfrage nach einer kurzgefaßten Arzneimittellehre berücksichtigt. Dem Anfänger sollte die Denkart einer homöopathischen Therapie, die Hierarchie der Symptome, die anthropologische Anamnese vermittelt und durch die klinischen Hinweise eine Brücke geschlagen werden zum Verständnis einer Therapieform, die mehr als 150 Jahre alt, gerade jetzt modern anmutet.

Als Grundlagen der Arzneibilderbesprechung gelten sowohl die personotropen Gesichtspunkte der Kent'schen Arzneimittellehre, als auch die vorwiegend organotropen der Arzneimittellehre von Stiegele und Mezger. Daneben wurde das Erfahrungsgut von Farrington, Stauffer, Nash und Charette verwertet, soweit die Einheit eines Bildes ungestört blieb. Die Einteilung ist übersichtlich in doppelseitige Konstitutionsbilder oder Polychreste, in einseitige Systemmittel und halbseitige organotrope Mittel – die sogenannten kleinen Mittel im Sinne Stiegeles – gegliedert. Aus diesem 3-fachen System ergibt sich zugleich ein Dosierungshinweis, wobei die Organotropie die $\emptyset$–D 4, der Systemotropie der 12. bis 15. Potenz entspricht und der Konstitutionotropie die Hochpotenzen vorbehalten sein mögen. Der nach den einzelnen Bildern verbleibende freie Platz ist besonders für die Lernenden als Raum für Notizen gedacht.

Neben den vielen vorhandenen Arzneimittellehren erhebt dieses Taschenbuch keinen Anspruch auf Vollständigkeit; vielmehr soll es die Lücke für den Anfänger ausfüllen, dessen Bereitschaft, sich mit der materia medica der Homöopathie auseinanderzusetzen, dem umfangreichen Wissens- und Erfahrungsschatz einer großen Arzneimittellehre noch nicht gewachsen ist.

Ihm soll es den Zugang zu den Ordnungsprinzipien der Homöopathie weisen und damit ihre Erlernung erleichtern.

Wohl keine Therapie im Bereich der vielen Methoden der Medizintherapie ist so einheitlich und modern, wie diese. Die Einheit liegt dabei im symptomatischen Aussagewert der Krankheit, das Moderne in der hochgradigen Individualität, die man schlechthin als anthropologische Therapie bezeichnen könnte. Die Integrierung von psychischen, konstitutionellen und pathologischen Merkmalen erhellt aus dem Arzneimittelprinzip, das bekanntlich aus den Prüfungen am Gesunden, aus der Mikro- und Gewerbetoxikologie und einem breiten Erfahrungsgut entstanden ist. So sind auch die klinischen Anmerkungen zu verstehen, die eine Erfahrung wiedergeben, die im Sinne einer Bewährtheit zu deuten ist.

Als Teamarbeit wurde die Arzneimittellehre von den Assistenten des Krankenhauses für Naturheilwesen in München-Harlaching zusam-

V

mengestellt. In den klinischen Gesichtspunkten wird die Erfahrung einer jahrzehntelangen klinischen Homöopathie eingeblendet. An dieser Stelle sei der Bereitschaft des Johannes Sonntag-Verlages, vor allem Herrn Fritz Sonntag und Frau Schwiebacher gedankt, die es bei der Vorbereitung ermöglicht haben, dieses Taschenbuch kurzfristig aufzulegen. Ebenso gilt der Dank Fräulein Gunhild Oswald, die die Schreibarbeiten zu dem Band übernommen hat.

Möge dieser Beitrag zu einer alten Arzneitherapie Vielen den Zugang in die Denkart Hahnemanns eröffnen.

München-Harlaching, im Sommer 1972

Walther Zimmermann

VORWORT ZUR 4. AUFLAGE

In der Zwischenzeit hat sich die Arzneitherapie als beliebte Arbeitsgrundlage für Kurse und Fortbildung erwiesen. In der Diskussion um das Erlernen der Homöopathie traten immer wieder Schwierigkeiten auf, die einzelnen Arzneimittel im Detail zu unterscheiden. So mußte darauf hingewiesen werden, daß die einzelnen Mittelbilder Bedingungen mit sich bringen, ohne die es nicht geht.

In dieser Neuauflage ist diesen notwendigen Bedingungen Rechnung getragen worden.
In einem hervorgehobenen Rahmen sind für alle aufgeführten Mittel diese notwendigen Bedingungen wiederholt, welche für die einzelnen Mittel in Frage kommen. Man kann sie auch als Führungslinien oder Leitsymptome bezeichnen.

Eine weitere Ergänzung hat sich ergeben: die Homöopathie muß erfahren werden. Mit dieser Erfahrung wächst die Sicherheit, welche für eine Therapie – einerlei welcher Art – notwendig ist. Der Anfänger beginnt nicht mit einer hochdifferenzierten Konstitutionstherapie, sondern mit den sog. kleinen Mitteln, mit festständigen Therapien. So wurde im Anhang eine kurze Zusammenstellung angefügt, die als »erste Hilfe« gelten sollte. Sie ist keineswegs vollständig; sie soll auch nur den Einstieg vermitteln.

Möge auch diese Auflage als Praxishilfe dienen und dem Therapeuten homöopathisches Gedankengut näherbringen.
Bei der Vorbereitung sei wiederum dem Verlag gedankt, diese Umarbeitung durchzuführen, weiterhin für die Schreibarbeiten von Frau

Dr. Hänsel sowie für das Interesse und Diskussion allen Mitarbeitern des Krankenhauses für Naturheilweisen, München-Harlaching.

München-Harlaching, Januar 1984

Dr. med. Walther Zimmermann

VORWORT ZUR 5. AUFLAGE

Die Arzneitherapie hat sich in der Zwischenzeit gerade bei den Anfängern der homöopathischen Behandlungsweise beliebt gemacht und bewährt.
In der Neuauflage wurden die Herstellungsverfahren der einzelnen Arzneimittel auf den neuesten Stand gebracht.
In Anbetracht der zunehmenden Bedeutung von Nosoden in der Arzneitherapie, schien es sinnvoll, in einem gesonderten Kapitel diese zusammenzufassen. Dabei wird ihre Bedeutung in der Behandlung chronischer Krankheiten klar; bei dem reichhaltigen Angebot an homöopathischen Heilmittelkomplexen, erschien auch die Einfügung einer Antidoten-Tabelle sinnvoll.
Damit kann der Verordner den Sinn ergänzender Arzneien und sog. Komplementär-Mittel und den Unsinn antidotischer Kombinationen selbst beurteilen.
Durch die Einfügung einiger neuer Arzneien wurde eine nötige Ergänzung geschaffen.
Auch bei dieser Auflage habe ich der Betreuung des Hauses und Verlags Herrn Lückenhaus und Frau Schwiebacher zu danken.
Danken möchte ich auch meiner Tochter Flavia für die Schreib- und Korrekturarbeiten.

Deisenhofen im Juni 1989

Dr. med. Walther Zimmermann
Internist
ehemaliger Chefarzt d.
Krankenhauses f. Naturheilweisen,
München-Harlaching

Arzneimittelregister

Abies nigra	1	Artemisia Abrotanum	50
Abrotanum	50	Arum triphyllum	51
Absinthium	1	Asa foetida	52
Acidum benzoicum	2	Asarum europaeum	54
Acidum formicicum	3	Aurum metallicum	55
Acidum hydrochloricum	4	Aurumsalze	56
Acidum hydrocyanicum	5	Aurum chloratum	56
Acidum nitricum	6	Aurum chloratum natr.	56
Acidum oxalicum	8	Avena sativa 57	
Acidum phosphoricum	9		
Acidum picrinicum	10	Bacillinum	328
Acidum salicylicum	10	Badiaga	57
Acidum sarcolacticum	11	Baptisia tinctoria	58
Acidum sulfuricum	12	Barium carbonicum	59
Aconitum napellus	14	Bariumsalze	61
Adlumina fungosa	16	Barium chloratum	61
Adonis vernalis	16	Barium jodatum	61
Aesculus hippocastanum	17	Barium phosphoricum	61
Aethusa cynapium	18	Belladonna	62
Agaricus muscarius	19	Bellis perennis	64
Agnus castus	21	Berberis vulgaris	65
Ailanthus glandulosa	21	Bismutum subnitricum	66
Aletris farinosa	22	Borax	67
Allium cepa	22	Bovista	68
Aloe	23	Bromum	69
Alumina	24	Bryonia	70
Ambra grisea	26	Bufo rana	72
Ammonium carbonicum	28		
Ammonium chloratum	30	Cactus grandiflorus	73
Anacardium orientale	31	Cadmium metallicum	74
Angustura	33	Cadmium sulfuricum	75
Anthracinum	323	Caladium seguinum	75
Antimonium arsenicosum	33	Calcium carbonicum	76
Antimonium crudum	34	Calcium fluoratum	78
Antimonium sulfuratum	35	Calcium phosphoricum	78
Antimonium tartaricum	36	Calendula officinalis	79
Apis mellifica	38	Camphora	80
Apocynum cannabinum	40	Cantharis	82
Aranea diadema	40	Capsicum annuum	84
Argentum metallicum	41	Carbo animalis	86
Argentum nitricum	41	Carbo vegetabilis	87
Aristolochia clematitis	43	Carboneum sulfuratum	89
Arnica	45	Carduus marianus	91
Arsenicum album	47	Castor equi	92
Arsenum jodatum	49	Castoreum	92
		Caulophyllum	92

VIII

Causticum Hahnemanni	93	Elaterium	147
Ceanothus	95	Equisetum hiemale	147
Cedron	95	Erigeron canadensis	148
Chamomilla	96	Eucalyptus globulus	149
Chelidonium majus	98	Eupatorium perfoliatum	150
Chimaphila	100	Euphrasia officinalis	151
China	101		
Chininum arsenicosum	103	Fagopyrum esculentum	152
Chininum sulfuricum	103	Ferrum metallicum	153
Chionanthus virginica	104	Ferrum-Salze	154
Cholesterinum	105	Ferrum aceticum	154
Cicuta virosa	106	Ferrum carbonicum	155
Cimicifuga racemosa	107	Ferrum citricum	155
Cina	109	Ferrum jodatum	155
Cistus canadensis	111	Ferrum phosphoricum	155
Clematis recta	112	Ferrum picrinicum	156
Cobaltum nitricum	114	Ferrum sulfuricum	156
Cocculus	115	Formica rufa	156
Coccus cacti	117	Fucus vesiculosus	157
Coffea	118		
Colchicum autumnale	119	Gelsemium sempervirens	158
Collinsonia canadensis	121	Gentiana lutea	160
Colocynthis	122	Geranium maculatum	160
Comocladia dentata	124	Gingko biloba	160
Condurango	124	Glonoinum	161
Conium maculatum	125	Gnaphalium polycephalum	162
Convallaria majalis	127	Graphites	163
Copaiva	128	Gratiola officinalis	165
Corallium rubrum	129	Grindelia robusta	166
Crataegus oxyacantha	129	Guajacum officinale	167
Crocus sativus	130		
Crotalus horridus	131	Hamamelis virginica	168
Croton tiglium	133	Hedera helix	168
Cuprum aceticum	134	Hekla lava	170
Cuprum metallicum	134	Helleborus niger	171
Cyclamen europaeum	136	Heloderma	172
Cypripedium pubescens	137	Helonias dioica	173
Cytisus	137	Hepar sulfuris	174
		Hydrastis canadensis	176
Digitalis purpurea	138	Hydrocotyle asiatica	177
Dioscorea villosa	140	Hyoscyamus	178
Dolichos pruriens	141	Hypericum perforatum	180
Drosera rotundifolia	141		
Dulcamara	142	Iberis amara	181
		Ignatia	182
Echinacea angustifolia	144	Ipecacuanha	183
Elaps corallinus	145	Iris versicolor	185

Jaborandi	185	Mercurius solubilis	222
Jodum	186	Mercurius sublimatus	
Juglans regia	188	corrosivus	224
		Mezereum	225
Kalium bichromicum	189	Millefolium	226
Kalium bromatum	193	Momordica balsamina	226
Kalium carbonicum	191	Moschus	227
Kalium chloratum	193	Murex purpureus	227
Kalium jodatum	193	Myristica sebifera	227
Kalium nitricum	194		
Kalium phosphoricum	194	Naja tripudians	228
Kalium sulfuricum	194	Naphthalinum	229
Kalmia latifolia	195	Natrium carbonicum	230
Kreosotum	196	Natrium chloratum	231
		Natrium phosphoricum	232
Lac caninum	197	Natrium sulfuricum	233
Lachesis muta	198	Nepenthes dist.	234
Lachnanthes tinctoria	200	Niccolum metallicum	234
Lapis albus	200	Niccolum sulfuricum	234
Latrodectus mactans	201	Nuphar luteum	235
Laurocerasus	202	Nux moschata	236
Ledum palustre	203	Nux vomica	238
Leptandra virginica	204		
Lespedeza	204	Oenanthe crocata	240
Lilium tigrinum	205	Oleander	240
Lithium carbonicum	205	Opium	241
Lobelia inflata	206		
Luffa operculata	206	Paeonia officinalis	243
Lycopodium clavatum	207	Pareira brava	243
Lycopus virginicus	209	Paris quadrifolia	244
		Passiflora incarnata	244
Magnesium carbonicum	210	Petroleum	245
Magnesium chloratum	212	Petroselinum sativum	247
Magnesium fluoratum	213	Phosphorus	248
Magnesium jodatum	213	Phytolacca decandra	250
Magnesium phosphoricum	214	Pix liquida	251
Magnesium sulfuricum	215	Plantago major	251
Mandragora officinarum	216	Platinum metallicum	252
Manganum aceticum	218	Plumbum metallicum	253
Marmorek	328	Podophyllum peltatum	255
Medorrhinum	330	Prunus spinosa	256
Medusa	219	Psorinum	323
Melilotus officinalis	219	Ptelea trifoliata	256
Mephitis putorius	220	Pulsatilla pratensis	257
Mercurius bijodatus rub.	220	Pyrogenium	325
Mercurius dulcis	221		
Mercurius jodatus flavus	221	Quassia amara	259

Ranunculus bulbosus	260
Ratanhia	261
Rauwolfia serp.	261
Rheum palmatum	261
Rhododendron chrysanthum	262
Rhus toxicodendron	263
Robinia pseudacacia	265
Rubia tinctorum	265
Rumex crispus	266
Ruta graveolens	266
Sabadilla officinalis	267
Sabal serrulatum	268
Sabina Juniperus	268
Sambucus nigra	269
Sanguinaria canadensis	270
Sanicula (aqua)	272
Sarothamnus scoparius	273
Sarsaparilla	274
Scilla maritima	274
Secale cornutum	275
Selenium	276
Senega Polygala	278
Sepia	279
Silicea	281
Solidago virgaurea	283
Spigelia anthelmia	283
Spiraea ulmaria	284
Spongia	285
Stannum metallicum	286
Staphisagria	288
Sticta pulmonaria	290
Stramonium	291
Strontium	292

Strophanthus gratus	294
Strychninum nitricum	294
Sulfur	295
Sulfur jodatum	297
Symphytum officinale	297
Syphilinum	331
Tabacum	298
Tarantula cubensis	300
Taraxacum officinale	302
Terebinthina	302
Teucrium marum verum	303
Thallium	303
Theridion curassavicum	304
Thuja occidentalis	305
Trillium pendulum	307
Tuberculinum	327
Tuberculinum aviaire	328
Tuberculinum bovinum	328
Tuberculinum Denys	327
Tuberculinum Kochi	332
Urtica urens	308
Valeriana	309
Veratrum album	310
Veratrum viride	312
Verbascum thapsiforme	313
Viburnum opulus	314
Viola tricolor	314
Vipera berus	315
Viscum album	316
Zincum metallicum	317
Zincum valerianicum	318

Abkürzungen
A. = Arzneigehalt
S.V. = Sondervorschrift
V. = Vorschrift
W. = Weingeist

Abies nigra
Picea nigra
Schwarzfichte
Fam. Pinaceae

Eingetrocknetes Harz zur Lösung nach V. 4 a/7 mit
90%-W. – A. = $\frac{1}{10}$ = D 1.

Wirkungsrichtung: Vermutlich Magenschleimhaut.

Druckgefühl am Mageneingang (wie ein hartes Ei). Lyc., Ars.
Verschlimmerung gleich beim Essen, dabei Herzbe- Nux vom.,
schwerden. Ipec.

Klinische Indikationen: Ac. hydrochl.
Dyspepsie mit Untersäuerung D 2–D 4. Atrophische Cond.
Gastritis D 4.

Neurasthenisch-hypochondrische, veget. labile und
melancholische Konstitutionsmerkmale

Artemisia Absinthium
Wermut
Fam. Compositae

Frische junge Blätter und Blüten zur Essenz nach V. 3 a/
7. A. = $\frac{1}{3}$.

Wirkungsrichtung: Magensekretion, Gallenwege,
Stammhirn.

Speisen liegen schwer im Magen, Meteorismus, epilepti- Bry., Ipec.
sche Äquivalente. Ac. acet.

Klinische Indikationen:
Konvulsion als Folge von Gehirnreizung D 4–D 6.
Cholezystopathie D 2–D 4.
Torticollis D 12.

Neigung zu Spastik, Cholezysto-Pankreopathie, Tic
convulsiv.

Acidum benzoicum
Benzoesäure. C_6H_5 COOH.

Zur Verreibung nach V. 6 und zur Lösung nach V. 5 a
mit 90%-W. – A. = $\frac{1}{10}$ = D 1.

Wirkungsprinzip:
Eingriff in den intermediären Stoffwechsel der Harn-
säure (die ähnlich wie Salicylsäure eine O-Oxybenzoe-
säure ist).

Leitsymptome:

Ac. nitr., Lach., Chim. Led., Petr. Caust., Ac. hydrochl., Sep., Aloe.

Wenig, dunkelbrauner Urin, pferdeharnähnlicher Geruch, Diarrhoe stinkend, hell wie Seifenwasser, Kra-
chen der Gelenke, Achillessehnenschmerz.

Modalitäten:
Verschlimmerung bei Bewegung in frischer Luft.
Besserung: Ruhe, Wärme.

Verdauungs- und Urogenitalorgane:

Colch. Ac. phos. Lespedeza.

Stinkende Seifenwasserstühle bei auffallend dunkelro-
tem, scharf riechendem, alk. Urin, dumpfe Schmerzen
in der Nierengegend mit Eiweißausscheidung.

Bewegungsorgane:

Rhus. tox.

Ac. hydrochl., Aloe., Caust., Sep.

Akuter und chronischer Gelenkrheumatismus und
Gicht, wenn die Harnsymptome stimmen. Besondere
Beachtung verdienen Kniegelenk- und Achillessehnen-
schmerzen und Ganglien an den Händen.

Haut:
Juckend bis brennend, trocken und schuppend, Erytheme.

Klinische Indikationen:
Der charakteristische Harngeruch ist wegweisend bei
rheumatoiden Erscheinungen; Arthritis mit intermediären Stoffwechselanomalien, Gicht, Psoriasis D 4.

Akute Erkrankungen mit Schwäche und Schweißen,
Rheuma- und Harnsymptomen.

Acidum formicicum
Ameisensäure. $CH_3 COOH$.

Zur Lösung nach V. 5a, 10 Teile mit 15 Teilen Wasser vermischt. A. = ¹/₁₀ = D 1.

Wirkungsprinzip:
Histaminähnliche Hormonwirkung.

Leitsymptome:
Allergische Hautbelastungen, rheumatische Beschwer- Rhus. tox.,
den, Kälteempfindlichkeit. Calc. phos.
Dulc., Bar.

Modalitäten:
Verschlimmerung durch Bewegung, Bettwärme, Nässe, Kälte.
Besserung durch Druck.

Bewegungsorgane:
Gliederschwäche (besonders der Beine); gichtige, rheu- Rhus., Cham.
matische arthrotische Gelenk- und Muskelschmerzen, Ver., Ferr.
treten plötzlich auf (hexenschußartig), beginnen links Lach.
und wandern nach rechts.

Haut:
Jucken und Brennen, evtl. mit Urticaria, besonders am Kopf mit Haarausfall; kaltes Überrieseln (wie kalt angeblasen); scharfe Ausdünstung, Nachtschweiße an den Beinen, scharf, brennend, wundmachend in den Schenkelbeugen.

Klinische Indikationen:
Reaktionsmittel bei Bindegewebserkrankung. Umstimmungstherapie bei Allergien, Dermatosen, Arthrosen, Asthma D 4–D 12–D 30.
Postklimakterische Polyarthrosen D 12.

Gliederschwäche, plötzliche Beschwerden. Ätiologisch Folgen von Nässe und Kälte. Symptomatisch wird Hitze schlecht vertragen.
Besserung durch Bewegung.

Acidum hydrochloricum sive muriaticum

Salzsäure. HCl.
Lösung nach V. 5a, 10% = $\frac{1}{10}$ = D 1.

Wirkungsprinzip:
Säure – Basenhaushalt

Leitsymptome:

Ars., Pyrog.
Carb. veg., Ac.
fluor. Ac. nitr.,
Ac. hydrocy.
Lach.

Bild einer starken muskulären Erschöpfung. Lähmungsartige Schwäche der Muskulatur, besonders bei verschlepptem anhaltendem Fieber. Berührungsempfindlichkeit. Unwillkürlicher Abgang von Stuhl und Urin.

Verdauungsorgane:

Ap.
Lyc., Iris., Calc.
carb., Rob.,
Ac. sulf.,
Alum., Nux.
vom.

Wundheit und Trockenheit im Mund, Leerheitsgefühl in Speiseröhre und Magen, nicht besser durch Essen, Widerwillen besonders gegen Fleisch. Unwillkürlicher Stuhlabgang beim Wasserlassen. Geschwollene, blaurote, brennende Hämorrhoiden.

Urogenitalorgane:
Reichlich wasserheller oder milchtrüber Harn, oft unwillkürlicher Abgang. Schneideschmerz der Harnröhre beim Harnlassen.

ZNS:

Phos.
Sang.

Empfindlichkeit aller Sinnesorgane (auch Berührung der Haut). Erschöpfung bis Bewußtlosigkeit.

Haut:

Acid nitr.
Euph.

Bläschen und Blasen, reaktionslose Geschwüre.

Klinische Indikationen:
Hypacide Gastritis D 2–D 4, chron. Enteritis D 12.
Hyperacide Gastritis D 12.
Herpes labialis D 4–D 6.
Adynamische Fieber (bewährt) bei chronischer Sepsis D 12–D 30. Typhoide.
Hämorrhoidalbeschwerden D 12.
Incontinentia alvi D 12.

Schwäche, Schläfrigkeit Adynamie. Entzündungen des Verdauungstraktes (Herpes labialis bis Hämorrhoidalleiden).

Acidum hydrocyanicum
Blausäure. HCN.

2% HCN mit gleichen Teilen H_2O = D 2. A. = $1/100$, nach
V. 5 a, Verschreibungspflicht bis D 3 einschließlich.

Wirkungsrichtung: Zentralnervensystem.

Kreislaufkollapszustände mit blasser Cyanose und eiskalter Haut.

Camph., Ver.
alb., Carb. veg.,
Amm. carb.
Lauroc.

Klinische Indikationen:
Anregung des Atem- und Vasomotorenzentrums bei
chronischen Insuffizienzen des Herzens D 3–D 6.
Cor pulmonale D 4.

Lähmende Schwäche mit Kollapsneigung. Krämpfe
und Zuckungen. Besserung durch Essen.

Acidum nitricum

Salpetersäure. HNO_3.
Nach V. 5a, 10% = $^1/_{10}$ = D 1.

Wirkungsprinzip:
Säure – Basenhaushalt, Eiweißstoffwechsel von Haut und Schleimhaut. Antidyscratisch, antipsorisch, antisykotisch.

Psyche:

Natr. mur.

Kal. nitr.
Graph.

Lebensüberdruß, Hoffnungslosigkeit. Lehnt Trost ab. Ärger über eigene Fehler mit Zittern. Gedankenflucht bei angestrengtem Nachdenken. Besserung der psychischen Symptome beim Fahren. Gesichtsausdruck ängstlich, verhärmt.

Modalitäten:
Verschlimmerung: nachts, bei Wetterwechsel, Kälte.
Besserung: nach Abgang von Körpersekretion.
Angriffsseite: links.

Allgemeinsymptome:

Ac. sulf., Ac. picr., Jod., Zinc. Arg. nitr. Lach.,Merc., Sulf., Asa.,Ac. carbol., Ac. benz., Graph., Ant. cr.

Große allgemeine Schwäche. Nervöses Zittern. Äußerste Empfindlichkeit gegen Stöße, Lärm und Berührung. Große Erkältlichkeit. Splitterschmerz. Absonderungen dünn, übelriechend, wundmachend, blutig. Harngeruch wie Pferdeurin. Fissuren besonders an Körperöffnungen, am Übergang Haut – Schleimhaut.

Herz- und Kreislauforgane:

Ac. mur., Coff.

Starkes Herzklopfen bei geringster Anstrengung. Pralle Venenfüllung.

Atmungsorgane: Wundmachender Schnupfen infolge

Ars. alb.

scharfer Absonderung.

Verdauungsorgane:

Ac. phos., Ac. sulf., Crotal. Merc., Phos., Carb. veg. Magn. mur., Lyc. Paeon., Sulf.

Wundheit des Mundwinkels, der Mundhöhle, des Zahnfleisches mit Neigung zum Bluten. Stechende, schneidende Leibschmerzen (Splitterschmerz). Harter, schafkotartiger Stuhl oder nur Schleim. Mastdarmschmerz (Zerreißgefühl) bei der Defäkation, danach noch bis zu 2 Std. Stechen und Kratzen im After.

Urogenitalorgane:

Ac. benz.
Arn., Puls., Aur., Spong.

Übelriechender Urin, faulig, ähnlich wie Pferdeharn. Bläschen und Geschwüre an der Vorhaut, Hodenschmerz (wie gequetscht), übelriechender Fluor vagina-lis. Kreos., Ac. fluor.

ZNS:
Überreizte Sinnesorgane. Phos., Bell., Stram., Colch., Ars.

Haut:
Effloreszenzen an Stirn-Haargrenze. Bläschen am Mund. Geschwüre mit Splitterschmerz. Kal. bichr. Arg. nitr.

Klinische Indikationen:
Schleimhaut- und Blutungsmittel. Übergang von Haut zu Schleimhaut. Grenzbereiche zwischen verschiedenen Epithelien.
Stomatitis ulcerosa, Ulcus ventriculi D 4–D 12. Colitis ulcerosa, hämorrhagische Cystitis, Karzinome der Schleimhaut D 30.
Hinterkopfschmerz D 12.
Agranulocytose D 4–6.
Papillomatose d. Blase D 12.

Schwäche mit nervöser Gereiztheit. Entzündungen von Haut und Schleimhaut (bes. an den Übergangs-epithelien). Splitterschmerz, saure Schweiße. Hydrogenoide Konstitution.

Acidum oxalicum
Oxalsäure – Kleesäure. $(COOH)_2 + 2H_2O$.

Zur Verreibung nach V. 6 und zur Lösung nach V. 5 a
mit 45%-W. – A. = $\frac{1}{10}$ = D 1.

Wirkungsrichtung: Vermutlich Kalkstoffwechsel besonders bei Altersosteopathien.

Ac. hydrocy.
Carb. veg.
Ambr.
Phos.

Heftige Herzaktion mit Cyanose der Akren, Krämpfe,
Taubheitsgefühl. Manische Züge. Heftige Schmerzen an
vielen Stellen (Haut und Muskeln). Alle Symptome:
Verschlechterungen beim Darandenken. Brennschmerz,
krampfartige Oberbauchbeschwerden um den Nabel hin
ausstrahlend; dabei Meteorismus. Oxalatkristalle im
Harnsediment.

Klinische Indikationen:
Erregung des Herz-Gefäßsystems. Zerebralsklerotische
Hitzewallungen. Harnsaure Diathese D 4–D 6.
Neuritis D 12–D 30.

Nervöse Erschöpfung. Heiserkeit und Stimmschwä-
che.
Herzsensationen.
Verschlimmerung beim Darandenken.

Acidum phosphoricum

Phosphorsäure. H_3PO_4.

Zur Verreibung ab D 3 nach V. 7, zur Lösung nach
V. 5a, 1 Teil mit 1½ Teilen Wasser vermischt = 1. Dez.-
Pot.
A = ¹/₁₀ = D 1.

Wirkungsprinzip:
Nervensystem mit zentralen und peripheren Anteilen.
Schwächen in diesem Bereich.

Modalitäten:
Verschlimmerung durch Anstrengung, Aufregung,
Lärm, sexuelle Exzesse.
Besserung nach kurzem Schlaf.

Ac. picr., Nux.
vom., Ambr.

Personotropie und Psyche:
Geistige Erschöpfung, Schwäche, Apathie, Stumpfheit,
Impotenz. Mittel wirkt vom Geistigen zum Psychischen, vom Gehirn zur Muskulatur. Ac.mur. umgekehrt. Beschwerden nach Kummer, Enttäuschung.
Schwacher Kreislauf, Erkältlichkeit. Tbc. Kopfschmerz
der Schulkinder. Besserung auf Bewegung, Ruhe, fried-
liches Alleinsein. Verschlechterung auf Anstrengungen,
Kälte. Hitze bei Nacht. Milchiger Urin.

Ambr., Aur.,
Con., Ign.,
Natr. chlor.,
Staphis.

Herz- und Kreislauforgane:
Schwindel- und Blutandrang zum Kopf infolge von Hypotonie.

Verdauungsorgane:
Schmerzlose Durchfälle, die wenig schwächen, eher erleichtern.

Urogenitalorgane:
Erregter Geschlechtstrieb. Pollutionen aus Schwäche.
Impotenz. Mangelnde Errektionen.

Agn. cast.,
Stram., Murex,
Bufo., Hyosc.
Lach., Mosch.

Bewegungsorgane: Kreuz- und Rückenschwäche, Gliederschwäche.

Natr. chlor.

Klinische Indikationen:
Nervennutritionsmittel-Neurasthenie. Sexuelle Neurasthenie vor allem der Entwicklungsjahre. Geistige Ermüdung und Überarbeitung D 4–D 12.

Geistige Schwäche und Schlummersucht, Apathie.
Sexuelle Erregtheit bei Schwäche. Pubertätsmittel.

Acidum picrinicum

Pikrinsäure. $C_6H_2(NO_2)_3OH$.

Zur Verreibung nach V. 7 und zur Lösung nach V. 5a mit 45%-W. – A. = $1/100$ = D 2.

Arg. nitr.
Phos., Sil.
Gels.

Mittel für geistige und sexuelle Schwächezustände. Zustände von Impotenz und Altersschwäche. Spermatorrhoe bei erhaltener oder übersteigerter Libido.

Folgen von Kummer und Sorgen. Erschöpfung nach geringen Anstrengungen. Stirnkopfschmerz, Altersmittel. Narkoseschäden D 12.

Acidum salicylicum

Salizylsäure
O – Oxybenzoesäure

Lösung nach V. 5.

Wirkungsrichtung: ZNS, Nebennierenrindenreiz.

Schweißmittel bei rheumatischen Erkrankungen. Pleuritis sicca.

Klinische Indikationen: Ohrensausen; Schwindel und Schweißneigung bei Neuralgien und Neuritiden. Urticaria D 4 (Aspirin D 4).

Ohrensausen, Schweiße, Verschlimmerung durch Schlaf. Antidot bei Salicylsäuretherapie.

Acidum sarcolacticum
Fleischmilchsäure

11 Teile 90% Milchsäure in 89 Teilen Wasser vermischt
= D 1, nach V. 5 a.

Wirkungsrichtung: Säure – Basenhaushalt. Muskelstoffwechsel.

Rheumatoide Beschwerden, die sich bei jeder Art von Bewegung verschlimmern. »Muskelkater«, Müdigkeit. Hyperacide Gastritis mit Meteorismus und sauren Stühlen.

Ac. hydrochl. Rob.

Klinische Indikationen:
Adynamie der Muskulatur D 3–D 6.

Schwäche der Muskeln bis zur Krampfneigung. Müde, reizbar, Bewegungsverschlimmerung.

Acidum sulfuricum
Schwefelsäure H_2SO_4.

Zur Lösung nach V. 5 a. A. = $\frac{1}{10}$ = D 1.

Wirkungsrichtung: Oxydativer Stoffwechsel der Leber.

Psyche:
Schwäche von Geist und Körper mit hochgradiger
Traurigkeit und Weinen, Gehetztsein, Hastigkeit.

Ac.phos.,Zinc.
Merc.
Lach., Phos.,
Ac. nitr.

Leitsymptome:
Zittern und Schwäche des gesamten Körpers (besonders
innerlich), anfallsweise saure, klebrige Schweiße, Hitze-
gefühl mit kaltem Schweiß, Neigung zu Haut- und
Schleimhautblutungen, Berührungsempfindlichkeit der
Haut, rheumatische Beschwerden der kleinen Gelenke.

Modalitäten:
Verschlimmerung durch Kälte, feuchte Witterung. Mor-
genverschlechterung.
Besserung: durch Wärme.

Bell., Glon.,
Sang.
Sep., Lach.,

Herz- und Kreislauforgane:
Erheblich beschleunigte Herztätigkeit mit Kongestion
zum Kopf bei kalten Extremitäten. Hitzewallungen im
Klimakterium.

Atmungsorgane:
Anhaltende Husten- und Niesanfälle, dabei reichlich
lockeres Sekret.

Natr. phos.,
Calc.carb.,Iris.,
Carb. veg.

Verdauungsorgane:
Erbrechen morgens. Saures Aufstoßen, Sodbrennen,
schlaffer Magen, Gefühl von Kälte, tonfarbene Durchfälle mit nachfolgendem Schwächegefühl bei geringsten
Diätfehlern.

Acid. nitr.
Agn.cast.,Lyc.,
Diosc., Dam.
Kreos., Sang.,
Mez.

Urogenitalorgane:
Sediment im Urin: Schleim, Eiweiß, Zylinder Erythro-
zyten, Sulfate, weiße oder lehmige Farbe. Pollutionen
und Erektionen ohne Wollustgefühl. Regelanomalien,
Regel zu stark, wundmachender, scharfer Fluor.

Myg.

Bewegungsorgane:
Unsichtbares Zittern, Zuckungen mit Sehnenhüpfen.

Haut:
Gelbe, fahle Haut, starke Schweißneigung aus Schwäche (kalte, klebrige Schweiße); heftiges Jucken.

Ars., Sulf., Ac.
fluor., Mez.,
Psor., Rhus
tox.

Klinische Indikationen:
Schleimhautgeschwüre D 4. Mb. Werlhoff D 12.
Gastritis der Alkoholiker D 6–D 12.
Chronischer Alkoholismus D 30.
Parkinson D 15–D 30.
Acidismus D 4.
Altersdiabetes D 12–D 30. Mykose D 12.
Klimakterische Hitzewallungen D 30.
Hämorrhoiden mit Blutungsneigung D 4–D 6.

Schwäche und Erschöpfung bis Zittern. Hitzewallungen mit heißen Schweißen. Berührungsempfindlichkeit, Blutungsneigung und Geschwürsneigung.

Aconitum napellus
Blauer Eisenhut oder Sturmhut
Fam. Ranunculaceae

Frische Pflanze zur Essenz nach V. 2a. A. = ½.

Verschreibungspflicht bis D 3 einschließlich.

Wirkstoff:
Alkaloid Aconitin. Vor Licht schützen!

Wirkungsrichtung: ZNS
a) Central: Stammhirn, bevorzugt Hypothalamus. Medulla oblongata.
b) Peripher: Sensible und motorische Nervenendigungen.
c) Sinusknoten.

Personotropie:
Kräftig, vollblutiger Typ mit Neigung zur arteriellen Gefäßaktivität. Angstvolle Ruhelosigkeit mit Todesfurcht.

Leitsymptome:

Ars., Rhus tox., Aur.

Allgemeine Unruhe, unmotivierte Angst und Todesfurcht, harter schneller Puls. Plötzliche und heftige Krankheitserscheinungen (Fieber, Entzündungen). Zeit: nachts.

Cham., Op., Nux. vom.

Modalitäten:
Verschlimmerung: trockene, kalte Luft, Schreck.
Besserung: Ruhe, nach Schweißausbruch.
Angriffsseite: links.

Herz- und Kreislauforgane:

Glon., Kalm.
Arn., Aur., Tab.
Crataeg.

Voller, harter, beschleunigter Puls. Plötzlich auftretende, schneidende, brennende Schmerzen, zum linken Arm ausstrahlend. Parästhesien.

Atmungsorgane:

Samb., Camph.
Euphras.
Spong.
Hep., Jod.,
Kal. bichr.

Trockenheit der Nase, aber auch Fließschnupfen mit Neigung zu Nasenbluten. Trockener Husten bis zum Brechreiz, Brust wie zusammengeschnürt, geringe Sekretion, Bluthusten. Beengung und Atemnot.

Verdauungsorgane:
Akuter Rachenkatarrh mit Trockenheit, stechende
Schmerzen, brennender Durst, Übelkeit und Erbrechen
mit Angst. Heftig brennende und schneidende Schmerzen im Magen und Darm, Berührungsschmerz des Bauches. Erkältungsfolgen. Stühle schleimig, blutig, grün   Dulc.
oder weiß und mit viel Drang.

Urogenitalorgane:
Harnorgane: spärlicher Urinabgang mit Tenesmen. Ge-   Caust.
nitalorgane: bei Menorrhagie, Dysmenorrhoe,
Abortus imminens   Bry., Puls.
Regelausfall   }   Cham.
Lochialstauung   } Folge von Schreck!

ZNS:
Neuralgiforme und neuritische Beschwerden (nach Erkältung). Hirnnerven!

Haut:
Rotfleckige Effloreszenzen, Trockenheit, Hyperästhesie,   Bell.
Parästhesie.   Ap.

Klinische Indikationen:
Initiale Fieber bei Erkältung u. Entzündung D 4–D 12.   Bell.
Entzündliche Kongestionen und kongestive Zustände   Phos., Ars.,
mit Angst und Herzsensationen D 4–D 12.   Aur.
Herz-Rhythmusstörung mit Tachykardie und av-Dis-   Spart., Scop.
soziationen D 12 und höher.
Neuritiden und Neuralgien besonders des Trigeminus   Rhus. tox.
(akute Sinusitis frontalis) D 4–D 6.

Angst, Folgen von Schreck, Herzjagen, trockene
Hitze, Folge von Kälteeinflüssen (kalte Luft) und
Unterdrückung von Absonderung. Wichtigstes
Schmerzmittel.

Adlumia fungosa
Erdrauch
Fam. Papaveraceae

Herstellung nach V. 3a, Verreibung nach V. 7.

Wirkungsrichtung: Leber-Gallengangs-System

Chel. Berb. Momord.	Rechtsseitig wirkend, Schmerzen im Schulterblattbereich. Leberbeschwerden nach fetten Mahlzeiten. Ikterus.
Ignatia Anacard.	Luftaufstoßen, Krampf und Erbrechen. Besserung nach dem Essen.

Neigung zu Depression und Melancholie.

Postcholecystektomie-Syndrom, Papillenstenose, Gallensäure-Rückresorbtionsstörung mit dyspeptischen Stühlen.

Adonis vernalis
Adonisröschen
Fam. Ranunculaceae

Frische Pflanze zur Essenz nach V. 2a. A. = ½.

Apoc. Scill.	Digitalisähnliches Glykosid mit diuretischer Wirkung, wenig kumulierend. Hyperthyreotische und fokaltoxische Gefäßkrisen. Nervöse Erscheinungen an Herz und Kreislauf D 2–D 4.
Arg. nitr., Lach., Spig., Phos.	

Wirksam bei Neigung zu Tachykardien und Sympathikuskrisen.
β-Rezeptorenwirkung.

Aesculus hippocastanum
Roßkastanie
Fam. Hippocastanaceae

Frische geschälte Samen zur Essenz nach V. 3a. A. = ⅓.

Wirkstoffe: Flavonoide, Katechine, Oxycumarine, Saponine, Aescin.

Wirkungsrichtung: Regulation der Gefäßgewebsschranke.

Charakteristische Eigenschaft des Mittels:
Venenstauungen mit Neigung zu Parästhesien. Passivität mit Traurigkeit und Reizbarkeit.

Ham., Arn.
Ac. picr.

Leitsymptome:
Überfüllung der Venen mit klopfendem Gefühl, Lenden-Kreuzbeinschmerz, trockene und brennende Schleimhäute des Nasen-, Rachenraumes und Rektum.

Modalitäten:
Verschlimmerung: Schlaf, mäßige Wärme.
Besserung: Bewegung, Kälte.

Herz- und Kreislauforgane:
Herzklopfen, das sich bis in die Extremitäten fortpflanzt und im Liegen gehört wird. Hämorrhoiden blaurot, gestaut. Schmerzhafte Varizen, venöse Thrombosen. Wässerige Nasensekretion bei Präapoplektikern und chronischer Herzinsuffizienz (Nasentröpfeln).

Arn., Calc. fluor.
Ambr., Puls.

Kal. jod.

Verdauungsorgane:
Weißlicher und gelblicher Zungenbelag, reichlicher Speichelfluß. Völle, Druck und brennender Schmerz im Magen. Leberschmerz nach der rechten Schulter ziehend, kolikartige Schmerzen im Bauch und schneidende Mastdarmschmerzen bis ins Mittelfleisch und Kreuzbein ausstrahlend, meteoristische Beschwerden, brennende und schneidende Afterschmerzen mit Schleimabgang, Hämorrhoidenknoten. Ödementquellende Wirkung bei Stauungen der venösen Strombahn. Präapoplexie. Beckenplethora mit Kreuzschmerz der Frau. Stauungsdermatosen. Hämorrhoiden D 1–D 4.

Aloe., Carb. veg., Caps.

Cocc., Stann.

Ac. nitr.
Paeon.
Arn.
Rat.

Trockene Katarrhe, Venenstauung, Kreuzbeinschmerz. Verschlimmerung durch Schlaf.

Aethusa cynapium
Hundspetersilie
Fam. Umbelliferae

Frische blühende Pflanze zur Essenz nach V. 3a. A. =
⅓.

Wirkstoffe: Coniin, Cynapin.

Wirkungsrichtung: Cerebro-medulläres System, Magen-Darm.

Ant. cr., Iris.
Calc. carb.

Schwächemittel bei Brechdurchfällen. Milchunverträglichkeit.

Klinische Indikationen:

Magnesium-
salze

Nutritive Allergie auf Milch- oder Milchprodukte.

Krampfmittel.
Kältegefühl. Überempfindlichkeit und Unverträglichkeit von Milch.

Agaricus muscarius
Fliegenpilz – Amanita phalloides
Fam. Agaricaceae

Frischer oberirdischer Fruchtkörper zur Essenz nach
V. 3 a. A. = ⅓.

Wirksame Bestandteile sind Muscarin, Muscaridin und
Cholin. Atropinähnliche Wirkung mit Angriff am Zentralnervensystem. Vaguserregung. Rauschartig erregend und als Kapillargift bekannt.
Alle Beschwerden (Schmerzen) sind begleitet von Kältegefühl, Taubheit und Kribbeln.

Psyche:
Veränderlichkeit, Reizbarkeit, geistige Depression. Ver-
spätete Entwicklung des Gehirns. Schlechtes Gedächt-   Bar. carb.
nis. Hemmung von Geist und Sinnen. Ungeschicklich-
keit und Plumpheit sowohl geistiger wie körperlicher   Bar. carb.
Art. Spätes Sprechen und Laufen der Kinder.   Calc. carb.,
                                                         Natr. chlor.

Leitsymptome:
Unfreiwillige Muskelkontraktionen, Zittern, Lidspas-   Myg.
mus, Eisnadelgefühl. Gefühl des Hinabdrängens von
Unterleibsorganen nach der Menopause.   Sep.

Modalitäten:
Verschlimmerung in kalter Luft, nach dem Essen, nach
geistiger Anstrengung.
Besserung: durch langsame Bewegung, während des
Schlafes.

Herz- und Kreislauforgane:
Mit Angst verbundenes unregelmäßiges Herzklopfen,
besonders morgens beim Erwachen. Spannungsgefühl
in der Schilddrüse.

Verdauungsorgane:
Zungenzittern, Sprachstörungen. Hungergefühl ohne
Appetit, ißt mit Hast und Gier, Besserung durch In-
gangkommen von Darmausscheidung (Erbrechen,
Stuhl).

Urogenitalorgane: Phos., Nux.
Miktionsbeschwerden in der Folge neurologischer Er-   vom.,
krankungen (z. B. Tabes, M. S.). Sexuelle Schwäche bei Calc. carb.,
starker Erregung des Mannes.   Agn. cast.

	ZNS:
Stram.,Mosch., Croc.	Rauschartige Stimmung (Singen, Schreien, Lachen, Tanzen); gesteigerte Phantasie, Halluzinationen.

	Bewegungsorgane:
Zinc., Physostig., Bell., Myg., Tarant.	Muskelzittern und -zuckungen, veitstanzartige Krämpfe, Koordinationsstörungen (Gangunsicherheit), anfangs erhöhte Muskelkraft mit nachfolgender Schwäche.

	Haut:
Abrot.	Jucken, Brennen, Stechen, – Rötung (wie nach Erfrieren); Gefühl von Eisnadeln unter der Haut.

Klinische Indikationen:
Krampfhaftes Gähnen bei cerebralen Prozessen. Zustand nach geistiger und sexueller Überanstrengung. Krämpfe bei Kindern nach Schreck, Schock und Tadel D 6–D 12. Funktionelle Herzbeschwerden nach Kaffee, Alkohol, Tee – vor allem bei Globusgefühl im Epigastrium D 12–D 14. Ischias mit Parästhesien. Erfrierungen und Folgen (Frostbeulen). Kupfernase nach Alkohol. Kapillarschädigung der Haut nach Erfrierung D 6. Apoplexfolgen → Sprachstörungen.
Enzephalitisfolgen.

Folgen von Anstrengung und Aufregung. Stimmungslabil, hastig in Bewegung und geistiger Tätigkeit. Zittern und Brennen. Folgen von Kälteeinwirkung.

Agnus castus
Keuschlamm, Mönchspfeffer
Fam. Verbenaceae

Getrocknete reife Früchte zur Tinktur nach V. 4a mit
60%-W. – A. = ¹⁄₁₀ = D 1.

Wirkungsrichtung: Ähnlich dem Corpus luteum –
Hormon.

Sexuelle Schwäche und Impotenz mit depressiver Stimmungslage.

Klinische Indikationen:
Sexuelle Schwäche und Impotenz der Männer. Nervenschwäche auf Grund sexueller Erschöpfung D 4.
Hypogalaktie Ø–D 3. A 300spermie – D 12.

Ac.phos.,Chin.
Agn.cast.,Asa.,
Puls., Caust.

Prämenstruelles Syndrom. Postklimakt. Corpus- luteum Insuffizienz.

Ailanthus glandulosa
Götterbaum
Fam. Simarubaceae

Zur Essenz nach V. 3a. A = ⅓.

Wirkungsrichtung: Lymphatische Organe und Haut.

Chronische bis subchronisch fieberhafte Erkrankungen
mit Schwächezuständen und Kollapsneigung.

Haut:
Livider Ausschlag (masern- oder scharlachähnlich),
Blasen und Pusteln mit blutigem Inhalt.

Klinische Indikationen:
Chronisch-infektiöse Prozesse des lymphatischen Rachenrings D 6–D 12.
Heufieber D 30.

Mittel bei lymphatischen Erkrankungen.
Chronische Lymphadenosen.

Aletris farinosa
Bittergras
Fam. Liliaceae

Frische Wurzelknolle zur Essenz nach V. 3a. A = ⅓.

Wirkungsrichtung: ›Tonikum der Gebärmutter‹ (Hale).

Unterernährung bis zum Marasmus. Schwangerschaft-erbrechen.

Klinische Indikationen:
Anämie nach Regelblutungen. Erschöpfung nach Unterleibsleiden. (Geburt und Abortus) D 4.

Alum.
Amm. carb.

Uterusschwäche mit Opstipation.

Allium cepa
Küchenzwiebel
Fam. Liliaceae

Frische Zwiebel zur Essenz nach V. 2a. A. = ½.

Wirkungsrichtung: Schleimhäute des Nasen-Rachenraumes auf Grund der ätherischen Öle aus der Gruppe der Senf- und Lauchöle.

Leitsymptome:
Anhaltendes Niesen mit brennendem und ätzendem Sekret.

Euphras.

Modalitäten:
Verschlimmerung: abends und bei Zimmertemperatur.
Besserung: in frischer Luft und Kälte.

Klinische Indikationen:
Katarrhe des Nasen-Rachenraumes D 2–D 4.
Ohrschmerzen vorwiegend aus der Tuba Eustachii zum Mittelohr fortschreitend (in Verbindung mit Pulsatilla und Chamomilla) D 4.

Schnupfen, Husten mit Kältebesserung. Blähungsneigung.

Aloe

Aloeblättersaft aus einigen Arten (Aloe ferox)
Fam. Liliaceae

Eingetrockneter Saft zur Verreibung nach V. 7 und zur
Lösung nach V. 4a durch Mazeration mit 60%-W.
A. = $\frac{1}{10}$ = D 1.

Wirkungsrichtung: Auf Grund der Anthrachinonglykoside wird die Dickdarmperistaltik angeregt. Außerdem
besteht eine typische Dünndarmwirksamkeit (evtl. Har-
ze, die mit 40% in der Aloedroge vorkommen – während die Emodine nur mit 20% enthalten sind).

Leitsymptome:	
Schweregefül mit Unsicherheit in After und Blase, Ver- lust der Kontrolle über den Sphincter ani. Abdominal- plethora mit kalten Extremitäten.	Podoph., Ign. Nux vom. Carb. veg., Aesc.
Modalitäten:	
Verschlimmerung: nach dem Essen und Trinken, mor- gens und bei warmem Wetter.	Ambr.
Besserung: bei kaltem Wetter und durch kalte Anwen- dung.	Arn., Puls.
Verdauungsorgane:	
Gieriger Hunger bald nach dem Essen, Durchfall früh- morgens, nach Biergenuß. Gelbe, dünne und schleimige Stühle mit Blähungen. Keine Erleichterung durch Blä- hungsabgang. Abdominalplethora, blutende und schmerzhafte Hämorrhoiden. Brennen und Jucken im After. Unwillkürlicher Abgang des Stuhles.	Kal. bichr. Puls., China Acid. mur. Sulf., Aesc. Paeon.

Klinische Indikationen:
Dünndarmkatarrhe mit Sphinkterschwäche, Mesenterialthrombose D 4–D 6.

> Pfortaderstauung, Sphinkterschwäche. Hämorrhoi-
> den. Incontinentia alvi.

Alumina
Aluminiumoxyd. Al_2O_3.
Tonerde

Zur Verreibung nach V. 6, Lösung nach V. 8a.

Wirkungsrichtung: Nervensystem. Schleimhäute und Haut, entsprechend den metallischen Giften.

Personotropie:

Bar. carb., Calc. carb. Petr., Graph. Caust.

Geistige, seelische und körperliche Stumpfheit mit Verzögerung aller Funktionen. Passiv, langsam, träge. Mangel an Eigenwärme. Chronische Trockenheit der Haut.

Psyche:

Ac.picr.,Aran., Ac. phos. Caust. Calc. carb., Chimic.,Ambr.

Wirkung auf Intellekt. Verwirrung des Verstandes. Dösige Geistesverfassung. Gestörtes Urteilsvermögen. Traurigkeit mit Seufzen und Klagen. Auffallende Hast. Angst vor Unglück in der Zukunft. Angst, den Verstand zu verlieren.

Leitsymptome:

Graph., Borax, Bar. carb., Brom. Ac. nitr., Kal. bichr.

Gefühl von Spinngewebe im Gesicht, großer Appetit auf unverdauliche Speisen, Gefühl einer im Halse stekkenden Gräte, Konstriktionsgefühl in Luft- und Speiseröhre. Obstipation.

Modalitäten:
Verschlimmerung: durch Kälte, im Winter, Genuß von Kartoffeln.
Besserung: durch Wärme, im Sommer.

Herz- und Kreislauforgane:

Puls.

Venöse Stase mit Hervortreten der äußeren Venen. Längeres Stehen wird schlecht vertragen. Unüberwindliche Neigung zum Liegen.

Atmungsorgane:

Kal. bichr.

Ar. triph.

Zäher Schleim und Krusten im Nasen-Rachenraum, Heiserkeit mit trockenem, hackendem Husten, sich steigernd bis zum Brechreiz, besonders morgens nach dem Erwachen; zähes, gelbes Sekret. Tonlosigkeit nach Überanstrengung der Stimmbänder.

Verdauungsorgane:
Trockenheit des Mundes und Halses oder andauernder

Speichelfluß. Gieriger Hunger, zittert auf das Essen, hat fast stets Hunger oder Appetitmangel, Kartoffeln machen Magenbeschwerden, Verlangen nach unverdaulichen Dingen (Magen-Darmspastik); vergebliches Drängen zum Stuhl, muß stark drücken und pressen. Stuhlgang hart, bröckelig, stets wenig. Nach Purgieren durchfällig.

Jod.

Chin., Nux mosch.
Amm. carb., Lyc., Magn. chlor.

Urogenitalorgane:
Schwäche und Spasmen der ableitenden Harnwege.

Caust.

ZNS:
Koordinationsstörungen (Gangunsicherheit), lanzinierende Schmerzen.

Gels., Plumb., Agar.

Bewegungsorgane:
Zittrige und lähmungsartige Schwäche, Gangunsicherheit mit Stolpern, Beinmüdigkeit (muß liegen). Fußsohlenschmerz bei längerem Gehen.

Petr., Graph.
Puls., Kal.

Haut:
Trocken, spröde, rissig, schlecht heilend, kälteempfindlich; unerträgliches Jucken, brüchige Nägel.

carb., Caps.
Graph., Thuj., Ant. cr.

Klinische Indikationen:
Chronische Schleimhautaffektionen des Magen-Darm-Traktes (Enterocolitis) D 4–D 6.
Oesophaguskrampf.
Verstopfung bei Säuglingen nach unpassender Ernährung D 4–D 6.
Habituelle Obstipation D 12.
Ichtyosis und Dyskeratosen D 30.
Bei chronischer Bleivergiftung als Antidot. Schlecht heilende Prozesse bei chronischer Konstitutionsschwäche.
Versuch bei Rückenmarksleiden D 30.
Akrodermatitis D 12.

Chronische Leiden. Trockene Haut und Schleimhaut. Lähmigkeit mit Spastik. Kälteverschlimmerung, Depression und Hastigkeit. After- und Mastdarmspastik.

Ambra grisea
Ausscheidungsprodukt des Pottwals

Zur Verreibung nach V. 7. A = $\frac{1}{10}$ = D 1.
Zur Tinktur nach S.V. mit 90% Weingeist. A = $\frac{1}{10}$.

Wirkungsrichtung: Nervensystem. Schleimhaut und Blut.

Bar. carb., Con., Aur., Op., Sec. Staphis.	*Personotropie:* Vorzeitiges Altern. (Wechsel zwischen größter Erregtheit und depressiver Gleichgültigkeit.) Affektlabilität im Senium. Konfusion durch Gedankenschwund. Verschlimmerung aller Symptome bei Gegenwart anderer. Traurigkeit, Melancholie, nervöser Geisteszustand.
Ac. phos., Phos.	*Leitsymptome:* Geringste Belastung der Nerven sowie alle äußeren Einflüsse verschlimmern alle Beschwerden.
Calc. carb., Natr. carb.	*Modalitäten:* Verschlimmerung: morgens, nach dem Essen, in Wärme, durch Gegenwart anderer Menschen, durch Musik. Besserung: im Freien, durch Bewegung.
	Herz- und Kreislauforgane: Schwindel und Schweregefühl auf dem Scheitel, besonders nach dem Aufstehen.
Ver. alb., Ac. sulf., Phos.	*Atmungsorgane:* Trockenheit des Nasen-Rachenraumes, nervöses Hüsteln.
Op., Plumb., Alum., Bry.	*Verdauungsorgane:* Stuhlgang kann nicht in Gegenwart anderer verrichtet werden. Hartnäckige Obstipation bei alten Menschen.
	Urogenitalorgane: Männlicher Geschlechtstrieb sehr leicht erregbar, Blutung ex utero auf geringfügige nervöse Anlässe.
	ZNS: Nervöse Erschöpfung, Gedächtnisschwäche. Schlaflosigkeit.

Klinische Indikationen:

Kongestionen bei nervöser Ursache, kongestionelle Durchblutungsstörungen im Senium, Klimakterium, bei Kindern (Epilepsie) D 4–D 12.
Nervöses Asthma D 4–D 6.
Schwindel D 4.
Neurasthenie und hysterische Reaktionen D 12–D 30.
Affektlabilität D 30.
Zerebralsklerose.

Nerven- und Affektschwäche. Sexuelle Neurasthenie. Herzsensationen im Alter bei allgemeiner Überempfindlichkeit und Schlaflosigkeit. Wärmeverschlimmerung.

Ammonium carbonicum

Hirschhornsalz. $NH_4 HCO_3$.

Zur Verreibung nach V. 7.
Zur Lösung nach V. 5a, 1 Teil + 8 Teile Wasser + 1 Teil
W. – A. = $\frac{1}{10}$ = D 1.

Wirkungsprinzip:
Reizung der Schleimhäute (Atmungsorgane und Magen-Darm-Trakt). Reizung des Vasomotorenzentrums.

Personotropie:
Skrofulöse, skorbutische Konstitution mit scharfen Sekreten. Erschöpfung mit Herzschwäche. Schweratmigkeit bei Herzleiden.

Psyche:
Hysterische Ohnmacht. Depressive Verstimmung. Überempfindlichkeit gegenüber dem Gerede der Leute.

Leitsymptome:
Schwächemittel (besonders in Bezug auf Herz- und Kreislauf). Neigung zu Schleimhautblutungen, Katarrhe bei feuchtem Wetter.

Carb. an.,
Carb. veg., Ars.
Rhus. tox.

Modalitäten:
Verschlimmerung durch naßkaltes Wetter, kaltes Wasser, Schlaf.

Herz- und Kreislauforgane:
Schwächeanfälle durch Vasomotorenkollaps mit Atemnot und Herzklopfen (besonders bei blassen Adipösen).

Atmungsorgane:
Stockschnupfen, besonders nachts. Heiserkeit, Trockenheit der Schleimhäute mit brennendem Schmerz und quälendem Reizhusten bis zum Erstickungsgefühl, grobblasiges Schleimrasseln über allen Lungenpartien.

Tart. em.,
Amm. carb.

Verdauungsorgane:
Zahnschmerzen schlimmer durch Wärme. Mund, Zunge und Gaumen schmerzhaft gerötet. Übermäßige Speichelbildung.

Staphis.

Urogenitalorgane:
Häufiges Harnlassen mit starkem Brennen, ziehende Schmerzen in den Hoden und Samensträngen. Erektion ohne Veranlassung oder Mangel an Geschlechtstrieb,

bei Frauen Regel dunkel, klumpig, scharf und wundma- Kreos., Magn.
chend, vielerlei Beschwerden während der Regel chlor., Ac. car-
(Schwäche). bol.

Bewegungsorgane: Ganglion an der Hand. Sil.

Haut:
Rotes bis blaurotes Exanthem besonders an Hals und
Brust. Ichthyosis.

Klinische Indikationen:
Bronchitis und Bronchiolitis in Verbindung mit Kreis-
laufschwäche. Kollapsneigung bei chronischer Herz-
schwäche. Lungen-Praeödem D 3–D 4.
Chronische Herzinsuffizienz D 12.
Ganglion D 4–D 12.

Hydrogenoide Konstitution.
Vasomotorenschwäche und Kältegefühl im Rücken,
Anfälligkeit für Erkrankungen der Luftwege. Mor-
genverschlimmerung.

Ammonium chloratum
NH_4Cl.

Zur Verreibung nach V. 6.
Zur Lösung nach V. 5a, 1 Teil + 8 Teile Wasser + 1 Teil
W. – A. = $\frac{1}{10}$ = D 1.

Amm. carb.
Phos., Amm.
brom., Lyc.

Furcht, Gereiztheit, Abneigung gegen bestimmte Menschen. Ziehen und Gefühl der Verkürzung in den Sehnen (Fersenschmerz). Gesichtsblässe. Heiserkeit und Verlust der Stimme. Kältegefühl zwischen den Schulterblättern. Während der Regel choleraartige Darmsymptome.

Ars., Chin.

Periodische Beschwerden.

Klinische Indikationen:
Neuralgie und Ischialgie.
(Patient kann nicht sitzen!) D 12–D 30.
Enteritis mit Leberbeteiligung.

Heiserkeit, Schnupfen, Kältegefühl. Folgen von langjährigem Kummer. Ischiasmittel.

Anacardium orientale
Elefantenlausbaum, Malakkanüsse
Fam. Anacardiaceae

Reife Früchte zur Tinktur nach V. 4 a durch Mazeration
mit 90%-W. – A. = ¹⁄₁₀ = D 1.

Wirksamer Bestandteil: Cardol.

Wirkungsrichtung: Haut- und schleimhautreizend, Reizung des autonomen NS (bevorzugt Verdauungs- und
Respirationstrakt) und zentralen Nervensystems (psy-
chotische Zustände).

Psyche:
Reizbarkeit, Boshaftigkeit. Drang zum Fluchen und
Schwören. Neigung zu Gewalttätigkeit und Grausam-
keit. Unentschlossenheit. Niedergeschlagenheit. Innere
Angst. Schwaches Gedächtnis, Trägheit des Geistes.
Steht in ständigem Widerspruch mit sich selbst. Zwie-
spältige Persönlichkeit. Wechsel zwischen Launen und
Ausgeglichenheit.

Nux vom.
Ac. nitr.

Ac. picr., Arg.
met.
Bapt.

Leitsymptome:
Nüchternschmerz in der Magengegend, Pflockgefühl in
Hals und After (Hautjucken mit nervöser Reizbarkeit).

Modalitäten:
Verschlimmerung morgens und nach geistiger oder
körperlicher Anstrengung.
Besserung durch Essen und abends.

Chel., Ign.,
Graph., Petr.

Verdauungsorgane:
Drücken und Ziehen im Magen, welches nach einer
Mahlzeit vergeht, während des Essens verschwinden
alle Beschwerden, um nach 2 Std. wiederzukehren. Ge-
fühl in der Magen-Darmgegend, als wenn ein dumpfer
Pflock in die Gedärme gezwängt wäre. Zwang zum
Stuhl, ohne etwas entleeren zu können.

Mandragora
Petroleum
Ign.

Urogenitalorgane:
Vermehrter Geschlechtstrieb des Mannes, besonders am
Morgen, aber auch Verlust des geschlechtlichen Verlan-
gens.

Mez., Staphis.,	*Haut:*
Dol., Ac.fluor.,	Heftiges Jucken und Brennen, Erythem, Bläschenaus-
Psor., Rhus.	schlag, Warzen an den Händen. Dyshydrotisches Ek-
tox., Alum.	zem.
Thuj., Caust.,	
Ferr. picr.,	
Ant. cr.,	
Natr. chlor.	

Klinische Indikationen:
Ulcus duodeni, Duodenitis D 3–D 4.
Bläschendermatitis D 12–D 30.
Dyshydrotisches Ekzem D 12.

Schwäche, Erschöpfung und Zittern. Starke Reizbarkeit mit Hang zu Bosheit und Fluchen. Gedächtnisschwäche. Manien.
Generelle Besserung durch Essen.

Angustura
Angusturarinde – Amaradroge
Fam. Rutaceae

Getrocknete Zweigrinde zur Tinktur nach V. 4a mit
60%-W. – A. = $\frac{1}{10}$ = D 1.

Wirkungsrichtung: Vagusreiz, ZNS.

Klinische Indikationen:
Dyspeptische Erscheinungen nach Reizmitteln (wie
Kaffee und Alkohol). Antirheumatikum mit Morgen-
verschlimmerung D 4–D 6. Osteomyelitis D 4–D 6.
Karies.   Asa., Calc., Sil.

> Knacken der Gelenke mit Streckbedürfnis. Rheu-
> matoid bei Lebererkrankungen.

Antimonium arsenicosum

Herstellung nach V. 8a, Verreibung nach V. 6.
Verschreibungspflicht bis D 3 einschließlich.

Vereinigt die Wirkung der beiden Komponenten. Die
Wirkungsrichtung ist auf Bronchien und Herz ausge-
richtet.

Drohendes Lungenödem, starke Schleimanhäufung   Amm. jod.
mit grobblasigem Rasseln, Zyanose, Schlafsucht.   Phosphorus
Husten schlimmer durch Essen.

Angst und Unruhe am Herzen, großer Durst, Fieber
mit brennender Hitze, Lebensschwäche. Myocarditis.

> Klinisch bewährt im moribunden Zustand, bei de-
> kompensierter Herzinsuffizienz, bei Ödemen und
> Stauungskatarrhen.

Antimonium crudum
Grauspießglanzerz (Sb_2S_3)

Zur Verreibung nach V. 6, Lösung nach V. 8 a.

Wirkungsrichtung: Arsenähnlich im Sinne einer Hemmung des oxydativen Stoffwechsels (bevorzugt betroffen Haut, Schleimhaut, Endothel).
Beziehung zum Stickstoff (periodisches System).

Ipec.	*Leitsymptome:* Dicker weißer Zungenbelag, Magen wie überladen, Erbrechen bessert nicht.

Modalitäten:
Led., Rhod. Verschlimmerung durch Essen, kaltes Wasser, Alkohol, Temperaturschwankungen.
Besserung in Ruhe und frischer Luft.

Psyche:
Lebensüberdruß bei Erschöpfung. Bedrückter Geisteszustand. Hysterie, Sentimentalität. Alle Symptome um
Sulf. den Magen konzentriert. Mittel für alte Säufer und Vielfraße. Gichtische Konstitution. Wechsel zwischen
Abrot. Magen- und Gichtsymptomen. Schleimhautmittel. Klumpen im Magen. Gefühl des überladenen Magens. Zunge milchig-weiß.

Ac. nitr. *Atmungsorgane:*
Stann. met. Wunde Nasenflügel mit Rhagaden, zähes, gelb-weißes Sekret im Pharynx und in den Bronchien. Durch starke Schleimansammlung Atembeklemmung besonders Ant.sulf.aurant. + Ant.tart.).

Phos., Bry. *Verdauungsorgane:*
Ac. nitr., Zunge dick weiß belegt wie angestrichen, Mundwin-
Ac. hydrochl. kelrhagaden, pappiger Geschmack, Appetit vermindert oder ganz aufgehoben, Gefühl von Hunger in der Magengrube jedoch ohne Appetit, nicht besser nach dem Essen. Aufstoßen von Flüssigkeiten mit Geschmack des
Ferr.phos.,Iris. Gegessenen, ständiges Würgen mit Erbrechen der Speisen, später von Schleim und Galle, begleitet von Aus-
Ver. alb. bruch kalten Schweißes. Magenbeschwerden nach Wein, sauren Früchten, Essig, jedoch Verlangen nach
Sulf., Aloe. Saurem. Leberschwellung, Stühle wäßrig und schleimig,
Ars., Sulf. auch mit harten Klumpen. Durchfälle abwechselnd mit Verstopfung.

Haut:
Sehr empfindlich gegen kaltes Wasser, starke Verhornungserscheinungen an den Fußsohlen, Fußsohlen schmerzen beim Gehen, Hühneraugen, juckende Ekzeme, Warzen an den Fingern.

Sulf., Caust., Thuj., Gels., Kal. phos., Jod., Ferr. picr., Bar. carb.

Klinische Indikationen:
Gastritis nach Völlerei. Flatulenz und Meteorismus bei chronischer Gastroenteritis D 4–D 6.
Dyskeratosen verschiedener Ätiologie D 12–D 30.

Mürrisch, abweisender Plethoriker mit Säureunverträglichkeit. Magen-Darmkatarrhe bei Temperaturextremen. Essenverschlimmerung. Weißlich belegte Zunge. Path. Hornhautbildung.

Antimonium sulfuratum aurantiacum
Goldschwefelantimon
Rademacher Mittel

Herstellung V. 8 a/6

Chronische Bronchitis, schlecht lösende Pneumonien, bes. im re Lungenunterfeld. Weißlicher, zäher Schleim mit Atemnot und Beklemmung. Asthmabronchitis bei Plethorikern.

Antimonium tartaricum

Brechweinstein. $(C_4H_4O_6 (SbO) K)_2 + H_2O$.

Zur Verreibung nach V. 6. Zur Lösung nach V. 8 a, 1 Teil Substanz in 89 Teilen Wasser und 10 Teilen 90%-W. A. = $\frac{1}{100}$ = D 2.

Verschreibungspflicht bis D 3 einschließlich.

Wirkungsprinzip: siehe Ant.crudum

Ars.,Carb.veg.

Durch die Kalium-Komponente zusätzlich tonisierende Wirkung des Herz-Kreislaufsystems. Hippokratisches Gesicht, Entkräftung. Kälte. Schweiß. Reaktionsschwäche. Mangel an Expektorationskraft. Schleimrasseln. Erstickungsbeschwerden. Torpider Zustand aller Schleimhäute.

Psyche: Übellaunigkeit, Ängstlichkeit.

Leitsymptome:

Ver. alb.

Neurasthenie mit Herz-Kreislaufschwäche, Schläfrigkeit mit Zittern und Schweißneigung, Bronchitis mit lockerem Schleim. Erschöpfende Übelkeit und Durchfälle.

Modalitäten:
Verschlimmerung durch Wärme, morgens, im Liegen. Besserung durch Erbrechen, nach Aufstehen, nach Auswurf.

Herz- und Kreislauforgane:
Kollaps mit kaltem klebrigem Schweiß, Schläfrigkeit, zittrige Schwäche.

Atmungsorgane:

Ars., Ars. jod.
Amm. jod.
Ipec., Carb.
veg., Cocc.
cact., Dros.,
Nux vom.,
Phos.

Schleimansammlung und Atembeklemmung bei Bronchiolitis und Lungenanschoppung, grobblasige RG's über der Lunge, Schleim kann wegen Schwäche nicht ausgehustet werden, Patient muß sich aufsetzen, Brechwürgen.

Verdauungsorgane:
Zunge weiß oder gelb belegt oder trocken und rot, wunde Mundschleimhäute, Schmerzen bei Bewegung der Zunge. Großes Verlangen nach Saurem, aber Durchfall danach, Übelkeit mit Angst, Erbrechen bis zur Erschöpfung mit folgenden unwillkürlich wäßrigen Stühlen.

Druckgefühl im Magen wie mit Steinen angefüllt, obwohl er nichts gegessen hat.

Cham., Nux vom., Bry.

Urogenitalorgane:
Reichlich Harndrang mit Brennen beim Wasserlassen, die letzten Tropfen sind blutig und schmerzen in der Blase. Harn dunkel, trüb und übelriechend. Regelanomalie: 6 Tage zu spät und nur 2 Tage lang.

Canth.

Klinische Indikationen:
Emphysem und Emphysembronchitis, Altersbronchitis auch in Verbindung mit chronischer Herzinsuffizienz D 4–D 12. Brechdurchfall, Gastritis in der Folge entzündlicher Darmerkrankungen (Ruhr) D 4. Impetigo contagiosa D 3–D 4. Glaukom D 12.

Herzmittel mit Schleimrasseln. Erbrechen und Expektoration bessern, Kollaps mit kalten Schweißen. Mittel für Kinder und Greise.

Apis mellifica
Honigbiene
Fam. Apidae

Herstellung: Der Ansatz in Form lebender Tiere wird mit 62% Aethanol versetzt und 14 Tage stehengelassen.
Nach V. 4 b wird filtriert und mit 62% Aethanol die 2. und 3. Dezimalverdünnung hergestellt.

Wirkungsrichtung: Histaminähnliche Hormonwirkung. Hämolytische und nekrotisierende Eigenschaften.

Bell.

Körperoberfläche: dicker, rauher, rosafarbener Ausschlag mit Hitzeempfindung. Gehirnaffektionen. Koordinationsstörungen des NS.

Ambr.,Tarant., Agar., Myg., Cupr. Lach.

Personotropie:
Geschäftig, lebhaft, beweglich, aber auch niedergeschlagen mit grundlosem Weinen. Schwermut. Traurigkeit. Argwohn und Eifersucht. Beschwerden durch Wut, Ärger, Eifersucht. Angst vor Apoplexie.

Lach., Colch.

Leitsymptome:
Ödeme, brennende Schmerzen, größte Berührungsempfindlichkeit, Konstriktion in verschiedenen Organen, im Fieber Wechsel zwischen Schweiß und trockener Haut.

Lach.

Ammonsalze.

Modalitäten:
Verschlimmerung durch Wärme, Druck und Berührung.
Besserung durch Kälte, frische Luft, Bewegung.
Angriffsseite: bevorzugt rechts.

Colch., Chin., Hep., Bell. Anac. Bry., Sulf., Canth., Abrot.

Atmungsorgane:
Ödem und Schwellung der Schleimhäute von Nase, Mund und Kehlkopf, hochrot, trocken, überempfindlich gegen Berührung. Pflock- und Erstickungsgefühl (Kältebesserung). Wundheitsgefühl mit brennendem Schmerz im Bereich der serösen Häute (Pleura, Pericard).

Ars., Phyt., Nux mosch.

Verdauungsorgane:
Mund und Zunge feurig rot und trocken, Zungenspitze zeigt rotes Dreieck. Ödematöse Schwellung aller Schleimhäute des Mundes und des Rachens. Mandeln feurig rot.

Urogenitalorgane:
Brennen und Wundheitsgefühl beim Harnlassen, wie   Canth.
verbrüht. Harnmenge stark vermehrt oder vermindert,
heftige Schmerzen in den Samensträngen. Ziehen und   Staphis.
Wundheitsgefühl in den Eierstöcken insbesondere
Schmerzen während der Regel. Häufig Fehlgeburten M
II–III.

Bewegungsorgane:
Rheumatische Beschwerden der Muskeln und Gelenke   Ac. benz.,
(besonders subakut und chronisch).   Colch., Bry.

Haut:
Akute Entzündung mit Rötung und ödematöser An-   Bry.
schwellung, Stechen, Brennen, Jucken, Verlangen nach   Canth.
Abkühlung, sehr empfindlich gegen Berührung und   Colch., Lach.,
Druck. Urticaria, Erysipel, scharlachartige Exantheme.   Bell., Phyt.

Klinische Indikationen:
Scharlach-Angina   D 4–D 6.   Quincke'sches   Ödem
stündlich D 2–D 4. Exsudative Entzündung der Menin-
gen, Pleura oder des Peritoneums, Synovia D 4–D 6.
Allergische urtikarielle Exantheme. Erysipel D 4–D 6.
Rheumatische Pericarditis D 4. Ovarialerkrankungen
mit Amenorrhoeneigung D 4–D 8. Konstitutionsbela-
stung D 12–D 30. Hydropische Symptome des Bindegewebes (Elephantiasis) D 30. Ovarialzysten D 12.
Lupus erythematodes D 12–30, Testishochstand re.
im Kindesalter D 12, allergische Enteritis D 4–6.

Ödeme und exsudative Prozesse. Nervöse Unruhe
und Triebsamkeit. Berührungsempfindlich und
plötzliches Einsetzen der Beschwerden.
Verlangen nach Kühle und kalten Auflagen.

Apocynum cannabinum
Indianerhanf
Fam. Apocynaceae

Frischer Wurzelstock zur Essenz nach V. 3a. A. = ⅓.

Scill.
Wirkungsrichtung: Digitalisglykosid mit betonter diuretischer Wirkung. Bradykardie.

Klinische Indikationen:
Herzinsuffizienz mit Magen-Darm-Störungen bei Ascites oder Anasarka $\varnothing$–D 2–D 4.

Herzglykosid, besonders bei Bradykardie wirksam.

Aranea diadema
Kreuzspinne
Fam. Araneae

Das mittels 90%-W. getötete und zerriebene Tier zur Tinktur nach V. 4b durch Mazeration mit 90%-W. A. = ¹⁄₁₀ = D 1.

Wirkungsrichtung: Neurotrop, Cervicalganglien.

Periodisch wiederkehrende neuralgische Schmerzen mit Kältegefühl in den Extremitäten. Beschrieben für die Behandlung der Malaria.

Klinische Indikationen:
Parkinsonismus, vertebraler Schwindel, Parästhesien und Neuralgien (Trig. oder occipitalis) D 4–D 12.

HWS-Syndrom, Irritationen vom Halsganglion ausgehend (Schwindel, Ohrsausen).

NB. Aranea ixoloba, das Chelizerengift wirkt noch selektiver auf die oberen Cervikalganglien.

Argentum metallicum
Silber. Ag.

Zur Verreibung nach V. 6, Lösung nach V. 8a.

Klinische Indikationen:
Ähnlich wie Arg. nitricum jedoch Überwiegen der geistigen Symptome.

> Mesoderm und Entoderm, knorpelspezifisch, Arthritis und Neuralgien, Katarrhe mit Trockenheit. Morgenverschlimmerung.

Argentum nitricum
Höllenstein · $AgNO_3$.

Zur Verreibung nach V. 7, die 2.–6. Dezimalverdünnung mit Wasser, die folgenden mit 43% Aethanol hergestellt nach V. 5a. A. = $^1/_{10}$–D 1.
Verschreibungspflicht bis D 3 einschließlich.

Wirkungsrichtung:
1. Vegetatives, peripheres und zentrales Nervensystem zunächst in Form einer Erregung, später in Form einer Lähmung. Neurotropie des Mittelbildes.
2. Schleimhäute (bevorzugt Magen-Darm-Trakt) durch vegetativ-zentralnervöse Steuerung.
3. Drüsensysteme (bevorzugt Niere).

Personotropie und Psyche:
Neurastheniker. Überwiegen der geistigen Symptome, betrifft Intellektuelle, Störung von Gedächtnis und Intellekt. Zwangsvorstellungen mit Angst. Einbildungen, Illusionen, Halluzinationen. Todesahnungen, sagt Todesstunde voraus. Angst und Nervosität bei bevorstehenden Geschehnissen. Lampenfieber, Examina etc. Ängste auf Brücken, im Lift, engen Räumen etc. Kopfschmerz bei Ärger.

Ac. phos., Ac. picr., Phos.

Arn.
Acon.
Stroph.

Leitsymptome:
Schwäche, Schwindel, Ohrensausen, Schleimhautulzerationen. Verlangen nach Süßem, das jedoch schlecht vertragen wird. Splittergefühl im Schleimhautbereich.

Lyc., Ant. cr., Sulf.
Spig., Stann., Bism., Arg. nitr., Ac. nitr., Kal. bichr.

Modalitäten:
Verschlimmerung durch Wärme, Süßigkeiten, während der Regel, nachts, Liegen auf der rechten Seite, geistige Arbeit.

Ac. phos.

Besserung: in frischer Luft, im kalten Wasser, Schmerzen bessern sich durch Gegendruck.
Vorherrschende Angriffsseite: links.

Herz- und Kreislauforgane:

Stroph.

Ambr., Zinc.

Herzklopfen bei geringstem Anlaß mit Unruhe und Angst, bei leichter körperlicher Anstrengung, bei rechter Seitenlage. Schwindel bei allgemeiner Schwäche und Zittrigkeit.

Ar. triph., Kal. bichr., Kal. sulf., Hep., Alum., Ac. nitr.

Atmungsorgane:

Chronische Heiserkeit besonders durch Überanstrengung, eitrig-blutige Sekrete des Nasen-Rachenraumes bei Geschwüren. Splitterschmerz.

Verdauungsorgane:

Lyc., Ant. cr., Sulf., Merc. Chin.

Verlangen nach Zucker, der aber nicht gut bekommt: Durchfall grün, schleimig, wäßrig mit vielen übelriechenden Blähungen. Auftreibung und Blähsucht wie zum Platzen mit Magenschmerzen, die nach allen Seiten ausstrahlen. Durchfall bei allen Aufregungen oder in Erwartung bevorstehender Ereignisse.

Urogenitalorgane:

Berb.

Canth.

Akute Schmerzen längs der Harnleiter und in der Nierengegend. Brennen in der Harnröhre während und nach dem Harnlassen mit Splittergefühl.

ZNS:

Neurasthenie, Schwindel mit allgemeiner Schwäche, in engen Straßen, beim Anblick von hohen Häusern, beim Gehen im Dunkeln. Platzangst. Kopfschmerz und heftige Migräne (siehe Kopf).

Klinische Indikationen:

Gastroenteropathien auf neurasthenischer und nervöser Grundlage D 12–D 30. Ulcus ventriculi und hyperacide Gastritis D 4–D 12. Herzbeschwerden psychoneurotischer Ätiologie mit Ängsten besonderer Prägung D 12–D 15. Neurasthenie. Angstneurosen. Migräne D 15–D 30. Adnexerkrankungen D 4–D 6.

Splitterschmerz, Magen-Darmaffektionen. Herzneurose mit Tachykardie und Schwindel. Folgen von Schockerlebnissen. Angst in Höhen, auf Brücken und engen Räumen.

Aristolochia clematitis
Osterluzei
Fam. Aristolochiaceae

Frisches blühendes Kraut zur Essenz nach V. 2a.
A. = ½.

Wirkungsrichtung:
1. Durch die Nitroverbindung in der Aristolochiasäure hyperämisierende Eigenschaft durch Querschnittserweiterung der Strombahn.
2. Anregung der Regeneration des Gewebes auf Grund des Gehaltes von Allantoin (lokale Anwendung).
3. Antisepticum wegen einer antibiotikaähnlichen Substanz (Leukozytenvermehrung!).

Leitsymptome:
Beziehung zu weiblichen Genitalien, zu Harnwegen und Nieren, zum Venenbereich und zur Haut. Allgemeine Frostigkeit, kalte Extremitäten, klimakterische Arthropathien.

Puls.

Cimic.

Modalitäten:
Verschlimmerung der Beschwerden vor und nach der Regel, nachts und morgens nach dem Aufstehen, durch Kälte.
Besserung nach Einsetzen von Sekretion, Wärme, Bewegung.

Lach.

Verdauungsorgane:
Herpes an den Lippen. Übelkeit mit Schwindel bei Nüchternheit, Frieren dabei, erfolgloser Stuhldrang oder Durchfall mit plötzlichem Drang, chronischer Darmkatarrh mit ständigem Schieben und Drängen im Mastdarm, Stuhl träg mit viel Blähungen. Infektiöser Durchfall mit starken Tenesmen und Abgang von klarem Schleim ohne Stuhl.

Mez.
Sil., Natr.
chlor.

Natr. chlor.

Urogenitalorgane:
Schmerzen in der Gegend der Harnblase mit häufigem Harndrang (oft alle 1–2 Stunden). Regelkrämpfe, mit Eintritt der Periode durchgreifende Besserung der Symptome.

Puls., Lach.
Lach.

Haut:
Acne vulgaris, Ekzeme (besonders im Klimakterium).

Natr. chlor.
Puls., Staphis.

Klinische Indikationen:
Leukopenie Ø–D 2. Enterocolitis D 4–D 6. Reizblase mit Cystitis oder Urethritis D 6–D 12. Dysmenorrhoe und Amenorrhoe D 4–D 12. Klimakterische Arthropathien D 4–D 6. Akne und klimakterische Ekzeme D 30. (Darf nur noch ab D 12 verordnet werden!)

Lokale Wirkung auf Haut, Venen und infektiöse Prozesse.
Orale Wirkung auf die Genitalsphäre, Nieren, Blase und generell auf Schleimhäute Sekrete und Bewegung bessern.

Arnica
Fam. Compositae

Trockener Wurzelstock nach V. 4a, Verreibung nach
V. 7. – A. = ⅟₁₀ = D 1.
Zum äußerlichen Gebrauch gibt es auch eine Tinktur
aus der frischen blühenden Pflanze nach Sondervorschrift.

Wirkungsrichtung:
1. Arterielles und venöses Gefäßsystem.
2. Herz-Kreislaufsystem.
3. Wundheilung.
4. Vesicans.

Personotropie:
Athletischer, kongestionierter Typus.

Psyche:
Reizbar, mürrisch, schreckhaft. Will in Ruhe gelassen
werden, will nicht berührt werden, will sich nicht un-
terhalten. Behauptet, nicht krank zu sein. Gleichgültigkeit. Hoffnungslosigkeit. Kongestives Fieber. Schlafsucht. Nächtliches Aufschrecken mit Herzbeschwerden.

Bell., Cham.,
Acon., Magn.
phos.
Ac. phos.
Ars., Crataeg.,
Spig.

Leitsymptome:
Schwäche und Erschöpfung mit Gefühl der Zerschlagenheit, Blutandrang zum Kopf, Neigung zu Blutungen.

Eup., Phyth.,
Gels., Ranunc.
bulb., Ars.,
Ac. nitr.,Lach.,
Carb. veg.

Modalitäten:
Verschlimmerung durch Berührung und Bewegung.
Besserung in Ruhe.

Bry., Colch.,
Lach., Hep.

Herz- und Kreislauforgane:
Blutandrang und Wallungen zum Kopf bei kalten Extremitäten, rotes, gedunsenes Gesicht, Nasenbluten,
Ohrensausen, Schwindel bei Arteriosklerose, Ekchymosen bei Gefäßrigidität. Kreislaufschwäche nach Blut-
verlusten. Präcordialangst und Beklemmungsgefühl
»als ob das Herz zu schlagen aufhörte«.

Ambr.
Aur.
Ars., Cact.,
Spig.

Atmungsorgane:
Stick- und Krampfhusten mit Zerschlagenheitsgefühl
und blutigem Sekret.

Dros., Bry.,
Rum., Ranunc.

Verdauungsorgane:
Aufstoßen wie faule Eier mit üblem Mundgeruch. Unwillkürlich Stuhl nachts im Schlaf.

Brom., Merc.,
Arg. nitr.

Urogenitalorgane:
Emmenagoge Wirkung und bei starken Gaben – auch
Abort.

ZNS:
Neurasthenie, dumpfe drückende Kopfschmerzen, Folgen von Commotio, Apoplexie, Arteriosklerose.

Hyper.

Lach., Rhus.
tox., Echin.
Ac. fluor.,
Sulf., Sulf.
jod., Sil., Lach.

Haut:
Rötung wie bei Erysipel, Bläschen mit starkem Jucken
und Brennen, kleine, hintereinander auftretende Furunkel, Blutergüsse, Quetschwunden.

Klinische Indikationen:
Alle Traumafolgen mit Gewebsdefekten (Bluterguß
etc.) entsprechend der zurückliegenden Zeit D 4–D 30.
Apoplexie mit Folgen bzw. Apoplexieneigung D 12. Variköse Kreislaufinsuffizienz vornehmlich im Bereich venöser Belastungen (Plethora). Variköse Unterschenkel-
ekzeme bei muskelkräftigen Individuen. Furunkulose
und Erysipel D 2–D 4–D 6. Hypertonus mit der indivi-
duellen Prägung. Angina pectoris D 4–D 8.

Angst, Schwindel, Schwäche und Zerschlagenheit.
Blutung, Kongestion, Stauung, Verletzungsfolgen.

Arsenicum album
Arsenige Säure As_2O_3

Zur Verreibung nach V. 6. Zur Lösung nach besonderer Vorschrift. A. = $\frac{1}{100}$ = D 2.
Verschreibungspflicht bis D 3 einschließlich.

Wirkungsrichtung:
Zelldegeneration der 3 Keimblätter durch intrazelluläre Oxydationshemmung.

Personotropie:
Astheniker (aber auch Dysplastiker). Lebhaft, agil, empfindlich, pedantisch.

Psyche:
Angst und Ruhelosigkeit mit großer Erschöpfung. Todesangst. Melancholie. Nächtliche Angstanfälle. Starke Schreckhaftigkeit. Überempfindlichkeit aller Sinne. Reizbarkeit. Empfindlichkeit gegen jede Art von Unordnung bis zur Pedanterie.

Ac. phos.
Acon., Ac.
nitr., Calc.
carb., Aur.,
Arn., Alum.
Phos., Bell.,
Colch., Coff.

Leitsymptome:
Periodisches Auftreten der Symptome, Angst und Unruhe. Todesfurcht beim Alleinsein. Rascher Wechsel zwischen Erregung und Depression, schweres malignes Fieber mit großer Erschöpfung. Brennende Empfindung aller Schmerzen.

Ferr.
Acon.
Ferr.

Modalitäten:
Verschlimmerung periodisch, um Mitternacht, durch Kälte und Anstrengung, durch Liegen auf der kranken Seite.
Besserung durch Wärme, in frischer Luft, durch Bewegung.
Angriffsseite: rechts.

Ars. brom.

Herz- und Kreislauforgane:
Herzschwäche mit kompensatorischer Tachykardie, pulsus parvus, irregularis, drohender Kollaps, zunehmende Ödeme, Zittrigkeit, Schwäche, Stenokardien, Atemnot.

Carb. veg.,
Camph.,
Ver. alb.

Atmungsorgane:
Ätzender Fließschnupfen, nächtliche Hustenanfälle (besonders nach Mitternacht) mit Erstickungsnot, Bangigkeit und Angstgefühl. Patient muß sich aufsetzen und vornüberbeugen. Wenig, zäher Auswurf, schmerzhaftes Stechen in der Lunge.

Cep., Euphras.
Ac. hydrocy.,
Kal.carb.,Cact.,
Dig., Amm.
carb.

Ferr., Ver. alb.,	*Verdauungsorgane:*
Ac. hydrochl.	Brennend heißer und trockener Hals mit viel Durst. Ge-
Kal. nitr.,	fühl des Zusammenschnürens; Schlucken nur unter
Lach., Ign.	großen Schmerzen. Globusgefühl, unstillbares heftiges
Colch.	Erbrechen, schon beim Geruch oder Anblick der Spei-
Chin.	sen. Profuse Durchfälle.
Zinc., Ac.	*Bewegungsorgane:*
phos., Cupr.,	Äußerste Schwäche mit Zittern und Unruhe, Waden-
Staphis.	krämpfe, sehr schmerzhafte Neuralgien, schlimmer
	durch Kälte und nachts.
	Haut:
Rhus. tox.	Kühl, trocken, schuppend, starkes Jucken und Brennen,
	Verschlimmerung nach Kratzen.

Temp.:
Kältegefühl über dem ganzen Körper bei Kältegefühl der Haut. Innere Hitze, besonders nach Mitternacht.

Klinische Indikationen:
1. Epitheliale Erkrankungen, Ekzem, Herpes zoster, Psoriasis, Lichen ruber D 30.
2. Mesodermale Erkrankungen, Neuralgien und Neuritiden D 12–D 30. Carditis rheumatica D 4–D 6. Blutkrankheiten D 12.
3. Endodermale Erkrankungen. Akute und chronische Darmkatarrhe. Cholera, Asthma, Bronchitis, Pneumonie D 4–D 6. Karzinome (in Verbindung mit China!)

Angst, Unruhe, Frost. Nächtliche Verschlimmerung, Periodizität, Schwäche, Durst und Brennschmerz Polychrest mit ekto-meso- und entodermaler Wirkung.

Andere Arsenpräparate:

Arsenum jodatum und
Antimonium arsenicosum

Verschreibungspflicht bis D 3 einschließlich.

Herz- und Kreislauforgane:
Insbesondere sekundäre Herzschwäche: Kalium und
Calzium ars. bei Nephritis, Chin.ars. und Ferrum ars.
bei Anämie, Ars.jod. und Ant.ars. bei chronischem
Asthma, Pneumonie, Bronchitis und Bronchiolitis.

Atmungsorgane:
Ähnlich wie Ars.alb. Scharfe Absonderungen, trockener,
schmerzhafter Reizhusten, wenig, schwerlöslicher Auswurf, nächtliche Verschlimmerung. Allgemeine Pro-
stration.

Arsen. jod.
Hyperthyreose, Resorbtionsmittel. Schleimhautka-
tarrh.

Antimon. ars.
Bronchitis, Bronchiolitis, Asthma.

Artemisia Abrotanum
Eberraute oder Eberrautenbeifuß
Fam. Compositae

Frische Blätter zur Essenz nach V. 3a. A. = ⅓.

Wirkstoffe:
Abrotanin (chininähnliche Wirkung). Gerbstoffe, ätherische Öle.

Wirkungsrichtung:
a) Lymphdrüsen: Bronchien-Hilus; Magen-Darm.
b) Seröse Häute: Pleura, Peritoneum, Endothel (Arterien, Venen, Lymphgefäße). Synovia (in Verbindung mit Bryonia).

Charakteristische Eigenschaften des Mittels:
Sulf.
Vikariation des Krankheitsherdes.

Thuj., Rhus.
tox., Natr.
sulf.

Modalitäten:
Verschlimmerung: nasse Kälte.

Verdauungsorgane:
Nux vom.,
Aloe.
Jod., Ars. jod.
Merc., Coloc.
Appetitmangel oder »grabender Hunger«. Flatulenz im Magen und Darm. Nächtliches Hitzegefühl und Schmerzen im Magen. Abmagerung trotz guten Appetits. Kolikartige Leibschmerzen. Stuhl obstipiert oder diarrhoisch, ständiger Wechsel zwischen beiden.

Klinische Indikationen:
Mesenchymale Erkrankungen. Exsudative Formen der Lymphdrüsen- und Endothelerkrankungen. Chronifizierte Prozesse der Lymphbahnen Ø–D 2–D 4.
Acne rosacea D 6.
M. Boeck.

Lymphmittel mit chronischen Fieberzuständen.
Kälte, Nässe und Rheuma.

Arum triphyllum
Zehrwurzel, Amerikanischer Aron, Indianerrübe
Fam. Araceae

Frischer, vor der Entwicklung der Blätter gesammelter
Wurzelstock zur Essenz nach V. 3 a. A. = ⅓.

Wirkungsrichtung: Schleimhäute des Rachens.

Ausgeprägtes Kratzgefühl im Hals. Heiserkeit nach
stimmlicher Überanstrengung (Sänger und Redner).

Alum., Arn.,
Arg., Selen.,
Graph.

Klinische Indikationen:
Kehlkopfkatarrhe (bei allen Formen Symptomaticum).
Schleimhauterkrankungen der oberen Luftwege
D 3–D 4.

Atrophie der Schleimhäute oberer Luftwege.

Asa foetida
Stinkasant, Teufelsschreck
Fam. Umbelliferae

Zur Tinktur nach V. 4a durch Mazeration mit 90%-W.
A. = ¹⁄₁₀ = D 1.

Wirksamster Bestandteil:
Ätherisches Öl knoblauchartigen Geruches mit Schwe-
felgehalt.

Wirkungsrichtung: Tonussteigerung der glatten Muskulatur (Spasmophilie).

Arg. nitr.,
Nux vom.

Leitsymptome:
Starke Meteorismen, häufiges Aufstoßen von Luft, Neigung zu entzündlichen und eitrigen Knochenprozessen,
übler Geruch aller Absonderungen.

Modalitäten:
Verschlimmerung in Ruhe und bei Berührung. Besserung durch Druck und Bewegung.

Herz- und Kreislauforgane:
Herzklopfen und Stenokardien infolge von Zwerchfell-
hochstand bei Meteorismus, durchatmen unmöglich.

Atmungsorgane:
Übelriechender Atem infolge eitriger Sekrete.

Carb., Ac.
fluor., Arg.
nitr., Merc.

Verdauungsorgane:
Gefühl als sei die Peristaltik umgekehrt gerichtet, von
Magen und Gedärmen nach oben und mit vielen krampfartigen Bewegungen in der Speiseröhre. Gefühl als
steige ein großer Ball oder großer Körper vom Magen in
den Hals auf. Aufblähung von Magen und Gedärmen
besonders auf der linken Seite. Stühle teils wäßrig
schaumig, teils reichlich dick klebrig und sehr übelriechend.

Ign., Val.,
Sabad, Lach.,
Mosch., Natr.
sulf.

Urogenitalorgane:
Harn von scharfem Geruch, Schwellung der Brüste mit
Milchabsonderung, heftige wehenartige Schmerzen in
der Uterusgegend.

Bewegungsorgane:
Knocheneiterung und -fisteln mit stinkendem Eiter, sehr berührungsempfindlich, starke Schmerzen nachts.

Ars., Natr. sulf., Hep., Sil., Bellis, Ac. nitr., Arn., Lach., Bell.

Haut:
Geschwüre und Fisteln mit stinkendem Sekret; sehr empfindlich gegen Berührung.

Ac. fluor., Ac. nitr., Kal. bichr.

Klinische Indikationen:
Meteorismus mit Luftaufstoßen, Flatulenz. Entzündungen und Eiterungen mit stinkenden Sekreten D 2–D 6.
Brustschwellung mit Laktation D 12.
Nymphomanie D 12.

Luftaufstoßen mit Globusgefühl. Schleimhautschwäche, Knocheneiterung.
Berührungsempfindlichkeit. Hysterie.

Asarum europaeum
Haselwurz
Fam. Aristolochiaceae

Frischer Wurzelstock zur Essenz nach V. 3a. A. = ⅓.

Wirkungsrichtung: Durchblutung im Magen-Darmbereich. Emmenagogum.

Ipec., Ferr.
phos.

Bei Übelkeit und Brechneigung, katarrhalische Reizung der Schleimhäute, beliebtes Mittel bei fieberhaften Darmgrippen.
Muskelfibrillieren D 4–12.
Colitisblutungen D 12.

Störung der geistig-seelischen Koordination. Krampfmittel in Form von Tenesmen, Koliken und Singultus.

Aurum metallicum
Blattgold. Au.

Zur Verreibung nach V. 6, Lösung nach V. 8a.

Wirkungsrichtung: Als metallischer Katalysator vermutliche Aktivierung des retikuloendothelialen Systems. Besondere Wirksamkeit auf das ZNS. Arterielles Gefäßsystem.

Personotropie:
Kongestionierter Pykniker. Apoplektiker, mit rotem Hochdruck.

Arn., Glon.,
Sulf.

Psyche: Melancholisch, manisch-depressiv. Tätigkeitsdrang mit Wechsel zu verschlossenem Grübeln. Jähzorn. Lebensüberdruß mit Neigung zu Selbstmord. Selbstvorwürfe.

Ac. phos.,
Arn., Ap.,
Bell., Bry.
Ars., Chel.,
Alum., Kal.
brom.

Leitsymptome: Depression, Suizidneigung, Hyperämie und Kongestion verschiedener Organe.

Arn., Bell.

Modalitäten:
Verschlimmerung im Winter durch Kälte, nachts, in Ruhe.
Besserung durch Wärme, durch langsame Bewegung.
Angriffsseite: rechts.

Ars., Bell.

Herz- und Kreislauforgane:
Arterielle Kongestionen: Gesicht rot, geschwollen, Hitzegefühl und Blutandrang zum Kopf mit Wallungen. Kopfschmerz und Schlaflosigkeit infolge der Blutdruckerhöhung. Ohrensausen. Präcordialangst mit Unruhe und heftigem Herzklopfen, Teleangiektasien der Haut.

Bell., Sang.,
Amyl. nitr.,
Op., Bapt.
Glon.,
Chim., Sulf.,
Arn., Ac. sal.,
Calc.
fluor., Ac.
fluor., Lyc.

Verdauungsorgane:
Übelkeit, Brechneigung, Abneigung gegen Essen, Widerwillen gegen Fleischspeisen.
Viel Durst, Verlangen nach Kaffee.

Ac. hydrochl.
Calc., Chin.,
Graph., Lyc.,
Petr., Puls.,
Sep., Sil.
Alum., Ars.,
Arg. nitr.,
Nux vom.

Canth., Lyc.,
Merc. Arn.,
Puls., Spong.
Staphis.,
Kreos.,
Ac. carbol.

Urogenitalorgane:
Ständiger Harndrang, Schmerzen dabei. Drückende und
spannende Schmerzen im Hoden wie nach Quetschung.
Bei Frauen dick weißer Fluor.

Klinische Indikationen:
Depressionen, Melancholie (cave Erstverschlimmerung)
D 12–D 30. Ophthalmopathien luetischer und rheumatischer Ätiologie D 4–D 12. Hypertonien und cardiale
Indikation (Aortitis, Coronarsklerose, Myodegeneratio) D 4–D 6. Hepatopathien D 12. Rheumatische Affektionen D 4–D 8. Lupus erythematodes D 30. Erythema nodosum D 12. Orchitis D 4.

Angst, Depression und Kongestion.
Folgen von Kummer, Ärger, Enttäuschung und Widerspruch.
Verschlimmerung nachts, durch Kälte, Besserung
durch Bewegung.

Aurumsalze

Die Therapie mit Goldsalzen ist auf Paracelsus zurück-
zuführen. In zahlreichen spagyrischen Komplexen
werden die Goldsalze noch reichlich verwendet.
Homöopathisch haben sich zwei Verbindungen bewährt:

Aurum chloratum

Herstellung nach V. 5 a/6. Meist in Tabletten und niederen Dosen angewandt.

Bei Hals- und Halsdrüsenaffektionen anstelle des
Aurum jodatum, das sehr rasch zerfällt. Bei Ozaena
und Atrophie der Rachen-Mund-Schleimhaut. Auch
bei atrophischer Gastritis.

Aurum chloratum natronatum

In der Alltagspraxis sehr beliebte Kombination beson-
ders bei Plethorikern, Leberzirrhosen. Bei Frauen mit
Unterleibssenkung und Gewebsschwäche. Bei Endo-
metriosen nach Spirale, Fluor albus, Zustand nach
Beckenvenenthrombose und nach schweren Geburten
(D 4–D 6).

Verschreibungspflicht bis D 3 einschließlich.

Avena sativa
Hafer
Fam. Gramineae

Frisch blühende Pflanze zur Essenz nach V. 1. A. = ½.

Wirkungsrichtung: Vegetatives Nervensystem. Bei nervösen Schwächezuständen mit ausgeprägtem Herzklopfen.

Coff., Bad., Arn.

Klinische Indikationen:
Symptomatisches Beruhigungsmittel, Schlafmittel bei Nervosität.

Schlaflosigkeit der Manager, Eßlust und Erschöpfung.

Badiaga
Spongilla fluviatilis
Getrockneter Schwamm
Fam. Coelenterata

Getrockneter Schwamm zur Tinktur nach V. 4a mit 60%-W. – A. = ¹/₁₀ = D 1.

Wirkungsrichtung: Jodstoffwechsel.

Hyperthyreosen im Sinne des Morbus Basedow mit Sensationen wie Herzklopfen (vor allem bei Rechtsseitenlage), Kopfschmerz, Heißhunger bei geringem Durstgefühl, Sprunghaftigkeit der Gedanken, Lymphdrüsenschwellungen.

Spong., Jod., Lycopus, Ad. vern., Coff., Phos. Sil., Jod., Calc. carb., Aur., Merc., Sol.

Klinische Indikationen:
Kompensierte Hyperthyreosen D 2–D 4.

Zerschlagenheit, Berührungsempfindlichkeit, Kälte und frische Luft verschlimmern.

Baptisia tinctoria
Wilder Indigo
Fam. Papilionaceae

Frische Wurzel mit der Rinde zur Essenz nach V. 3 a.
A. = ⅓.

Wirkungsrichtung: ZNS.

Ac. hydrochl.
Cupr.
Ail., Ac. nitr.,
Merc., Sulf.
Cicut., Atrop.,
Lob.

Akut auftretende typhoide Fieberzustände mit rapid einsetzender Erschöpfung. Dabei faulig penetranter Körpergeruch. Unvermögen feste Speisen zu schlucken bei einem ausgeprägten Konstriktionsgefühl der Speiseröhre.

Klinische Indikationen:
Somnolenz mit vorübergehender Aufhellung des Sensorismus D 4–D 6.
Encephalitis epidemica D 12.

Delirium, Stupor.
Kopfschmerz mit hitzigem Gesicht.

Barium carbonicum
Bariumcarbonat. BaCO₃.

Zur Verreibung nach V. 6, Lösung nach V. 8a.

Wirkungsrichtung: Herz- und Gefäßsystem im Sinne einer Tonisierung. Lymphatismusmittel entsprechend der 2. Ordnungsgruppe des Periodischen Systems.

Personotropie: Retardierte Persönlichkeiten.	Calc. carb.
Psyche: Verzögerte Entwicklung, besonders des Gehirns. Kindische Manieren. Mangelhafte Auffassungsgabe. Ängstlich und schüchtern, weinerlich. Vorzeitiges Altern mit Beeinflussung des Intellekts. Geht bis zum Schwachsinn.	Calc., Sil., Agar. Aur., Ambr., Ant. cr., Con.
Leitsymptome: Generalisierte Lymphdrüsenschwellung, Katarrh der Schleimhäute, rezidivierende Anginen, Lymphatismus, allgemeine Gefäßsklerose.	Carb. an., Merc., Hep., Sulf. Ambr., Con., Stront.
*Modalitäte*n: Verschlimmerung durch naßkaltes Wetter, Luftzug. Besserung durch Wärme.	Rhus tox., Dulc., Rhod., Calc. phos. Sil., Calc. carb.
Herz- und Kreislauforgane: Herzklopfen bei linker Seitenlage (und beim Darandenken), Bradykardie des Altersherzens, Widerstandshochdruck bei Gefäßsklerose.	Bar. carb., Graph., Natr. carb., Phos., Puls. Ac.ox., Ambr., Ag. nitr., Spong. Arn., Aur., Glon.
Atmungsorgane: Chronische Rhinitis und Pharyngitis mit Eiterungsneigung.	Sil., Calc. jod. Sulf. jod.

Verdauungsorgane:
Gaumen und Mandeln geschwollen und entzündet mit
eitrigem Belag, kann den Mund nicht öffnen, Hals
schmerzhaft beim Schlucken, schlimmer bei leerem
Schlucken. Schwellung der submand. Drüsen, der Hals-
und Nackendrüsen.

Bewegungsorgane:

Calc., Sil.   Verzögerte körperliche Entwicklung.

Haut:

Sulf., Alum.,   Trocken, juckend (besonders nachts, Altersjucken), tro-
Graph.,   phische Störungen, Gefühl von Spinnweben und von
Caust. Borax   gespannter Kopfhaut.

Klinische Indikationen:
Torpider Lymphatismus des Kindesalters D 12. Cerebralsklerose mit Schwindel D 4–D 12 und Gedächtnisverlust alter Leute D 30. Chronische Blepharoconjunctivitis D 30. Gicht der Kniegelenke D 12. Coronarsklerose und Altersveränderungen am Herzen D 4–D 6.

> Lymphatismus, exsudative proliferative-sklerotische
> Prozesse.
> Kinder- u. Greisenmittel.
> Bradytrophie, retardiert.

Bariumsalze

Alle Bariumsalze haben Beziehungen zum Zentralnervensystem, zu geistiger Schwäche, Ängstlichkeit bei Kindern und Greisen. Auch die Drüsensysteme, bes. die Halslymphdrüsen gehören zu den Indikationsbereichen. Gefäßsystem, Schleimhäute und Haut, besonders im Zustand der degenerativen Schwäche und Rückbildung im Alter.

Barium chloratum

Herstellung nach V 5 a/6.

Chronischer Rachenkatarrh, Tubenkatarrh und chronische Otitis media, rezidivierende Ohrenkatarrhe mit Knacken und Völlegefühl.

Herzinsuffizienz, Altersherz-Herzklopfen beim Drandenken. Arteriosklerose mit entsprechenden Gefäßprozessen.

Barium jodatum

Herstellung nach V. 5 a/6.

Schleimhautaffektionen der oberen Luftwege. Adenoide Vegetationen bei Kindern. Bewährtes Mittel bei Schilddrüsenvergrößerungen (Euthyreosen) und wirksamer Anteil bei Schilddrüsenkomplexen.

Barium phosphoricum

Herstellung nach V. 8 a/6.

Sehr bewährtes Mittel bei Angst um Angehörige (Kent) mit Unruhe und Herzklopfen evtl. (Hochpotenz).

Belladonna
Tollkirsche
Fam. Solanaceae

Frische Pflanze zur Essenz nach V. 2a, Verreibung
nach V. 7. A. = ½.

Verschreibungspflicht bis D 3 einschließlich.

Wirkstoff:
Racemisches Gemisch aus l + d-Hyoscyamin.

Wirkungsrichtung: Atropinähnliche Wirkung mit selektiver Lähmung des parasympathischen NS. Erregung
des ZNS mit Sinnestäuschung und Berauschungszu-
ständen.

Personotropie:
Kongestionierter, lebhafter Typ (barockaler Pykniker).

Psyche:
Stram., Agar.,   Delirien mit heftigen Erregungszuständen und Halluzi-
Mosch.,Hyosc.   nationen, dabei große Angst und Schreckhaftigkeit.

Leitsymptome:
Aur., Arn.,   Kongestion des Kopfes. Rötung und Schwellung des
Glon.   Gesichtes (mit Pulsation in die Karotiden), Überempf-
Ac. phos.,   findlichkeit gegenüber allen Reizen (Licht, Geräusch,
Agar., Cham.   Berührung). Verlangen nach Ruhe und Dunkelheit.
   Plötzliches Auftreten der Symptome und ebenso schnel-
   les Verschwinden derselben. Kontraktionen der Pha-
Atrop., Lach.,   rynx- und Oesophagusmuskulatur. Trockenheit der
Ap., Aran.   Schleimhäute bis zur Schluck- und Sprachbehinderung.

Modalitäten:
Verschlimmerung durch geringste äußere Einflüsse,
nach Mitternacht und um 15 Uhr, Sonnen- und Licht-
einwirkung.
Bry.   Besserung durch Wärme, Ruhe.
Aur., Ars.   Angriffsseite rechts.

Herz- und Kreislauforgane:
Aur., Glon.,   Blutandrang zum Kopf mit hochrotem Gesicht, konge-
Arn.   stiver Kopfschmerz, schlimmer durch Bewegung und
Phos., Arn.   Erschütterung. Neigung zu Blutungen (profus, hellrot).
   Puls voll, frequent.

Atmungsorgane:
Akute Entzündungen mit Trockenheit, Röte und Brennen der Schleimhäute; sekundäre Lymphdrüsenbeteiligung. Schlucken erschwert, krampfartiger, trockener, bellender Husten; Atemnot infolge von Lungenkongestion.

Lach., Ap.

Verdauungsorgane:
Zunge trocken, rot, geschwollen mit hervortretenden Papillen (Erdbeerzunge), ständiger Schluckreiz, trotz Schluckbeschwerden. Erbrechen mit krampfhaftem Würgen (bei kaltem Schweiß); schmerzhafte Leberschwellung, Schmerzen treten in plötzlichen Intervallen auf.

Ipec., Ver.alb.
Chel., Bry.,
Chin., Eupat.
perf.

Urogenitalorgane:
Ständiger Harndrang und -zwang mit reichlichem hellen Harn. Regel zu früh, stark und übelriechend.

ZNS:
Neuralgien, die periodisch und plötzlich einsetzen und plötzlich aufhören. Krämpfe tonisch und klonisch an glatter und quergestreifter Muskulatur.

Bell., Myg.,
Tarant.

Haut:
Heiß, rot, scharlachartig, hochrotes Gesicht bei kalten Extremitäten, heiße Schweiße, besonders an Kopf und Gesicht, die nicht erleichtern.

Sulf.
Op.

Klinische Indikationen:
Entzündungen verschiedener Prägung in der Folge von Verkühlung, Sonneneinstrahlung D 4–D 6. Neuralgien nach Luftzug, Migränen D 12. Keuchhusten in Verbindung mit Cuprum D 4–D 30. Anginen und Erysipel, Scharlach D 4 (stdl.).

Kongestion bis zum Delirium, plötzlich, pulsierend, periodisch.
Hohlorgane, Sinnesorgane, Sonne, nachts, rechts.

Bellis perennis
Gänseblümchen
Fam. Compositae

Frische blühende Pflanze zur Essenz nach V. 2a.
A. = ½.

Wirkungsrichtung: Kapillarsystem (Saponine).

Arn., Hydr.
can., Mez.
Sepia

Wundheilmittel für Quetschungen, Bluterguß, Erysipel, Furunkulose, Herpes, Tinktur lokal bei Acne juvenilis.

Klinische Indikationen:
Hauteffloreszenzen Ø–D 4.
Schulterrheuma D 12.

»Kleine Arnika« Muskeln, Gelenke, Knochen.

Berberis vulgaris
Sauerdorn
Fam. Berberidaceae

Getrocknete Wurzelrinde zur Tinktur nach V. 4a mit
60%-W. − A. = ⅒ = D 1.

Wirksamer Bestandteil: Alkaloid Berberin.

Wirkungsrichtung: Harnsaure Diathese − pH Regulation.

Leitsymptome:
Schmerzhafte Empfindungen in der Nieren- und Lendengegend, heftiger Wasserdrang mit Brennen und Schmerzen im Rücken.

Modalitäten:
Verschlimmerung: durch Bewegung, plötzliche Erschütterung,
Besserung: durch Ruhe.
Angriffsseite: vorherrschend links.

Verdauungsorgane:
Stechende, brennende, drückende Schmerzen in der Gallenblase und Lebergegend, Verstopfung oder Durchfall.   Bry.

Urogenitalorgane:
Stechende oder grabende Schmerzen von der Nierengegend nach allen Richtungen ausstrahlend, besonders längs der Ureteren. Brennen und Schneiden der Urethra, besonders beim und nach dem Harnlassen. Wechselndes Aussehen des Urins − zuweilen hell oder stark konzentriert mit gelbem, rotem oder schleimigem Satz.

Led., Helon.
Canth., Sarsap., Tereb.
Cann. sat.,
Merc. Lyc.,
Sep., Sarsap.,
Calc. carb.

Bewegungsorgane:
Gelenkschmerzen, Steifigkeit und Mattigkeit der Glieder, Kreuzschmerzen (Nierengegend).   Sarsap.

Haut:
Jucken, Brennen, Stechen (besonders Kopfhaut), Bläschen und Quaddeln.

Rhus tox.,
Staphis., Psor.,
Anac., Sulf.

Klinische Indikationen:
Harnsaure Diathese (Steinbildung), Prophylaxe D 12–D 15. Leptospirosen Ø–D 3. Harnsaure Steine D 4–D 6 (zur Abtreibung D 2–D 4 stdl.) Hauterkrankungen bei saurem Stoffwechsel Ø–D 4. Psoriasis vulgaris D 2–D 4 (in Verbindung mit Sarsaparilla D 4 oder Podophyllum D 4).

Harnsaure Diathese, hepato-renale Affektionen.
Chronische Cystopyelitis.

Bismutum subnitricum

Bi $ONO_3 + H_2O$

Zur Verreibung nach V. 6, Lösung nach V. 8a.

Wirkungsrichtung: Magen-Duodenalschleimhaut.

Arg. nitr.,
Bell., Cham.,
Aeth.Tart.em.,
Ferr., Iris., Ars.

Gastritis mit Magenkrampf und Erbrechen jeweils nach dem Essen, Besserung durch Zurückbeugen. Durst nach kaltem Wasser, das vorübergehend bessert. Weißlich belegte Zunge. Ulcus ventriculi et duodeni.

Magenmittel mit Rückenschmerzen – weiße Zunge.
Strecken bessert.

Borax

Natriumtetraborat. $Na_2B_4O_7 + 10H_2O$.

Zur Lösung 1 T. + 89 T. Wasser + 10 T. W. – A. = $\frac{1}{100}$ =
D 2, nach V. 5 a.
Zur Verreibung nach V. 6.

Wirkungsrichtung: Schleimhäute und Haut. Dabei wird
das Vegetativum beeinflußt (ähnlich dem Alum.).

Psyche:
Nervosität, Ängstlichkeit.

Leitsymptome: Hyperästhesie aller Sinne, Aphthen im Mund und auf der Zunge, Schmerzen vor und während dem Urinieren.	Phos., Bell., Stram., Aur. Graph., Alum., Ac. nitr. Arg. nitr.
Modalitäten: Verschlimmerung: durch jede abwärtsgerichtete Bewe- gung, durch feuchtes, kaltes Wetter. Besserung: durch Druck, nach Stuhlentleerung. Angriffsseite: rechts.	
Atmungsorgane: Trockene Nase und Rachenschleimhaut. Krusten in der Nase. Husten mit schleimigem Auswurf und schimme- ligem Geschmack des Sputums.	Kal. bichr.
Verdauungsorgane: Herpes um den Mund. Entzündung und Geschwulst des Zahnfleisches, Aphthen der Zunge und Mundschleim- haut mit vermehrter Salivation. Übelkeit und Erbrechen mit Singultus und Neigung zu Meteorismus nach – aber auch schon während des Essens.	Merc. Ac. nitr.
Urogenitalorgane: Scharfer, auffallender Geruch des Harns. Der Säugling schreit, ehe der Harn kommt. Fluor albus wie Eiweiß oder Kleister, Gefühl als flösse warmes Wasser herab.	Petros., Canth., Acon., Alum.
Haut: Unheilsam, trocken mit ekzematösen und seborrhoischen Effloreszenzen. Aphthen und Geschwüre an Haut- Schleimhaut.	Sil., Alum., Graph., Calc. carb., Sulf.

Klinische Indikationen:
Akute Laryngitis D 4. Stomatits aphtosa D 12. Psoriasis und seborrhoische Dermatitis D 30.

Abwärtsbewegung verschlechtert, unheilsame Haut, Kälte, Nässe und Wein verschlechtert.

Bovista
Lycoperdon Bovista
Fam. Lycoperdaceae

Sporen des reifen Pilzes zur Tinktur nach V. 4a durch Mazeration mit 60%-W. – A. = ⅒ = D 1.

Wirkungsrichtung: Kapillarsystem.

Ust., Ham.,
Ac. uric., Sec.,
Carb., Visc.,
Phos.
Aran., Ag.
nitr., Bapt.,
Gels., Paris.

Mittel bei diffusen Blutungen in Haut und Schleimhäute, wie auch in der Muskulatur. (Gefühl des Eisklumpens im Magen.) Vergrößerungsgefühl allgemein.

Menorrhagie mit Vergrößerungsgefühl des Kopfes.

Bromum
Brom. Br.

Zur Lösung nach besonderer V. 5a. A. = $\frac{1}{100}$ = D 2.
(Haltbarkeit beschränkt.)

Wirkungsrichtung: Hypophysenvorderlappen (somatotrope und glandotrope Hormonregulation). ZNS (Hemmung – Erregung). Haut (Talgdrüsen) und obere Schleimhäute.

Psyche:
Vergeßlichkeit, Herabsetzung aller intellektuellen Funktionen. Gleichgültigkeit. Stumpfsinn. Konzentrationsunfähigkeit. Spinnwebengefühl im Gesicht.

Borax, Alum., Bar. carb.

Leitsymptome:
Vergrößerung und Verhärtung von Drüsen aller Art, Schwindel beim Anblick von fließendem Wasser.

Carb. an., Sil., Lyc., Bar. jod., Merc., Ferr.

Modalitäten:
Verschlimmerung: beim Betreten eines warmen Raumes.
Besserung: an der See.
Angriffsseite: links.

Herz- und Kreislauforgane:
Anfallsweise auftretende Bradykardien und Tachykardien. Arrhythmien und pektanginöse Beschwerden.

Cact., Crataeg., Ars., Spig., Ver. alb.

Atmungsorgane:
Reichliche Schleimabsonderung mit Neigung zur Verkrustung und verstopfter Nase. Heiserkeit, trockener krampfartiger Husten, Erstickungsgefühl (kaltes Wasser bessert).

Ant. sulf. aur.

Cupr., Bell., Lach., Samb.

Verdauungsorgane:
Rachenring dunkelrot und geschwollen. Schwellung der Schilddrüse. Übelkeit und Brechreiz mit Magenkrämpfen, was sich durch Essen bessert.

Bell., Acon. Jod., Spong., Lap. alb., Aur. jod.
Ac. sulf., Calc. chlor., Hep.

Klinische Indikationen:
(Besser Verwendung der Bromsalze wie z. B. Kalium brom.). Asthma mit Besserung am Meer D 4–D 6. Lymphdrüsenschwellungen D 4. Acne juv. et glob. D 6–D 12.

69

Bryonia
Bryonia alba
Weiße Zaunrübe
Fam. Cucurbitaceae

Frische Wurzel zur Essenz nach V. 2a. A. = ½.

Wirksamer Bestandteil:
Bryresin (Harz), Glykosid, Bryonin und Bryonidin, Alkaloid Bryonicin.

Wirkungsrichtung: Entzündungshemmend im akut exsudativen Stadium mit bevorzugter Wirkung auf die serösen Häute.

Personotropie:
Akute entzündliche Veränderungen des rheumatischen Formenkreises aus vorherigem völligem Wohlbefinden.

Anac., Acon.,
Aur., Cham.,
Lyc., Nux
vom., Staphis.

Psyche:
Reizbarkeit und Ärgerlichkeit. Verträgt keinen Widerspruch. Zornig und weinerlich zugleich, explosiv.

Leitsymptome: Alle Symptome besser in Ruhe, Trockenheit der Schleimhäute, Lippen rissig und trocken,

Phos., Ars.,
Sulf., Ver. alb.,
Natr. chlor.
Calc. carb.

Stühle hart, starker Durst, Ergüsse in den serösen Häuten mit stechenden Schmerzen, entzündliche Schwellung der Gelenke, Apathie bis zur Stumpfheit.

Modalitäten:
Verschlimmerung: durch Bewegung, durch Wärme.
Besserung: durch Ruhe, durch starken Druck, Liegen auf der schmerzhaften Seite, kalte Getränke und kalte Aufschläge.

Arn., Phos.
Dros., Seneg.,
Kal. carb.,
Rum., Ranunc.,
Eup., Cep., Ar.
triph.

Atmungsorgane:
Pharyngitis und Laryngitis mit blutig-streifigem Auswurf. Pleuritis mit trockenem Reizhusten, stechende Schmerzen in Brustwand und am Zwerchfell, Verschlimmerung durch Bewegung. Herzstechen.

Puls., Chel.,
Chin., Natr.
sulf., Sep.,
Tarax., Kal.

Verdauungsorgane:
Starker Durst auf große Mengen kalten Wassers, dabei trockener Mund mit weiß belegter Zunge und gallig bitterem Geschmack. Nach dem Essen Magendrücken wie von einem Stein. Schmerzen im rechten Hypochondrium, schlimmer beim Tiefatmen, durch jede Bewegung

und jede Aufregung. Obstipation mit trockenem und hartem Stuhl.

jod., Graph., Lyc., Magn. chlor., Natr. chlor., Selen., Sil.

Bewegungsorgane:
Neigung zu rheumatisch-gichtigen Erkrankungen, schlimmer bei geringster Bewegung oder Berührung und durch Wärme, besser durch kühle Luft. Muskelrheumatismus mit ziehenden und reißenden Schmerzen.

Colch., Ac. benz., Led., Berb., Lith., Bellis

Haut:
Starke Schweißneigung tags und nachts, erleichternd.

Hep., Ac. acet.

Klinische Indikationen:
Alle akuten Erkrankungen der serösen Häute (Pleuritis, Meningitis, Pericarditis, Peritonitis, Pericholecystitis, Synovialentzündungen) D 3–D 4. Akute Schleimhautaffektionen. Pharyngitis, Gastritis, Cholecystitis D 3–D 4. Rheumatische Erkrankungen (Arthritis, Gelenkhydrops, rheumatische Fieber, Purpura rheumatica, Iritis) D 2–D 6. Mastitis in der Puerperalphase D 3–D 4. Bronchitis und Bronchopneumonie mit Pleurabeteiligung D 4. Folgen von akutem Ärger D 15–D 30.

Trockenheit der Schleimhäute.
Stechende Schmerzen.
Bewegung verschlechtert.
Ärgerlich, explosiv, Durst.

Bufo rana
Kröte
Fam. Amphibiae

Das aus der Haut austretende Gift zur Verreibung nach V. 6, Lösung nach V. 8a.

Wirkungsrichtung: ZNS.

Anwendung bei epileptiformen Krampfzuständen (Erregung mit Krampfneigung und Brechwürgen).

Klinische Indikationen:
Epilepsie (vorwiegend in der Folge sexueller Reizbarkeit) D 6–D 12.

Lymphödem, Gehirnbenommenheit, depressiv, arbeitsscheu.

Cactus grandiflorus
Cereus grandiflorus
Königin der Nacht
Fam. Cactaceae

Stengel und Blüten zur Essenz nach V. 3a. A. = ⅓.

Wirkungsrichtung: Querschnittserweiterung der endo-
arteriellen Strombahn des Herzens. Vermutlich histaminähnliche Wirkung.

Leitsymptome:
Trostlosigkeit und Todesangst durch Herzbeklemmung.   Colch., Lach.,
Konstriktionsgefühl am Herzen, pektanginöse Schmer-   Lil., Naja
zen in den linken Arm ausstrahlend, Blutandrang zum   Spig.
Kopf mit heftigem Kopfweh.   Sang., Arn.,
                                                       Aur.

Modalitäten:
Verschlimmerung: beim Liegen auf der linken Seite,   Lach.
beim Gehen und Treppensteigen.
Besserung: im Freien.

Herz- und Kreislauforgane: Naja, Arn.,
Stenokardien, Herz wie zusammengeschnürt, schlimmer   Jod., Aur.,
beim Liegen auf der linken Seite.   Ars., Crataeg.

Atmungsorgane:
Husten mit zähem Auswurf.

Klinische Indikationen:
Angina pectoris vasomotorica Ø–D 4.
Bandgefühl an Extremitäten (symptomatisch) D 4.

Herzstiche und Beengung funktioneller Ursache.

Cadmium metallicum

Metallisches Kadmium. Cd.

Zur Verreibung nach V. 6, Lösung nach V. 8 a.

Modalitäten:
Verschlimmerung: durch Bewegung, geistige Anstrengung, morgens nach dem Erwachen.
Besserung: durch kaltes Wasser, Essen, durch Vorwärtsbeugen und Ausbruch eines Exanthems.

Atmungsorgane:
Niesen und Husten mit zähem, klarem Schleim.

Verdauungsorgane:
Verlust des Appetits oder sehr hungrig, durch noch so
Phos., Ars.,   viel Essen nicht zu befriedigen. Übelkeit mit epigastri-
Arg. nitr.   schem Schmerz, der sich durch Essen, durch Durst und
durch Zusammenkrümmen bessert.

Bewegungsorgane:
Zinc.,Ac.sulf., Zittern der Extremitäten, Schwäche, Rückenschmerzen.
Ac. phos.

Haut:
Phos., Sulf.   Hitze oder Verbrennungsgefühl an kleiner Hautstelle
der Extremitäten, Rötung, Ausschlag mit Papeln und
Bläschen.

Klinische Indikationen:
Chronische Gastritis D 4–D 8.
Arg. nitr.,   Magenkarzinom D 12–D 30. (Cadmiumsulf.)
Mez.   Pankreasaffektion D 12.

Besserung durch Kälte, Kost, Krümmen und Auftreten von Hautausschlägen.

Cadmium sulfuricum
Kadmiumsulfat

Herstellung nach V. 8 a/6.

Sehr bewährtes Mittel bei der Ozaena von Alkoholi-
kern.

Magenmittel bei Erbrechen von Blut und Galle, Brennen und Kneifen im Magen. Durst und Diarrhoe.
Empfohlen bei Magenkarzinom.

Caladium seguinum
Schweigrohr
das giftige Pfeilkraut
Fam. Araceae

Frischer Wurzelstock, Stengel und Blätter zur Essenz
nach V. 3 a. A. = ⅓.

Wirkungsrichtung: Plexus pelvicus.

Geschwächte Potenz, Ejaculatio praecox, Frigidität,
Pruritus vulvae et vaginae.

Agn. cast.,
Selen., Nuph.,
Dam.
Staphis., Ac.
carbol., Kreos.

Schleimhäute von Nase, Rachen und Kehlkopf. Genitalsphäre.

Calcium carbonicum Hahnemanni
aus den Schalen der Auster

Zur Verreibung nach V. 6, Lösung nach V. 8a.

Wirkungsrichtung: Im Sinne des Ca.-Stoffwechsels:
1. Regulation des kolloid-osmotischen Druckes.
2. Regulation des endokrinen Systems: bevorzugt: glandulae parathyroideae (Knochenkalkstoffwechsel), Keimdrüsen (Ovar), Funktionskreis des Lymphatismus.
3. Dämpfung der neuromuskulären und zentralnervösen Erregbarkeit.
4. Vagusähnliche Wirkung am Herzen: negativ chronotrop.

Graph., Ars.,
Ant. cr., Bar.,
carb., Kal.
carb., Seneg.

Personotropie:
Pastös, gedunsen mit Neigung zu Fettleibigkeit. Schwerfälligkeit und Mangel an Spannkraft. Schlaffes torpides Gewebe. Herabgesetzte Reaktionslage. Rasche Ermüdbarkeit bei körperlicher und geistiger Arbeit.

Ac. phos., Ac.
picr.

Psyche:
Große Schwäche mit rascher Ermüdung. Verschlimmerung durch geistige Arbeit. Mutlosigkeit und Mangel an Initiative. Passivität. Entschlußlosigkeit, ängstlich und sorgenvoll. Pessimistisch.

Sil., Hep.
Sep., Sulf.,
Chin., Aeth.,
Ant. cr., Magn.
carb., Puls. Iris,
Ac. sulf., Rob.,
Natr. phos.
Rheum.,
Calc. ac.

Leitsymptome:
Gefühl der Schwäche und Erschöpfung, große Frostigkeit mit Abneigung gegen frische Luft. Unverträglichkeit von Milch, saures Aufstoßen, saure Stühle, morgendlicher Kopfschmerz, Kopfschweiß, Abneigung gegen Fleisch und gekochte Speisen. Neigung zu Eiterungen bei kleinsten Verletzungen.

Modalitäten:
Verschlimmerung: durch Kälte, Feuchtigkeit, bei Vollmond, durch geistige oder körperliche Arbeit.
Besserung: durch trockenes Wetter, beim Liegen auf der erkrankten Seite.
Vorherrschende Angriffsseite: rechts.

Coff., Arn.

Herz- und Kreislauforgane:
Herzklopfen und Atemnot bei geringer Belastung.

Atmungsorgane:
Schnupfen mit verstopfter Nase (Nasenpolypen), Nase wund und geschwollen, Husten durch Einatmen von kalter Luft mit gelblichschleimigem Auswurf.

Bar. carb.
Hep.

Verdauungsorgane:
Mandeln rot und geschwollen, Schmerzen beim Schlukken mit Stechen bis in die Ohren. Verlangen nach Unverdaulichem und Süßem. Saurer Geschmack im Munde, saures Aufstoßen, Sodbrennen. Leib stark aufgetrieben und gespannt. Stuhl sauer.

Ap., Phyt.,
Bell. Staphis.

Urogenitalorgane:
Dunkler Harn mit weißlichem Sediment. Enuresis nocturna, bzw. Harninkontinenz. Regel zu früh, zu lang, zu stark.

Petr., Con.,
Brom., Equis.,
Ferr. phos.,
Bell., Sulf., Sil.

ZNS:
Unfähig zu geistiger Arbeit, schwere Träume mit Schreien und Stöhnen, Schlaflosigkeit wegen Gedankenzudrang, Spasmophilie, Tetanie.

Coff., Ambr.,
Ars., Hyosc.,
Phos.

Bewegungsorgane:
Verzögerte Entwicklung, Knochendeformierungen und -eiterungen, schlechtes Zahnen, Rückenschwäche, rasche Ermüdung beim Gehen, Zucken und Krämpfe der Muskeln, rheumatoide Glieder- und Muskelschmerzen, besonders an Rücken und Schulter und nach Erkältung und Durchnässung.

Rhus tox.,
Calc. phos.,
Dulc.

Haut:
Kühl, gedunsen, feucht-kalte Hände und Füße bei oft heißem Kopf, starke Schweißneigung bei geringer Anstrengung und nachts, saure Schweiße, partielle Schweiße (besonders Kopf, Hände und Füße); juckende, brennende Hautausschläge (Nesselsucht, Milchschorf, Akne u. a.), unheilsame Haut, zu Eiterung neigend.

Jod., Ferr.

Sulf., Psor.
Sil., Hep.,
Bufo

Temp.:
Kälteempfindlichkeit.

Bar., Bel., Cist.
can., Hep., Sil.,
Rhus tox.,
Dulc., Caust.,
Phos., Thuj.

Klinische Indikationen:
Kindermittel von der Geburt bis zum 4. Lebensjahr, vor allem bei Skrofulose, Rachitis, Hautbelastung, Beschwerden beim Zahnen. Chronische Obstipation der Kinder und Jugendlichen. Lymphatismus D 15–D 30. Herzschwäche in der Entwicklung D 4–D 8. Chronische Urticaria D 12. Neigung zu Steinbildung (Niere).

Lymphatismus. Exsudative Diathese, Calciumver-
wertungsstörung,
obstiniert, bösartig, verschlagen.

Calcium fluoratum
Calciumfluorid. CaF_2.

Zur Verreibung nach V. 6.

Klinische Indikationen:
Drüsenverhärtung. Knochenfistel D 12.
Variköser Symptomenkomplex D 4–D 6.

Calcium phosphoricum
Calciumphosphat. $CaHPO_4 + 2H_2O$.

Zur Verreibung nach V. 6.

Außerdem Einfluß auf den Phosphatidstoffwechsel des
ZNS im Sinne gesteigerter Erregbarkeit.

Personotropie:
Asthenisch, zartgliedrig, beweglich, lebhaft bis zur Nervosität.

Psyche:
Ängstlichkeit, Schreckhaftigkeit. Vergeßlichkeit, mangelndes Konzentrationsvermögen. Rasche geistige Ermüdbarkeit und Verschlechterung durch geistige Arbeit
(Schulkopfschmerz).

Herz- und Kreislauforgane:
Herzschmerzen besonders beim tiefen Atmen.

Atmungsorgane:
Fließender Katarrh bei Kälte. Stockschnupfen in der
Ign.   Wärme. Unwillkürliches Seufzen.

Natr. chlor.,   *Verdauungsorgane:*
Phos., Ver.   Verlangen nach Salzigem, Geräuchertem. Übelkeit nach
alb., Arg. nitr.   Tabak rauchen und Kaffeegenuß. Durchfall nach kalten
Ign.   Getränken.

Klinische Indikationen:
Schulkopfschmerz. Scheuermann'sche Erkrankung
D 12.

Ängstlich und schwach. Erethische Typen.

Calendula officinalis
Ringelblume
Fam. Compositae

Zur Zeit der Blüte gesammeltes Kraut zur Essenz nach
V. 3a. A. = ⅓.

Wirkungsrichtung: Granulationsförderung. Entzündungshemmung.

Schlecht heilende Wunden (Riß- und Quetschwunden)
sowie Geschwüre (Ulcus cruris varicosum) mit entzündlicher Reaktion des umgebenden Gewebes und evtl. Beteiligung der Lymphknoten. Dabei schlechte Granulationstendenz.

Staphis., Arn.,
Led., Symph.,
Calc.phos.
Carb. an., Sil.,
Kal.bichr.

Klinische Indikationen:
Lokal (als Salbe) Ø. Blutungsstillend und entzündungshemmend wie Arnica.

Äußerlich bei alten Wunden und Geschwüren.

Camphora

Aus dem Holze von Cinnamomum Camphora.
Fam. Lauraceae

Zur Verreibung und zur Lösung nach V. 5 a mit 60%-W.
A. = $\frac{1}{10}$ = D 1.

Wirkungsrichtung:
1. Erregung des Atemzentrums.
2. Senkung der Herzschlagfrequenz und coronarerweiternd.
3. Reizung der Großhirnrinde (besonders motorische Zentren).
4. Lähmung der glatten Muskulatur.

Psyche:

Ars., Bell., Stram. — Erregung und Ruhelosigkeit. Angstvolle Visionen und Delirien.

Leitsymptome:

Carb. veg., Ver. alb., Ac. hydrocy. — Kräfteverfall, Kollapszustand, völliges Erkalten des Körpers.

Modalitäten:

Sil., Hep., Bell., Acon. Ars., Phos., Ver. alb. — Verschlimmerung: durch kalte Luft, durch Bewegung. Besserung: durch Wärme, durch Trinken von kaltem Wasser.

Herz- und Kreislauforgane:
Anfallsweises Auftreten eines Gefühls von Schwäche und innerlicher Kälte. Praecordialangst.

Atmungsorgane:

Acon., Samb. — Schnupfen mit verstopfter Nase. Kurzatmigkeit.

Verdauungsorgane:

Bov., Colch., Elaps., Ver.alb. Magn. sulf., Magn. chlor. Lyc. — Kältegefühl im Magen und im Bauch. Durchfälle mit großer Schwäche, kaltem Schweiß und Kollapsneigung. Obstipation von spastischem Typ.

Urogenitalorgane:

Canth., Bell., Acon., Sabal. — Tenesmus der Blase und Strangurie.

Haut:
Kalt und blaß mit kaltem Schweiß.

Temp.:
Kältegefühl, will trotzdem nicht zugedeckt sein (stößt
Decke weg).

Klinische Indikationen:
Akute Fieber (infekt. Initialstadium) Ø–D 2. Choleraähnliche Durchfälle, stdl. Ø–D 2–D 4. Akute Pro-
stration mit Kopfschmerz, Kreislaufschwäche etc. D 4.

Erregung, Krämpfe, Kollaps, Kälte, Schwindel,
Schwäche, Schweiße, Schnupfen.

Cantharis

Getrockneter Käfer Lytta vesicatoria.
Spanische Fliege
Fam. Coleoptera

Zur Tinktur nach V. 4b mit 90%-W. – A. = ¹⁄₁₀ = D 1.
Verschreibungspflicht bis D 3 einschließlich.

Wirkstoff: Cantharidin.

Wirkungsrichtung:
1. Vesicans.
2. Entzündliche Reizung mit Tenesmen.
a) Schleimhäute (besonders Verdauungs- und Harntrakt).
b) Seröse Schleimhäute.
3. Hormonelle Reizung.

Psyche:

Hyosc., Bufo,
Murex, Plat.

Ängstliche Unruhe, Aufregung und Wut. Heftige Erregung mit sexuellen Vorstellungen. Steigerung bis zu Delirien. Große Ruhelosigkeit.

Leitsymptome:
Brennende Schmerzen in der Harnblase und Urethra, mit häufigem Harndrang, Brennen im Mund, Magen, Abdomen; allgemeine Hyperästhesie; Gelbsehen.

Modalitäten:
Verschlimmerung: durch Berührung, Wasserlassen, durch Trinken von kaltem Wasser.
Besserung: durch Reiben, Wärme und Ruhe.

Atmungsorgane:
Heiserkeit und Brennen im Kehlkopf. Trockener krampfartiger Husten. Blutiger Auswurf.

Cact.

Verdauungsorgane:

Ars., Phos.,
Ver. alb., Bell.

Heftiges Brennen im Mund, Rachen und Kehle, großer Durst, aber heftige Schlingbeschwerden beim Schlucken von Flüssigkeit.

Urogenitalorgane:
Schneidende, zusammenziehende Schmerzen von den Ureteren bis herab zum Penis. Schmerzen und Entzündung der Nieren mit Empfindlichkeit gegen leichteste Berührung. Heftige Schmerzen in der Blase mit häufigem Harndrang, unerträglicher Tenesmus. Unwider-

Copaiv., Sabal,

stehlicher Harndrang bei schon geringer Blasenfüllung. Equis.
Harninkontinenz. Eiweißhaltiger, schleimig oder bluti- Cubeb.,
ger Harn mit reichlich Zylindern und Epithelien im Se- Tereb.
diment. Entzündung der glans penis, schmerzhafter Cann. ind.
Priapismus. Schleimig bis blutiger Fluor mit Schwellung
und Reizung der Vulva. Neigung zu Abort.

Haut:
Brennschmerz, Erythem, Bläschen, Pusteln.   Doryph., Bufo
                                                          Euphorb.,
Klinische Indikationen: Rhus tox.
Alle Entzündungen des Urogenitaltraktes (Blase, Nieren, Ovarien), dabei aber auch Entzündungen der Me-
ningen, der Pleura und des Pericards, wenn der Brennschmerz, die Heftigkeit und das Akute vorherrschen.
Cystitis D 4. Adnexitis D 4–D 6. Laryngitis D 12. Pemphigus oder Pemphigoid D 15–D 30.

Niere und Harnwege, Haut.
Brennschmerz und Blasenbildung.

Capsicum annuum
Spanischer Pfeffer oder Paprika
Fam. Solanaceae

Zur Tinktur nach V. 4a mit 90%-W. – A. = ⅟₁₀ = D 1.

Wirkstoffe: Capsaicin und Nebenalkaloide.

Wirkungsrichtung:
1. Reizung der Nervenenden mit anschließender Erschlaffung der Gefäße.
2. Geschmacksempfindende Nerven im hinteren Drittel der Zunge (pap. circumvallatae).
3. Lymphatismus.
4. Kiemenbogenderivate.

Personotropie:

Bar., Calc. carb., Graph.
Plump, dick, schwache Reaktionsfähigkeit, ohne Ausdauer.

Psyche:

Hyosc!, Lyc. Staphis., Natr. chlor., Phos.
Heimweh. Mißtrauisch und eigensinnig. Ist schnell beleidigt und fühlt sich zurückgesetzt. Bei Erregung Wechsel von Röte und Blässe der Wangen.

Leitsymptome:

Chanth.
Brennende, spastische Konstriktion von Kehlkopf, Brust, Blase, Harnröhre und Rektum.

Modalitäten:
Verschlimmerung im Freien, durch leichte Berührung. Besserung während des Essens, durch Wärme.

Atmungsorgane:

Bell., Spong., Kal. brom.
Schnupfen mit verstopfter Nase. Trockener bellender Husten mit Kitzel im Kehlkopf. Stinkender Atem beim Husten.

Verdauungsorgane:

Kal. carb., Lyc., Sulf., Ars.
Brennen im Mund und im Magen mit Kältegefühl. Nach jedem Stuhl Durst und nach jedem Trinken Schaudern. Brennschmerz der Aftergegend.

Bewegungsorgane:
Rheumatoide Muskel- und Gelenkschmerzen und Steifigkeit der Glieder, besser durch Bewegung, schlimmer durch Kälte, nach Ruhe, morgens.

Klinische Indikationen:
Akute Angina mit starker Rötung des Rachens und
Brennschmerz auf der Zunge D 4. Eitrige Otitis media.
Trigeminusneuralgie D 4–D 12. Herpes zoster im Tri-
geminusbereich. Dysurie und Strangurie. Atrophische
Gastritis D 4.

Reizung des Glossopharyngeus und Trigeminus.
Brennschmerz, Schleimhautbelastung.

Carbo animalis
Durch Verkohlung von Rindsleder.
Zur Verreibung nach V. 6, Lösung nach V. 8a.

Wirkungsrichtung: Lymphatisches System.

Laur., Calc. fluor., Arn. Calc. carb., Bar.

Personotropie:
Anämische geschwächte Konstitution. Bläulich-livides Aussehen. Reaktionsträgheit.

Herz- und Kreislauforgane:

Camph., Ver. alb., Ac. hydrocy., Ars.

Herzklopfen nach dem Essen, kollapsartige Schwäche mit kalten Händen und Füßen, Stunden bis Tage andauernd.

Atmungsorgane:
Schnupfen, Heiserkeit. Kehlkopf wie zusammengeschnürt. Schleimig eitriger Auswurf.

Asa., Graph., Arg. nitr., Lach.

Verdauungsorgane:
Magendrücken und reichlich Aufstoßen, Übelkeit mit Verschlimmerung durch Fleisch und Fett. Starker Meteorismus mit Abgang von übelriechenden Blähungen.

Haut:
Kühl; livide Wangen, Lippen, Nase, Extremitäten (infolge schlechter Blutzirkulation); schwerheilende Geschwüre.

Sil., Kal. bichr.

Temp.:

Merc., Ac. benz., Ac. phos., Sulf., Calc. carb.

Kalte Extremitäten, Frieren am ganzen Körper, Schweißneigung, auch nachts.

Klinische Indikationen:
Drüsenschwellungen mit drohenden Eiterungen D 8–D 12. Palliativum bei karzinomatösen Prozessen D 12–D 30. Fissura ani D 4–D 6. Acne rosacea D 12.

Drüsenschwellung, starke Schweiße, brennende Schmerzen, reaktionsarme, torpide Geschwüre. Periodischer Kollaps.

Carbo vegetabilis
Aus verkohltem Buchen- oder Birkenholz.

Zur Verreibung nach V. 6, Lösung nach V. 8 a.

Wirkungsrichtung: Überladung des Blutes mit den Zerfallstoffen des Kohlenstoffs durch oxydative Hemmung.

Personotropie:
Schwerfälligkeit. Trägheit. Aufgedunsensein. Geschwächte Blutzirkulation. Kollapsneigung. Physische und psychische Funktionen verlangsamt und träge.

Calc. carb.,
Bac., Graph.

Psyche:
Reizbar und ärgerlich. Verlangsamung des Denkens. Gleichgültigkeit.

Leitsymptome:
Bedrohliche Herzschwäche mit venöser Blutüberfüllung, Atembeklemmung, Widerwillen gegen fett- und milchhaltige Speisen, Anämie nach schweren, erschöpfenden Krankheiten, epigastrische Flatulenz, starke Blähungsneigung.

Ferr. phos.,
Chinin. ars.
Natr. chlor.

Modalitäten:
Verschlimmerung: abends, durch fette Speisen, durch feucht-warme Witterung.
Besserung: durch Kälte, Aufstoßen, Zufächeln von Luft.

Chin.

Herz- und Kreislauforgane:
Herzklopfen, Puls weich und schwach, anfallsweise ohnmachtsartige Schwäche, kalte Schweiße, Herzangst.

Atmungsorgane:
Heiserkeit, Anfälligkeit gegen Erkältung, Atemnot infolge Flatulenz. Rasseln und Pfeifen über der Lunge.

Ar.triph.,Arn.
Hep., Sil.,
Acon., Bell.,
Calc. carb.,
Bar.
Amm. carb.

Verdauungsorgane:
Reichlich Aufstoßen mit folgender Besserung. Starker Meteorismus mit Bauchgrimmen und übelriechenden Blähungen, nach deren Abgang Besserung. Abneigung gegen Milch und Fett.

Nux mosch.
Asa., Nux
vom., Puls.,
Chin., Natr.
sulf.

Camph., Ars.,
Ver. alb.
Calc. fluor.,
Arn., Caps.

Cimic.

Haut:
Eiskalt, livide, kalte Schweiße, schlecht heilende Geschwüre, zyanotische Hautaffektionen.

Temp.:
Kalte Hände und Füße bis zu den Knien; Frieren am ganzen Körper, trotzdem Verlangen nach frischer, kühler Luft.

Klinische Indikationen:
Gärungsdyspepsie D 4–D 30. Laryngitis mit nervöser Krampfhaltung, verschleppte Husten nach Grippe D 12–D 30. Chronische Herzinsuffizienz (Altersherz) D 4–D 8. Ulcus cruris D 30. Stomatitis aphthosa in der Folge chronischer Leiden D 12–D 30.

Reizbarkeit, Schwäche, Carbo-nitrogen, Akrozyanose,
Wärme verschlechtert, frische Luft bessert.
Venöse Leiden, Tympanie.

Carboneum sulfuratum
Schwefelkohlenstoff. CS_2.

Zur Verreibung nach V. 7, Lösung nach V. 5a.

Wirkungsrichtung: Lipoidlöslich und damit besondere
Wirksamkeit auf das gesamte Nervensystem.

Anac., Ars.,
Ign.

Psyche:
Rauschartiger Zustand wie nach Alkoholgenuß. Verwirrung mit Schwindel, Delirium mit Visionen. Bewußtseinstrübung. Gewalttätigkeit. Anfangs Ideen-
reichtum und Gesprächigkeit, später Stumpfsinn, Indo-
lenz. Geistige Erschlaffung.

Bell., Hyosc.,
Stram., Sulf.
Croc., Cupr.,
Lach., Mosch.
Nux vom.,
Bar. carb.
Calc. carb.,
Helleb.,Ver.vir.

Leitsymptome:
Verschlimmerung durch Wärme, nachts, nach dem Essen, durch geringste Bewegung und durch Alkoholgenuß. Besserung teils durch Essen, in Ruhe, im Freien.

Nux vom.,
Led.
Anac.

Herz- und Kreislauforgane:
Tachykardie. Kollaps, rezidivierend.

Atmungsorgane:
Heiserkeit, trockener Husten.

Bell., Hep.
Ar. triph.

Ac. phos., Ars.
Ac. carb., Jod.,
Lach., Lob.,
Tab., Ar., Calc.
carb., Caps.,
Natr. chlor.,
Sulf.

Verdauungsorgane:
Zungenbrennen wie auf Pfeffer, klebriger, süßlich wi-
derlicher Geschmack.

ZNS:
Gedächtnisschwäche, Schwindel, pathologische Reflexe,
Lähmungserscheinungen.

Ac. sulf., Bell.
Kal. bichr.,
Lach., Nux
vom., Op.,
Stram.

Sinnesorgane:
Verminderung oder Verlust von Geruch, Geschmack,
Gehör, Sehvermögen, Farbensehen, Augenflimmern
u. ä.

Bewegungsorgane:
Rasch zunehmende Muskelschwäche.

Haut:
Neuritis, Parästhesien und andere periphere Nerven-
symptome.

Klinische Indikationen:
Folgen von Alkoholabusus. Polyneuritis alcoholica
D 12–D 30. Sensibilitätsstörungen wie Tabes, Ischias,
Neuritis.

Hauptmittel der chronischen Säufer.
Erschöpfung, frostig, Sinnesstörungen, Nervenrei-
zung.

Carduus marianus
Silybum marianum
Mariendistel
Fam. Compositae

Die Samen zur Tinktur nach besonderer Vorschrift.
Die Potenzierung nach V. 3a mit 45%-W. – A. = ⅓.

Wirkungsrichtung: Entstauend auf das Pfortadersystem, Cholereticum.

Leitsymptome:
Traurig, reizbar und weinerlich. Trockener Husten. Schmerzen am rechten Schulterblattwinkel zur rechten Brust ausstrahlend.　Chel.

Verdauungsorgane:
Übelkeit, Brechreiz, Erbrechen von grün-gelbem Schleim. Kolikartige Schmerzen. Hellgelber oder trockener, harter Stuhl. Schmerzen an Leber und Galle mit Schwellung der Leber.　Magn. sulf., Lyc., Nux vom., Bry., Tarax, Chin.

Bewegungsorgane:
Rechtsseitige Schulterschmerzen, rheumatoide Gliederschmerzen.

Klinische Indikationen:
Pfortaderplethora D 12. Hämorrhoidalbeschwerden bei Leberzirrhose D 30. Cholereticum Ø–D 2.　Caps., Carb., veg.

Pfortaderkreislauf rechtswirkend.
Blähungen, Hämorrhoiden.

Castor equi

Warziger Auswuchs an Pferdebeinen zur Tinktur durch Mazeration nach V. 4b mit 90%-W. – A. = $\frac{1}{10}$ = D 1.

Klinische Indikationen:
Coccygodynie D 4. Brüchige Nägel D 3.
Als Salbe bei wunden Brustwarzen.

Castoreum
Bibergeil
Fam. Glires
(Sekret aus der Bauchdrüse des Bibers)

Substanz zur Tinktur nach V. 4b durch Mazeration mit 60%-W. – A. = $\frac{1}{10}$ = D 1.

Wirkungsrichtung: Nervensystem.

Nux mosch.
Anac., Coloc.,
Magn. phos.
Cham., Vib.,
Plat., Caul.

Bauchkrämpfe mit Blähungen. Dysmenorrhoe.

Klinische Indikationen:
Nervöse Erschöpfungszustände D 4–D 12. Schlaflosigkeit, infolge von nervöser Überbelastung. Hysteriforme Beschwerden D 4–D 12.

Caulophyllum
Leontice thalictroides
Frauenwurzel
Fam. Berberidaceae

Frischer Wurzelstock mit Wurzeln zur Essenz nach V. 3a. A. = $\frac{1}{3}$.

Ign., Gels.,
Diosc., Bell.,
Vib., Magn.
phos., Plat.

Wirkungsrichtung: Glatte Muskulatur.

Cimic.

Wehenschwäche, Uterusatonie. Dysmenorrhoe.
Rheumatismus der kleinen Gelenke – in den Wechseljahren. Rheumatisch-neuralgischer Kopfschmerz D 4–D 12.

Causticum Hahnemanni

Herstellung nach besonderer Vorschrift. Die Potenzierung nach V. 1 mit 45%-W. – A. = ½.

Wirkungsrichtung:
Bewegungsapparat: Muskeln, Gelenke mit peripherer sensibel-motorischer Nervenversorgung.
Schleimhäute der Atmungs- und Verdauungsorgane.
Haut und Blase.

Personotropie:
Allgemeine Schwäche mit Ängsten. Zwangsvorstellungen. Angst beim Einschlafen. Ständige Furcht vor einem schrecklichen Ereignis. Zunehmende Hysterie. Starke Empfindlichkeit gegen Geräusche und Berührung. Auffahren im Schlaf. Psychische Symptome nach Unterdrückung von Ausschlägen. — Ars., Carb. Bell., Ars., Lyc., Psor.

Leitsymptome:
Große körperliche und geistige Schwäche, Zittrigkeit und Frösteln, lähmungsartige Schwäche insbesonders im Versorgungsgebiet der Hirnnerven, Atonie von Blase und Mastdarm. — Acon., Zinc., Gels., Rhus tox. Ver. alb., Puls., Kreos.

Modalitäten:
Verschlimmerung: durch trockene Kälte und morgens nach dem Aufstehen.
Besserung durch feuchtes Wetter. — Barium, Caps.

Atmungsorgane:
Flüssiger Schnupfen oder verstopfte Nase, Heiserkeit. — Graph., Ar. triph., Selen. Arg., Arn.

Verdauungsorgane:
Trockenheit im Hals mit Gefühl von Rauheit und Schwellung. Reichlich Durst. Gefühl des verdorbenen Magens, Übelkeit und Erbrechen auf Fleisch – kann nur Geräuchertes vertragen. Widerwillen gegen Süßspeisen.

Urogenitalorgane:
Relative Harninkontinenz beim Husten und Niesen. Menstruationsblut übelriechend und scharf, fließt nur am Tage. — Bufo., Artem., Hyosc., Oen. Magn. carb. – (nur nachts)

ZNS:
Lähmungen. — Gels., Lac. can., Arg. nitr.

Calc. ars. Calc. phos. Lyc., Natr. chlor.	***Bewegungsorgane:*** Schmerzen der Muskeln, Gelenke und peripheren Nerven von brennendem und reißendem Charakter. Verschlimmerung durch Kälte und kalte Luft, Bewegung, nachts und morgens. Besser durch Bettwärme. Lähmungsartige Schwäche. Gefühl, die Glieder seien zu kurz; Bedürfnis sich zu recken.
Calc., Cast. equ., Thuj., Ferr. picr. Ant., Ars., Graph.	***Haut:*** Trocken und heiß, besonders nachts. Juckende, brennende, trockene Hautveränderungen (Ekzem, Rhagaden), vesikulöse Veränderungen. Parästhesien.

Klinische Indikationen:
Rheumatisch-gichtige Leiden bei trockener Haut und Feuchtigkeitsbesserung. Parese und Lähmungen (postdiphtherisch, postapoplektisch). Ptosis des Oberlides D 15–D 30. Zoster, Neuralgien und Brennschmerz D 30. Trockenes Ekzem. Ulcera cruris. Vesikulöses Exanthem D 12. Chronische Laryngitis und Tracheitis, Pyrosis des Oesophagus D 4–D 8. Enuresis. Blasenatonie. Chronische Cystitis D 4–D 6.

Trockenheit, Schwäche, Blaseninkontinenz, trockene Hautausschläge, Zugluft, Kälte verschlechtert, Feuchtigkeit bessert. Melancholie.

Ceanothus
Ceanothus americanus
Seckelblume
Fam. Rhamnaceae

Getrocknete Blätter zur Tinktur nach V. 4a mit 60%-W.
A. = $\frac{1}{10}$ = D 1.

Wirkungsrichtung: RES.

Zur Blutstillung.
Bei Milztumoren mit stechenden Schmerzen im linken Galeops.,
Hypochondrium wie auch bei Milzschwellung D 4– Scill., Mang.,
D 12. Diabetes D 12. Chin., Grind.

Cedron
Simaruba Cedron
Klapperschlangenbohne
Fam. Simarubaceae

Reife Samen zur Tinktur nach V. 4a durch Mazeration
mit 60%-W.

Wirkungsrichtung: Periphere Nerven. Chin., Ars.,
Verbasc.

Periodisch wiederkehrende neuralgiforme Schmerzen,
linksbezogene Kopf- und Augenschmerzen D 3–D 4.

Linker Kopfschmerz, periodisch wiederkehrend,
Neuralgien.

Chamomilla
Echte Kamille
Fam. Compositae

Frische blühende Pflanze zur Essenz nach V. 3 a. A. = ⅓.

Wirkstoffe:
Bitterstoffglykosid der Blüten, ätherische Öle, Cumarin, Flavonabkömmlinge.

Coff., Cina,   *Wirkungsrichtung:* Vegetatives Nervensystem mit Af-
Asar., Phos.   fektlabilitäten, sensorisches und sensibles Nervensystem.

Personotropie und Psyche:
Überempfindlichkeit des Nervensystems, besonders
starke Schmerzempfindlichkeit. Große Reizbarkeit.
Mosch., Ign.   Auslösen nervöser Symptome wie Konvulsionen durch
Ver. alb., Ferr.   Kränkung, Verdruß, Weinen. Jämmerliches Stöhnen
mit Besserung durch passive Bewegung. Launenhaftig-
keit und große Unruhe. Eigensinnigkeit. Verschlimme-
Bry., Nux   rung der Beschwerden durch Widerspruch und Ärger.
vom., Acon.

Leitsymptome:
Ars., Rhus tox.   Überempfindlichkeit, Reizbarkeit, Unruhe. Blutandrang
Staphis.   zum Kopf und Rötung einer Wange. Schmerzen uner-
träglich und mit Taubheitsgefühl verbunden.

Modalitäten:
Puls.   Verschlimmerung: durch Wärme und nachts.

Atmungsorgane:
Überempfindlichkeit gegen Gerüche, krampfartiger Husten, besonders nachts.

Verdauungsorgane:
Bell., Cina   Anfallsweise Zahnschmerzen mit Verschlechterung
Podoph., Kal.   durch warme Speisen und Getränke, besser durch kalte
brom.   Getränke. Geschwollene Mandeln mit stark schmerz-
Kal. mur.   hafter Ohrbeteiligung, Besserung durch Wärme. Stühle
Acon., Ferr.   wäßrig, schleimig, grün, mit Geruch nach faulen Eiern.
Podoph.   Durchfälle nachts mit Kolikschmerzen.
Gamb.

Urogenitalorgane:
Plat., Vib.,   Heftige kolikartige Schmerzen in der Gebärmutter mit
Sab.   Abgang dunklen, klumpigen Blutes.

Bewegungsorgane:
Rheumatoide und neuralgische Schmerzen.

Rhus., Calc.
phos., Puls.

Haut:
Empfindlich gegen Kälte und Zugluft bei starker Schweißneigung, leicht wund und unheilsam (an Hautfalten).

Acon.,
Euphras.
Cep.

Klinische Indikationen:
Kinder und alte Menschen. Zahnbeschwerden bei Kindern D 4. Akute Conjunctivitis und Katarrhe der Kinder und Neugeborenen D 4. Blähungskolik und Koliken um den Nabel mit Diarrhoeneigung D 4–D 12. Pankreasdystonie und gastritisch-biliöse Beschwerden mit Fieber D 12–D 30.

Folgen und Zeichen von Ärger.
Nächtlicher Höhepunkt der Beschwerden.
Besserung in Anwesenheit anderer Personen.
Darm, Dyspepsie.
Adenoide Vegetationen.

Chelidonium majus
Schöllkraut
Fam. Papaveraceae

Frische Wurzel zur Essenz nach V. 3a. A. = ⅓.

Wirkstoff: Chelidonin.

Bry., Sang.,
Card. mar.,
Lyc.

Wirkungsrichtung: Leber-Gallenblasensystem mit choleretischer Wirkung. Erschlaffung und Ruhigstellung der glatten Muskulatur (Bronchien, Magen-Darm). (Vaguswirkung).

Iris., Arg.
nitr., Sil.

Personotropie und Psyche:
Traurigkeit und Angst, die nicht zur Ruhe kommen läßt. Abneigung gegen geistige Tätigkeit. Trägheit. Psychogene Symptome in Verbindung mit Leber-Symptomen.

Iris., Jugl.,
Magn. chlor.
Tarax., Cean.
Bry., Merc.

Leitsymptome:
Organotrope Beziehung zur Leber, Schmerz unter dem rechten Schulterblattwinkel bei Lebererkrankungen, Angriffsseite rechts.

Modalitäten:
Verschlechterung: durch Bewegung,
Besserung: durch Ruhe und warme Getränke.

Lyc., Sang.,
Merc., Kal.
carb., Bry.,
Elaps

Atmungsorgane:
Stock- und Fließschnupfen, Angstgefühl, Heiserkeit, krampfartiger Husten, stechende Schmerzen unter beiden Schulterblättern. (Phrenicus!)

Bry., Yucca,
Merc., Magn.
chlor.
Podoph.

Verdauungsorgane:
Pappiger oder bitterer Geschmack, Aufstoßen und Übelkeit, drückende, stechende, schneidende Schmerzen in der Magengegend. Kolikartige Schmerzen in der Lebergegend. Schmerzen unter dem rechten Schulterblatt. Verlangen nach sauren Speisen. Entfärbter Stuhl.

Urogenitalorgane:
Harn bräunlich oder grünlich verfärbt.

Bewegungsorgane:
Rheumatoide und neuralgische Schmerzen.

Haut:
Farbe fahl, grau-gelblich; Leberflecken, unreine Haut. Carb., Led.,
Kupfernase. Agar.

Klinische Indikationen:
Rechtsseitige Beschwerden, die in Verbindung mit Le-
ber- und Gallenleiden auftreten (Kopfschmerz, Schul-
terschmerz, Varizen) D 30. Biliäre Darmbeschwerden
mit Wechsel von Durchfällen und spastischer Obstipation D 4–D 12.

Rechtsseitig.
Leberbeschwerden mit Ausstrahlung in die rechte
Schulter und Leiste.
Entfärbter dyspeptischer Stuhl.

Chimaphila
Chimaphila umbellata
Winterlieb
Fam. Pirolaceae

Frische blühende Pflanzen zur Essenz nach V. 3 a.
A. = ⅓.

Ac. benz., Ac. nitr.
Pareir.

Wirkungsrichtung: Epithel der ableitenden Harnwege.

Chronische Blasen- und Nierenbeckenentzündungen mit massivem Sedimentbefund D 4–D 6.

Blasen- und Nierenbeckenerkrankung.
Steinleiden.
Dysurie und Nykturie.

China
Chinabaum, Fieberrindenbaum
Fam. Rubiaceae

Getrocknete Zweigrinde zur Tinktur nach V. 4 a mit
60%-W. – A. = $\frac{1}{10}$ = D 1.

Wirkstoffe:
Chinin, Chinidin, Cinchonin, Chinchonidin.

Wirkungsrichtung:
1. Protoplasmagift (Hemmung der Zellatmung und des
Eiweißstoffwechsels).
2. Gefäßschädigung (Blutungsdiathese).
3. Herznarkotikum (Hemmung der Reizbildung, Reizleitung, Erregbarkeit und Kontraktilität des Herzmuskels).
4. Tonusänderung von Magen-Darmkanal und Uterus.

Personotropie und Psyche:
Geschwächte Konstitution. Anämisch, schwach und ab- Ars., Ac. phos.
gemagert. Nervöse Reizbarkeit mit Empfindlichkeit ge- Castor., Sulf.
genüber Gerüchen von Blumen, Speisen und Tabak mit
Appetitverlust. Unfähigkeit zum Denken. Denkfaulheit. Sil., Ac. picr.
Apathie; arbeitsscheu. Schlaflosigkeit.

Leitsymptome:
Allgemeine Kraftlosigkeit mit nervösem Erethismus. Ars.
Verschlechterung durch unphysiologischen Säfteverlust
(Blutverlust, Polyurie, Eiterung, Schweiß).

Modalitäten:
Überempfindlichkeit der Sinne, Empfindlichkeit gegen Coff., Cham.,
Zugluft und geringste Berührung. Phos., Ars.,
Acon

Herz- und Kreislauforgane:
Herzklopfen, Atemnot und Blutandrang zum Kopf bei Acon., Ars.
geringster Belastung. Kollapsneigung. Kalte und feuch- Jod., Magn.
te Hände und Füße. chlor.

Atmungsorgane:
Wäßriger Schnupfen, Herpes labialis. Atemnot mit
Schleimrasseln und Luftschnappen. Krampfhafter, er-
stickender Husten durch Kälte.

Verdauungsorgane: Chel., Tarax,
Bitterer Mundgeschmack, Verlangen nach Leckereien, Bry.
Kinder sind naschhaft und gefräßig. Druckgefühl und Lyc., Carb.

Ferr., Ars., Croc., Ac. phos. Oleand. Lyc. Natr. carb.	Völle im Magen nach dem Essen. Blähsucht und Aufstoßen ohne Erleichterung. Blähende Speisen und Milch werden nicht vertragen. Durchfälle, unverdaut, nach dem Essen, nachts, mit viel Blähungen, besonders nach Obstgenuß und Saurem.

Sinnesorgane:

Phos., Coff.,
Cham.

Überempfindlichkeit gegenüber allen äußeren Reizen.

Bewegungsorgane:

Thuj.
Rhus tox.

Gelenk-, Muskel- und Nervenschmerzen, akut und chronisch, schlimmer bei nassem Wetter, Kälte, Luftzug, Berührung; besser durch Druck.

Klinische Indikationen:
Intermittierende Fieber, die periodisch auftreten (Folgen von Malaria) in Verbindung mit Durchfällen und Darmleiden. Atonie der Därme mit hochgradiger Tympanie D 12. Mesenterialthrombosen (Pfortader und Milzvenenthrombose) D 12. Folgen von Blutungen im Darmlumen. Folgen von Darmkrankheiten mit Schwäche und Erschöpfung, perniziöse Anämie zur Unterstützung D 4. Symptomatisch bei Pankreas-Ca., meist in Verbindung mit Arsen.

Schwäche, Fieber, Kongestion.
Periodizität der Beschwerden.
Meteorismus, Aufstoßen, Durchfall nach dem Essen.

Chininum arsenicosum

Chininarsenit. $3(C_{20}H_{24}N_2O_2) \cdot H_3AsO_3 + 4H_2O$.

Zur Verreibung nach V. 6. Zur Lösung nach V. 5 a mit 90%-W. 1:100. A. = $\frac{1}{100}$ = D 2.

Verschreibungspflicht bis D 3 einschließlich.

Das arseniksaure Chinin wird klinisch als Kräftigungs-   Ferr., Abrot.
mittel, als Fiebermittel vor allem in Verbindung mit
Darmaffektionen meist in D 4 gebraucht. Es dient oft
zur Einleitung einer Behandlung bei fieberhaften Infekten. Festständiges Mittel.

Chininum sulfuricum

Chininsulfat $(C_{20}H_{24}N_2O_2)_2 \cdot H_2SO_4 + 2H_2O$.

Zur Verreibung nach V. 6. Zur Lösung nach V. 5 a mit 90%-W. 1:100. A. = $\frac{1}{100}$ = D 2.

Das schwefelsaure Chinin ist in Bezug auf die Sympto-   Ac. sal., Caust.
matologie dem China ähnlich, bewährt sich bei   Cimic.
Menièreschem Symptomenkomplex und bei Gehörsen-
sationen D 4–D 12.

Ohrenklingen, Menière.
Nächtliche Wadenkrämpfe,
HWS-Syndrom-Neuralgien, Druck bessert.
(4.–7. HWK, 1.–3. BWK).

Chionanthus virginica

Fransenbaum
Fam. Oleaceae

Frische Wurzelrinde zur Essenz nach V. 3a. A. = ⅓.
Saponinähnliche Wirkung.

Chin., Chel.
Tarax., Card.
mar.

Wirkungsrichtung: Organotrope Beziehung zu Leber,
Gallenblase und Pankreas.

Modalitäten:
Verschlechterung durch Bewegung,
Besserung im Liegen und durch Essen.

Anac.,
Mandrag.

Herz- und Kreislauforgane:
Puls verlangsamt oder beschleunigt. Beklemmungsgefühl in der Brust, Atmung erschwert.

Bry., Chel.,
Puls.

Verdauungsorgane:
Völliger Verlust des Appetits, saures und bitteres Aufstoßen. Erbrechen von dunkelgrüner, zäher Galle, unter
Ausbruch von kaltem Schweiß. Stuhl wäßrig, dunkel-
braun oder teerartig, sehr übelriechend.

Ver. alb., Lept.

Urogenitalorgane:
Harn fast schwarz, dick, sirupartig.

Helleb.

Klinische Indikationen:
Postcholezystektomiesyndrom. Choleretikum D 4–
D 12. Harnsaure Diathese. Arthritis des Daumen-
grundgelenks.

Leber-Gallenbeziehung,
Appetitverlust,
trockener Mund,
Bauchlage bessert,
harnsaure Diathese.

Cholesterinum
Cholesterin. $C_{27}H_{45}OH$.

Substanz zur Verreibung nach V. 6, zur Lösung nach
V. 5 a mit 99%-W. – A. = $\frac{1}{100}$ = D 2.

Wirkungsrichtung: Fettstoffwechsel.   Natr. chol.

Gallensteinleiden, Hypercholesterinämie als Symptomatikum D 12–D 30 (muß öfters wiederholt werden).

Leberverfettung,
Gallensteine.
Seborrhöe bei Darmleiden.

Cicuta virosa
Wasserschierling
Fam. Umbelliferae

Frischer Wurzelstock mit Wurzeln zur Essenz nach
V. 2a. A. = ½.

Wirkstoffe: Cicutoxin und Cicutoxinin.

Wirkungsrichtung: Erregung der motorischen Zentren
des Großhirns, Medulla oblongata (Atem- und Vasomotorenzentrum).

Personotropie:

Strychn.
Ac. ox.
Ignatia
Zinc. met.

Erregte bzw. erhöhte Reizbarkeit des gesamten NS mit
Auslösen von Konvulsionen. Erregung des Sensoriums.
Katalepsie. Ansprechbarkeit, aber ohne Erinnerungs-
vermögen. Desorientierung bezüglich Zeit, Ort und Personen. Außerhalb dieses Zustandes menschenscheu,
mißtrauisch, pessimistisch mit Selbstüberschätzung.

Leitsymptome:

Tarant. cub.
Cann. ind.
Agaricus
Asterias

Nervöse »Anfälle« mit krampfartigen Zuckungen und
tonischen Krämpfen. Hauterkrankungen mit harten,
honiggelben Krusten.

Modalitäten:
Verschlimmerung: durch Berührung.
Besserung: durch Essen.

Verdauungsorgane:

Oen., Hyper.,
Ac. hydrocy.

Kiefersperre, Schlundkrampf, kann nicht schlucken,
häufiger und lauter Singultus.

ZNS:

Ac. hydrocy.
Stram., Plat.

Tonische Krämpfe, Nacken und Rücken nach hinten gestreckt, schlimmer bei Berührung und Erschütterung.

Brom.

Haut: Pustelausschlag um den Mund.

Klinische Indikationen:
Schwindel mit Lichtempfindlichkeit D 4–D 12. Krampfanfälle nach Berührung und Erschütterung (Epilepsie,
Katalepsie) D 12. Gesichtsausschlag, Bartflechte mit
eitrigen Sekreten D 6–D 12.

Krampfmittel, Epilepsie und Absencen.
Akne.
Meteorismus-Kältegefühl.

Cimicifuga racemosa
Wanzenkraut
Fam. Ranunculaceae

Frischer Wurzelstock mit Wurzeln zur Essenz nach
V. 3a. A. = ⅓.

Wirkstoffe:
Cimicifugin (Resinoid). Cystisin (Alkaloid).

Wirkungsrichtung: Ovarielles System durch hypophy-   Caul., Puls.
säre Steuerung.

Personotropie:
Fettleibigkeit wie auch hypophysäre Magersucht.

Psyche: Puls., Natr.
Traurigkeit. Schwermut, wechselnde Launen. Ruhelo-   chlor., Croc.,
sigkeit mit Bewegungsdrang. Angst und Besorgnis.   Ign.
Schwäche und Zittern. Nervosität, Hysterie, Geschwät- Ambr., Calc.
zigkeit. Häufiger Wechsel der Beschwerden, sowohl der carb. Zinc.,
psychischen wie der körperlichen.   Gels., Arn.
                                                      Lach., Spig.

Leitsymptome:
Klimakterischer Symptomenkomplex: Insbesondere Ar-   Gels., Sil.
thralgien, Myalgien und Neuralgien im Beckenbereich. Lach., Op.,
Allgemeine Schwäche, überreiztes Nervensystem,   Calc. carb.
Angst, Besorgnis, Unruhe, endokrin bedingte Kopf-   Cann. ind.,
schmerzen und Herzneurosen.   Stram., Sep.,
                                                     Lil., Gels.

Modalitäten:
Verschlimmerung: durch Erregung und Kälte,
Besserung: durch lokale Wärmeanwendung.

Herz- und Kreislauforgane:
Anfälle von Herzklopfen, Puls verlangsamt oder be-   Ac. hydrochl.,
schleunigt, pektanginöse Beschwerden.   Kal. carb., Ac.
                                                     nitr., Kalm.

Atmungsorgane:
Große Empfindlichkeit gegen Kälte. Flüssiger oder
grünlicher Schnupfen bei wundem Hals. Heiserkeit,
trockener harter Husten. Asthma im Wechsel mit Rheuma (Klimakterium).

Verdauungsorgane:
Periodische Kolikschmerzen mit dem Gefühl sich vor- Chin.
wärts bewegen zu müssen.

Sep., Plat.,
Stann., Ferr.
jod.
Lach.,
Coloc., Ap.
Puls.
Cham.

Urogenitalorgane:
Herabdrängende Schmerzen, hin- und herziehende
Schmerzen im Rücken und den Hüften während der Regel. Beim Eintreten der Regel zwar Besserung der allgemeinen Schmerzen im Körper, jedoch Verschlimmerung
der Gebärmutterkrämpfe. Regel zu stark, zu früh, Blut
dunkel und geronnen; oder Regel selten, spärlich, aus-
setzend, dafür nervöse Störungen oder rheumatisch-
neuralgische Beschwerden und Kopfschmerz (Kappen-
schmerz).

Caul.
Eup. perf.,
Rhus tox.,
Ac. benz.,
Chin.

Bewegungsorgane:
Gelenk- und Muskelrheuma aufgrund endokriner Störungen; Druckempfindlichkeit und Schmerzhaftigkeit
der oberen Brustwirbel- und Cervikalwirbeldornfortsät-
ze. Kreuzschwäche und -schmerz.

Klinische Indikationen:
Frauenmittel bei neuralgisch-rheumatisch-klimakteri-
schen Beschwerden D 4–D 30. Rheumatismus der kleinen Gelenke D 12. Kopfschmerz (Bewegungsverschlimmerung)   D 4–D 12.   Nervöse   Schlaflosigkeit
D 12–D 15. Dysmenorrhoe D 4. Schwangerschaftsmit-
tel D 4. Linksseitige Neuralgien und Rheumatismus
D 4–D 12.

Innersekretorische Störung mit Neuralgie, Rheuma,
Nervosität, Depression, Schwäche, Zittern, Kälteempfindlichkeit, Kopfschmerz.

Cina
Artemisia Cina
Wurm- oder Zitwersamen
Fam. Compositae

Getrocknete, vor dem Aufblühen gesammelte Blüten-
köpfchen zur Tinktur nach V. 4a durch Mazeration mit
90%-W. – A. = $\frac{1}{10}$ = D 1.

Wirkstoff: Santonin

Wirkungsrichtung: ZNS: Netzhaut, Augenmuskelker-
ne, Hirnhaut, zentral nervöse Erregbarkeit des neuromuskulären Systems.

Personotropie:
Neuropathische Personen mit Neigung zu Spasmen.

Psyche: Cham., Nux
Eigensinnig und launisch, störrisch, Weinerlichkeit,   vom., Staphis.,
Ängstlichkeit.   Ant. cr.

Leitsymptome:
Symptome des Wurmbefalls: Stark wechselndes Allge-   Ipec., Bry.
meinbefinden, bleiches Gesicht, halonierte Augen, Juck-   Artem., Spig.,
reiz in Nase und After, Heißhunger, Schmerz in der   Calad., Merc.
Nabelgegend, starker Harndrang.   Cyprip.

Modalitäten:
Verschlechterung: nachts, durch Sonne.

Atmungsorgane:
Hustenreiz durch tiefes Atmen. Anfallsweiser krampfartiger Husten, besonders morgens.

Verdauungsorgane:
Heißhunger bald nach der Mahlzeit, Speichelfluß, Übelkeit und Erbrechen, danach Gefühl von Leere und Hun-   Merc.
ger. Unvermögen, Flüssigkeit zu schlucken infolge eines
spastischen Zustandes der Schlundmuskulatur.   Bell., Cupr.,
                                                            Caust.

Urogenitalorgane:
Harn trübt sich beim Stehenlassen.

Bewegungsorgane:
Tonisch-klonische Krämpfe an allen Gliedern.   Bell.

Ipec., Bry.
Artem., Spig.

Haut:
Blaß, fahl, blaue Ringe um die Augen, Nasenjucken.

Klinische Indikationen:
Wurmbeschwerden und Folgen von Wurmbefall,
Krampfbereitschaft bei neuropathischen Kindern D 30.
Spasmophilie mit Zähneknirschen im Schlaf D 30.
Dyspepsie bei Kindern D 12.

Krämpfe bei *Kindern.*
Folgen von Schreck und Aufregung, Berührung.
Heißhunger.

Cistus canadensis
Felsrose oder Frostkraut
Fam. Cistaceae

Frische blühende Pflanze zur Essenz nach V. 3 a. A. = ⅓.

Wirkungsrichtung: Lymphatismus mit skrofulösen Drüsenschwellungen. Parodontose.

Psyche:
Verschlimmerung aller Leiden durch geistige Anstrengung, ebenso durch psychische Erregung.

Leitsymptome:
Kältegefühl im Bereich der oberen Luftwege sowie im Magen-Darmbereich.

Modalitäten:
Kälte und Zugluft unerträglich, Verschlechterung durch Ärger und Aufregung, besser durch Essen und Trinken.

Phos., Kal. carb., Bar.

Atmungsorgane:
Stechen im Hals mit Husten, Atem übelriechend. Vollheitsgefühl in der Brust.

Verdauungsorgane:
Gingivitis, Stomatitis. Kältegefühl im Magen vor und nach dem Essen, »kaltes Aufstoßen«.

Calc. carb., Carb. an., Sil., Jod.

Klinische Indikationen:
Chronische Pharyngitis. Gingivitis D 4.

Trockenheit in Mund und Hals.
Zahnfleischaffektionen.
Besserung durch Essen.

Clematis recta
Aufrechte Waldrebe
Fam. Ranunculaceae

Stengel mit Blättern und Blüten zur Essenz nach V. 3 a.
A. = ⅓.

Wirkungsrichtung: Antiphlogistisch auf Haut- und Schleimhäute, organotrope Beziehungen zu Harn- und Geschlechtsorganen. Lymphatismus.

Psyche:
Furcht vor dem Alleinsein; aber gleichzeitig auch vor Gesellschaft. Melancholisch. Große Müdigkeit, auch nach dem Schlaf. Erhöhte geistige Aktivität mit anschließender Erschöpfung. Gereiztheit und Depression.

Leitsymptome:
Organotrope Beziehung zu den männlichen Genitalorganen, insbesonders bei entzündlichen Erkrankungen des Hodens und Nebenhodens mit Lymphdrüsenbeteiligung. Entzündliche, juckende Hauteruptionen, Verschlechterung bei Wasseranwendung.

Dulc., Sulf.

Modalitäten:
Sulf., Rhus tox. Verschlimmerung: durch Waschen, Kälte und Bewegung.
Besserung: durch Schweiß.

Atmungsorgane:
Spong., Hep. Trockenheit und Brennen in der Luftröhre. Heftiger und bellender Husten mit Brennen unter dem Brustbein, Kurzatmigkeit bei geringer Belastung.

Verdauungsorgane:
Coff.
Merc.
Zahnschmerz mit Besserung durch Kälte, Schwellung der Submandibulardrüsen, vermehrte Speichelabsonderung im Mund mit Blut vermischt.

Urogenitalorgane:
Ham. virg.,
Puls., Jod.,
Aur., Rhod.
Harnlassen in »faulem«, unterbrochenem Strahl. Hodenschmerz mit Schwellung und Empfindlichkeit in den Samensträngen. Regel stärker als normal, jedoch nur 2 Tage dauernd.

Thuj.,
Medorrh.
Puls., Kal. jod.
Bewegungsorgane:
Rheumatische und neuralgische Schmerzen überall, Gichtknoten an den Fingern.

Haut:
Vesikulöse und pustulöse Ausschläge mit heftigem Juckreiz, unheilsame Geschwüre, Lymphdrüsenschwellungen und -eiterungen.

Rhus tox., Mez., Thuj. Merc., Jod.

Klinische Indikationen:
Chronische Blepharitis D 4. Orchitis und Samenstrangneuralgie D 4–D 6. Pustulöse, vesikulöse Hauteffloreszenzen mit Neigung zu Ulzerationen D 12. Hydrocele D 3.

Haut, Schleimhaut, Lymphdrüsen, Hoden.
Kälte verschlechtert.
Bewegung verschlechtert,
Bettwärme verschlechtert,
Luft, Schweiß bessert.
Bläschen, Pusteln.

Cobaltum nitricum
Kobaltnitrat $Co(NO_3)_2$.

Lösung nach V. 5a mit 45%-W. – A. = $\frac{1}{10}$ = D 1.

Wirkungsrichtung: Aktivierung des RES: Hämatopoese.

	Leitsymptome:
Ars.	Frostgefühl mit heißem Kopf und kalten Füßen.
	Modalitäten:
Lach., Zinc.	Verschlimmerung: durch Schlaf, Weingenuß, morgens. Besserung: durch Essen, Bewegung, Blähungsabgang, Aufstoßen.
	Herz- und Kreislauforgane:
Lach.	Anfallsweises Herzklopfen mit Angstgefühl.
	Atmungsorgane:
Aur., Cep. Kal. bichr.	Wäßriger Schnupfen mit häufigem Niesen, Trockenheit der Nasenschleimhäute.
	Verdauungsorgane:
Ac. hydrochl. Bism. nitr., Anac.,	Nächtliches Erwachen wegen Trockenheit des Mundes und der Lippen, unwiderstehlicher Durst. Nagende Magenschmerzen mit vorübergehender Besserung durch Essen.
	Bewegungsorgane:
Zinc. Rhus tox. Ac. sacrolact. Aur.	Schweregefühl und zittriges Gefühl in den Gliedern, Gelenk- und Muskelschmerzen, schlimmer durch Sitzen, besser durch Umhergehen.
	Haut:
Cina, Artem.	Heftiges Jucken, besonders der Nasenspitze, livide Hauteffloreszenzen am ganzen Körper.

Klinische Indikationen:
Polycythaemie D 4.

Geistige Trägheit, Tagesmüdigkeit.
Kopfkongestion mit Schmerz.
Wetterabhängige Depression.

Cocculus
Anamirta cocculus
Kockelskörner
Fam. Menispermaceae

Reife getrocknete Früchte zur Tinktur nach V. 4 a
durch Mazeration mit 90%-W. – A. = $\frac{1}{10}$ = D 1.

Wirkstoff: Pikrotoxin.

Wirkungsrichtung: Erregung des ZNS, Medulla oblongata, Rückenmark.

Personotropie und Psyche:
Verlangsamung aller Lebenstätigkeiten. Zittrig, müde, | Kal. carb., Ac.
erregbar. Zustand nach Überarbeitung und Mangel an | sulf., Zinc.
Schlaf. Lokomotorische Ataxie. Schwindel in Verbin- | Gels.
dung mit psychischen Symptomen. Hypochondrie,
Mutlosigkeit, verzweifelte Stimmung.

Leitsymptome:
Schwindel, Migräne beim Fahren und Reisen. | Tab., Petr.,
Kreos.

Modalitäten:
Verschlimmerung: durch jedes Fahren.
Besserung: im Sitzen oder Liegen.

Atmungsorgane: | Kal. bichr.,
Schnupfen mit verstopfter Nase. Reizhusten mit Brust- | Nux vom.
beklemmung, besonders nachts. | Phos., Hyosc.,
Spong.

Verdauungsorgane:
Widerwillen gegen jede Speise, besonders gegen Saures.
Blähsucht, Aufstoßen bessert. Übelkeit schon beim Ge- | Cycl., Carb.
ruch von Speisen und beim bloßen Gedanken ans Essen. | veg., Nux
Auftreten von Übelkeit beim Fahren. Afterkrampf nach | mosch. Lyc.
dem Stuhl. | Mez. Colch.

Bewegungsorgane:
Schwäche der Nackenmuskulatur mit Hinterkopf- | Sarsap., Paris.
schmerz, Kreuz- und Gliederschwäche mit Zittern der | Aesc., Sil.
Glieder.

Haut:
Gefühl von Eingeschlafensein und Taubheit an Händen | Sec., Hyper.,
und Füßen mit Seitenwechsel, ebenso sind die Hände al- | Thuj.
ternierend warm oder kalt. | Arg. nitr.

Klinische Indikationen:
Folgen von Schlaflosigkeit und Schlafverlust D 12.
Fahrschwindel, Fahrkrankheiten. Nausea D 4. Encepha-
lomyelopathien. Ataxie D 12.

Folgen von Schlaflosigkeit.
Schwäche, Schwindel, Zittern.
Fahren verschlechtert, Hohlgefühl.

Coccus cacti
Cochenillelaus
Fam. Hemiptera

Weibliche Exemplare zur Tinktur nach V. 4b durch
Mazeration mit 90%-W. − A. = $\frac{1}{10}$ = D 1.

Wirkungsrichtung: Schleimsezernierendes Epithel.

Bronchialkatarrhe und alle Husten mit zäher, fadenziehender Sekretion, vor allem auch bei Bronchialasthma.
Entzündungen der ableitenden Harnwege (Nierenbek-
ken-, Blasenentzündung, Urethritis).

Kalium
bichrom.
Tereb., Blatta
or., Cann. ind.
Sarsap., Berb.,
Lyc., Canth.,
Petros. Ipecac.

Klinische Indikationen:
Schleimhautentzündung der Blase und des Nierenbek-
kens. Entzündungen der Trachea mit fadenziehender
Schleimbildung auch bei Asthma, Keuchhusten und
chronischer Bronchitis D 4.

Schleimhautmittel mit zähem Sekret.
Topographie: Blase und Tracheobronchien.

Coffea
Ungeröstete Kaffeebohne
Fam. Rubiaceae

Getrocknete ungeröstete Samen zur Tinktur nach
V. 4a mit 60%-W. – A. = $\frac{1}{10}$ = D 1.

Wirkungsrichtung: Analeptisch.

Nux vom.,
Bad., Bell.,
Glon., Acon.
Cham. Hyosc.
Solidago

Bei Folgen von Kaffeemißbrauch (Kaffeerausch) Herzklopfen, Migränekopfschmerz, Polyurie.

Klinische Indikationen:
Nervosität mit Gedankenzudrang und Schlaflosigkeit
D 4. Zahnbeschwerden (Besserung durch Kälte) D 4.
Antidotische Wirkung bei Kamille, Alkohol und Ta-
bakmißbrauch. Herzklopfen mit Kongestion zum Kopf.
Pulsbeschleunigung D 4. Meteorismus mit Hämorrhoi-
den und Hypochondrie D 3–D 6.

Sympathikusreizung, bei Schlaflosigkeit und veg.
Unruhe.

Colchicum autumnale
Herbstzeitlose
Fam. Liliaceae

Frische Knollen zur Essenz nach V. 2a. A. = ½.
Verschreibungspflicht bis D 3 einschließlich.

Wirksamer Bestandteil: Alkaloid Colchicin.

Wirkungsrichtung:
1. Kapillargift (Lähmung der Kapillaren Hyperämie mit Blutaustritten).
2. Akute Vergiftung der Schleimhäute des Magen-Darmtraktes mit Geschwürbildung, einschließlich entzündlicher Reizung der Niere.
3. Akute Entzündung aller serösen Häute.
4. Harnsaure Diathese.
5. Zytostatische Wirkung.

Psyche: Furcht vor Bewegung. Angst vor Erschöpfung. Schmerzempfindlichkeit, die psychische Symptome auslöst. Zerstreutheit, Begriffsstutzigkeit. Überempfindlichkeit gegen Gerüche. Abneigung gegen den Anblick und Geruch von Speisen.	Bry. Coff., Cham., Phos., Asar. Ac. phos., Sep., Lyc.
Leitsymptome: Schmerzhafte Schwellung der Gelenke verbunden mit lähmungsartiger Schwäche. Allgemeiner Kräfteverfall mit Kollapsneigung und kalten Schweißen. Brennen oder Kältegefühl im Magen, dysenterieähnliche Durchfälle mit pseudomembranösem Schleim.	Ac. benz., Kalm., Caust. Ferr. Chin. ars. Cham., Ver. alb.
Modalitäten: Verschlechterung: durch Berührung, durch Kälte und Nässe und nachts. Besserung: durch Wärme und Ruhe.	Bry., Lith.
Herz- und Kreislauforgane: Bradykardie oder Tachykardie mit schwachem kaum fühlbarem Puls. Stenokardische Beschwerden, kollapsartige Zustände, stechende pleuritische und perikarditische Beschwerden.	Kalm., Spig. Ars., Cact., Lach.
Verdauungsorgane: Trotz reichlichem Speichelfluß viel Durst mit Brennen und Trockenheit in Mund und Hals. Übelkeit und Ekel beim Geruch oder Anblick von Speisen, auf die selbst Appetit besteht.	Nux mosch., Bry. Seneg., Ars., Ver., Bry., Sep.

	Urogenitalorgane:
Canth., Berb.	Harnmenge vermindert, dunkel, auch blutig.

Bewegungsorgane:

Caul., Ac.
benz., Caust.,
Bry.

Rheuma und Gicht besonders der kleinen Gelenke; empfindlich gegen Berührung, besser durch Ruhe und Wärme.

Klinische Indikationen:
Enteritis nach Ruhr oder Typhus D 4–D 12. Rheumatisch-gichtige Leiden mit Kälteverschlimmerung D 12. Iridozyklitis D 3. Viscerale Gicht wie Pericarditis, Pleuritis D 3–D 6.

Harnsaure Diathese, Enteritis und deren Folgen. Abneigung und Ekel vor Speisen.

Collinsonia canadensis
Grießwurzel
Fam. Labiatae

Wurzelstock zur Essenz nach V. 3 a. A. = ⅓.

Wirkungsrichtung: Stauungen im venösen Bereich. Diosc., Alum.

Beckenplethora,

Magn. chlor.
Aloe.

Hämorrhoiden,
Obstipation bei stärkerem Blutandrang im kleinen Bek-
ken.

Nux vom.,
Podoph., Ign.,
Arn.

Klinische Indikationen:
Uterus- und Analprolaps bei Fehlhaltung der WS
D 4–D 12. Chronische venöse Stauungen der unteren
Extremitäten in Verbindung mit WS-Beschwerden D 4.

Blutende Hämorrhoiden, Kreuzbeinschmerzen in
der Folge von Blutstauung.

Colocynthis
Koloquinte
Fam. Cucurbitaceae

Früchte zur Tinktur nach V. 4a mit 90%-W.
A. = $\frac{1}{10}$ = D 1.
Verschreibungspflicht bis D 3 einschließlich.

Wirkstoff: Glykosidischer Bitterstoff Colocynthin.

Wirkungsrichtung: Spasmophilie aller Hohlorgane des Abdomens. Neuralgien.

Ign., Coff.,
Nux vom;
Acon., Ver.,
Arg. nitr.
Cham.,
Staphis., Op.

Personotropie und Psyche:
Schmerzen, oft kolikartig, verursacht durch Ärger und Empörung, Verdruß, die meist jahrelang bestanden. Bei hochmütigen, leicht beleidigten Menschen. Große Schwäche trotz Ruhelosigkeit. (Auslösende Ursachen und bisherige Lebensbedingungen wichtiger als Schmerzcharakter.)

Magn. phos.
Plumb.
Podoph., Ver.,
Colch., Ars.
Rhod., Cedr.,
Chin., Magn.
chlor.
Spig., Cimic.,
Lach.

Leitsymptome:
Heftige, krampfartige Leibschmerzen, besser durch Zusammenkrümmen und durch Druck gegen den Leib. Ruhrartige, schleimig-wässrige Durchfälle, beginnen immer wieder bei der geringsten Nahrungsaufnahme. Periodisch auftretende neuralgische Schmerzen, besonders im Trigeminus und Ischiasbereich, oft verbunden mit schmerzhaften Muskelspasmen und Taubheitsgefühl, linke Seite vor allem.

Amm. chlor.
Nux vom.
Bry.

Modalitäten:
Verschlimmerung: nach den Mahlzeiten, durch Bewegung und Erschütterung, durch Ärger.
Besserung: durch Liegen auf der befallenen Seite, durch Coffein und Nikotin, durch Zusammenkrümmen.

Carb. veg.,
Iris., Lyc.
Magn. phos.,
Plumb.

Ars., Colch.

Verdauungsorgane:
Krampfartige Bauchschmerzen mit starkem Meteorismusbild. Hochgradige Empfindlichkeit des Bauches, schon bei Kleiderdruck, jedoch Erleichterung bei kräftigem Druck auf den Leib und Zusammenkrümmen. Heftige, kolikartige Schmerzen mit dünnen, zuweilen auch blutigen Stühlen. Durchfall bald nach dem Essen und Trinken.

Bewegungsorgane:
Krampfartige, plötzlich einsetzende Nerven- und Muskelschmerzen, besonders Ischialgie mit Taubheitsgefühl

und Hüftschmerzen, links, mit dem Gefühl, das Bein sei Kal. bichr.,
verkürzt, schlimmer durch Bewegung und nachts, bes- Jod., Amm.
ser durch Ruhe, Wärme, Liegen auf der kranken Seite. chlor. Caust.

Klinische Indikationen:
Hohlorgankrämpfe (Gallenkoliken) D 3–D 4. Ischialgie
D 4–D 12. Neuralgie links D 3–D 4. Enterocolitis D 4.

Hohlorganspastik mit Druck und Krümmungsbes-
serung.
Folgen von Ärger und Verdruß.
Diarrhöe unmittelbar nach dem Essen.

Comocladia dentata
Guao
Fam. Anacardiaceae

Frische Rinde zur Essenz nach V. 3a. A. = ⅓.

Anac.
Euphorb.
Canth., Rhus
tox., Mez.

Wirkungsrichtung: Rheumatoide Muskelschmerzen mit Besserung durch Bewegung. Heftig juckende Dermatitiden, schmerzhaftes Brennen der Haut, besonders im Bereich der Arme und des Gesichtes.
Nässende Dermatitis D 4.

Akute, nässende und pustulöse vesikuläre Dermatitiden.

Condurango
Fam. Asclepiadaceae

Getrocknete Rinde zur Tinktur nach V. 4a mit 60%-W.
– A. = ¹⁄₁₀.

Wirkungsrichtung: Säureproduzierende Schleimhaut.

Ac. fluor.,
Hydr., Con.,
Kal. bichr.

Subacidität des Magens, besonders gut einzusetzen, wenn Mundwinkelrhagaden nachweisbar sind D 3–D 4. Karzinom des Magens (palliativ) D 4. Teleangiektasien D 4.

Untersäuerung des Magens.
Schleimhautrhagaden.

Conium maculatum
Schierling
Fam. Apiaceae

Frisches, blühendes Kraut zur Essenz nach V. 2 a.
A. = ½.
Verschreibungspflicht bis D 3 einschließlich.

Wirksamer Bestandteil: Alkaloid Coniin.

Wirkungsrichtung:

1. Lymphatismus mit Drüsenverhärtungen und Schwäche der Schleimhäute.	Alum. Bariumsalze
2. Innersekretorisches System mit Bevorzugung der Geschlechtsorgane.	
3. ZNS und Rückenmark.	Agaricus

Personotropie und Psyche:

Nervenschwäche. Körperliche und geistige Erschöpfung. Hypochondrie. Unverträglichkeit von geistiger Anstrengung. Symptome nach plötzlicher Unterbrechung sexueller Beziehungen (Witwer). Allmählich, fast schleichend sich entwickelnde Trägheit des Geistes und Gedächtnisschwäche, bis zu Interesselosigkeit und Apathie. Imbezillität und Gehirnaffektionen bei allmählich fortschreitenden Erkrankungen.

Caust.
Ac. picr.
Staphis.
Alum.
Ambr., Bar.
Zinc., Gels.,
Phyt.

Leitsymptome:

Schwindel besonders bei Lagewechsel im Bett, bei Bewegung der Augäpfel, des Kopfes. Drüsenverhärtungen besonders an Brust und Hoden, häufige Miktionen, Schweiße bei Tag und Nacht, Verlangen nach Salz, Abneigung gegen Milch.

Rhus., Bar.,
Cocc., Alum.,
Arg. nitr.
Phyt., Rhod.
Merc., Ac.
sulf., Natr.
chlor.

Modalitäten:
Verschlimmerung: nachts, bei tiefliegendem Kopf.
Besserung: durch Bewegung, Wärme.

Herz- und Kreislauforgane:

Heftiges Herzklopfen, beschleunigter oder ungewöhnlich langsamer Puls, ohnmachtsartige Schwäche.

Stram., Bar.
Ac. hydrocy.

Atmungsorgane:

Schleimhautkatarrhe, Emphysem. Krampfartiger Kitzelhusten.

Ap., Cep., Ar.,
Ars., Cod.,
Rum., Hyosc.

Verdauungsorgane:

Verlangen nach Salz oder salzigen Speisen.

Natr. chlor.
Sep.

Phos., Ac. picr., Sabal Carb., Chim. Cist. can.	*Urogenitalorgane:* Mehrmalige Nykturie, sexuelle Erregung bei geschwächter Potenz des Mannes. Schmerzhafte und gespannte Mammae.
Bar. Ambr.	*ZNS:* Koordinationsstörungen, Veränderungen von Geist und Gemüt (Arteriosklerose); Altersschwindel (bei Drehen des Kopfes, bei Lageänderung – bei Umdrehen im Bett).
Zinc., Ac. sulf.	*Bewegungsorgane:* Muskelschwäche, Tremor, klonische Krämpfe.
Magn. carb., Jod. Caust.	*Haut:* Gelblich, juckend. Schweißneigung bei Tag und Nacht, beim Einschlafen oder Augenschließen. Kalter Schweiß an den Handflächen. Trockene Haut mit Verhornungstendenz.

Klinische Indikationen:
Drüsengeschwülste D 3–D 6. Folgen von Unterdrückung des Geschlechtstriebes mit Nervosität, Hysterie, Hypochondrie D 12–D 30. Paraesthesien der Beine auf vaskulärer oder neuralgiformer Grundlage D 12. Keratitis, Conjunctivitis mit Lichtscheu D 4.

Schwindel im Liegen.
Drüsenatrophie mit sklerosierender Tendenz.
Degeneration des ZNS und peripheren Nervensystems.

Convallaria majalis
Maiglöckchen
Fam. Liliaceae

Frische blühende Pflanze zur Essenz nach V. 3a.
A. = ⅓.

Wirkungsrichtung: Herz-Kreislauf.

Präinsuffizienz des Herzens mit den dafür typischen
Symptomen der Müdigkeit und Schläfrigkeit am Tage
und Ruhelosigkeit mit häufigerem Miktionszwang
nachts. Vorwiegend nervös bedingte Herzsensationen
(Gefühl eines Flatterns am Herzen oder momentanes
Gefühl des Aussetzens des Herzschlages). Sehstörungen
im Sinne der Mouches volantes Ø–D 2.

Ad. vern.
Apoc., Ars.
Lil. tigr.
Lycopus

Sinusknotensyndrom mit konsekutiven Kreislauf-
schwächen.
Nervöse Palpitation bei hormonellen Störungen.

Copaiva
aus Copaifera officinalis
Fam. Leguminosae

Zur Lösung nach V. 5a mit absolutem W.
– A. = ¹⁄₁₀ = D 1.

Wirkstoffe: Terpenverbindungen und Harzsäuren.

Ac. nitr., Ac.
benz. Tereb.,
Bals. peruv.

Wirkungsrichtung: Reizung der Haut und Schleimhäute mit Bevorzugung der Harn- und Geschlechtsorgane und der oberen Luftwege.

Atmungsorgane:

Bry., Phell.,
Pix, Ac. nitr.
Bals. peruv.
Sang.

Fließ- oder Stockschnupfen, Wundheitsgefühl im Kehlkopf mit Heiserkeit und Husten, reichlich weißlicher bis grünlicher Auswurf, fauler Atemgeruch am Morgen.

Urogenitalorgane:

Canth., Cann.
ind., Cubeb.

Häufiger vergeblicher Harndrang. Entzündung und Schwellung der Harnröhre mit Schleimabgang. Milchiger, scharfer, ätzender Ausfluß.

Haut:
Vesikulöse und bullöse Ausschläge, häufig gehen maculopapulöse Erytheme voraus, besonders an den Streckseiten der Gelenke.

Klinische Indikationen:
Bronchiektasen und foetide Bronchitis D 4.
Desquamative Cystitis D 3.

Urethritis-Syndrom.
Desquamative Schleimhautaffektion der Bronchien und Blase.

Corallium rubrum
Edelkoralle
Fam. Corallinae, Unterordnung Gorgoniaceae, Klasse
Anthozoa.

Zur Verreibung nach V. 6, Lösung nach V. 8 a.

Wirkungsrichtung: Schleimhautreizung von Nasen-Rachenraum und Luftröhre.

Atmungsorgane:
Starke Schleimbildung mit ständigem Räuspern und krampfartigen Hustenanfällen. Heftiger Fließschnupfen. Schmerzen gegen Augen, Stirnhöhlen und Schläfen ausstrahlend.

Rum., Kal. carb. Calc. carb. Lith. carb. Meph., Magn. phos. Sticta pulm.

Haut:
Purpurrote, später kupferrote Flecken an Händen und Füßen. Geschwürig-eitrige Veränderungen an Eichel und Vorhaut.

Klinische Indikationen:
Nasenmuschelhypertrophie D 3. Adenoide Vegetationen D 4. Chronischer Schnupfen bei Adenoiden D 3–D 4.

Starke Schleimsekretion von Nase und Rachen mit Choanenschwellung und Reizhusten.
Lymphatismus.

Crataegus oxyacantha
Weißdorn
Fam. Rosaceae

Herstellung nach V. 2 a/7.

Herzmittel mit mehr phytotherapeutischen Möglichkeiten

Puls beschleunigt, schwach, unregelmäßig, Atemnot, Herzoppression, Stimmung niedergeschlagen.
Neigung zu Blutdruckkrisen, Stenokardien, Orthostatisches Syndrom, trockener Husten, bes. nach Niederlegen.

Kalm. Cactus, Spig. Ars.

Crocus sativus
Safran
Fam. Iridaceae

Getrocknete Narben zur Tinktur nach V. 4a mit
90%-W. – A. = $\frac{1}{10}$ = D 1.

Wirkungsrichtung: Carotinoide – ovarielles Hormon-
system.

Natr. nitr., Sil. Dysmenorrhoe und atonische Blutungen post partum.
Ferr., Ust., Vikariierende Blutungen (insbesondere Nasenbluten vor
Ham. Einsetzen der Periode).

Klinische Indikationen:
Metrorrhagie D 4. Neigung zu Abort D 4. Vikariierende
Blutungen anstelle der Menstruation D 4.

Neigung zu Blutungen, Vikariationsblutung,
Krämpfe der glatten Muskulatur.
Kongestion mit emotionalen Reaktionen.

Crotalus horridus
Klapperschlange
Fam. Crotalidae

Herstellung nach S.V.
Zur Verreibung nach V. 6.

Wirkstoffe:
Proteinasen (trypsinähnliche Wirkung, Auflösung der
Zellmembranen). Phospholipasen.
1. Lyophatide (hämolytisch-cytolytisch).
2. Zerstörung der Thrombokinase (Förderung der Blu-   Lach., Carb.
   tungsneigung).

Wirkungsrichtung: (entspricht allen Schlangengiften)
1. Hämolytisch-cytolytisch.
2. Gerinnungsfördernd besonders in der endovasculären
   Strombahn.
3. Verstärkung der Blutungsneigung.

Psyche:
Nervosität mit Zittern und Schwäche. Ermüdung bei   Ac. nitr., Arn.
geringster Anstrengung. Plötzliche Abnahme der Le-   Phos., Lach.
benskräfte. Schleichende Form von Delirium. Wortstol-
pern. Dumpfer, passiver Zustand wie von Trunkensein.
Melancholie mit Ängstlichkeit. Schwere Schlafsympto-
me mit Aufschrecken, schläft sich in die Verschlimmerung hinein.

Leitsymptome:
Toxische Hämolyse: Diffuse Blutungen. Ekchymosen,   Ac. nitr.
hämolytischer oder cholangitischer Ikterus. Atrophi-   Elaps,
sche Lackzunge.   Ars.

Verdauungsorgane:
Gefühl des Zusammenschnürens im Hals. Kann den   Lach., Ap.
Kleiderdruck nicht ertragen.

ZNS:
Schlafsucht, schreckliche Träume, Schwächeanfälle mit   Ac. nitr.
Zittern, nervöser Kollaps, Sprachstörungen, Lähmun-   Paris., Arn.
gen.

Haut: Ars., Lach.,
Gelb oder livid, Karbunkel, Geschwüre mit blau-schwar-   Sec.
zer Verfärbung, Gangrän. Blutungen.

Klinische Indikationen:

Metrorrhagie in der Klimax, Neigung zu Sepsis und Gangrän (ähnlich wie bei allen anderen Schlangengiften). Postthrombotische Herzschwäche. Cholangitis und Cholangiolitis D 8–D 12. Hydrops der Gallenblase mit septischen Temperaturen, Leberabszeß D 6–D 8. Thrombose der Arteria retinae D 12–D 30. Herzinsuffizienz auf dem Boden septischer Beschwerden D 8.

Herz- und Kreislaufschwäche, postapoplektisch und -thrombotisch.
Blutungs-Hämorrhagietendenz, Sepsis und Gangrän, Re-Wirkung.

Croton tiglium
Purgierbaum
Fam. Euphorbiaceae

Reife, geschrotete Samen zur Tinktur nach V. 4a durch
Mazeration mit 90%-W. – A. = ¹⁄₁₀ = D 1.
Verschreibungspflicht bis D 3 einschließlich.

Wirkungsrichtung:
1. Vesicans.
2. Schleimhautreizung des Magen-Darmtraktes.

Psyche:
Mürrische unzufriedene Stimmung.

Leitsymptome:
Plötzliche wäßrige Stühle (in einem Guß) mit starkem   Podoph.
Dranggefühl. Stark juckendes schmerzhaftes, brennen-   Clem.
des Ekzem, besonders Gesicht (Herpes) und Skrotum.

Modalitäten:
Verschlimmerung: bei geringster flüssiger und fester
Nahrungsaufnahme, durch Berührung.

Herz- und Kreislauforgane:
Absinken von Blutdruck und Herzfrequenz, allgemeine   Ac hydrocy.
Schwäche.

Atmungsorgane:
Blutiger Auswurf beim Husten, Nasenbluten.   Elaps.

Verdauungsorgane:
Wäßrige, gelblich-grüne, reichliche Durchfälle, Hy-   Elat., Podoph.
drantenstühle.   Ver., Apoc.

Haut:
Juckende, brennende, stechende Bläschen auf rotem   Mez., Rhus
Grund. Überempfindlichkeit gegen Berührung, Lokali-   tox., Lach.
sation besonders im Gesicht und am Scrotum.   Bry. Rhod.,
                                                        Clem.

Klinische Indikationen:
Blepharo-Conjunctivitis D 4. Herpes simplex D 4. Keratitis pustulosa D 4. Diarrhoe im Sinne einer Proktitis
und Colitis D 6. Eccema scroti D 12.

Durchfall, Bläschenausschlag, Genitaldermatosen.

Cuprum metallicum – Cuprum aceticum
Cu $Cu(CH_3COO)_2 + H_2O$
Spurenelement

Zur Verreibung nach V. 6, zur Lösung nach V. 8a.

Wirkungsrichtung:
1. Katalysator für die Enzyme des Zellstoffwechsels, Pigmentstoffwechsels. Katalysator für die Oxydationsfermente.
2. Spastik des ZNS und vegetatives Nervensystem mit Reizung der willkürlichen und unwillkürlichen Muskulatur einschließlich aller Hohlorgane.
3. Vagusreizung.

Magn. phos., Ver., Cina

Personotropie und Psyche:
Konvulsionen. Neigung zu Krämpfen mit Delirien. Hysterische Krampfneigung, Nervenanspannung, Ruhelosigkeit, Impulsivität.

Arg. nitr.
Gels.
Lach.

Leitsymptome:
Krämpfe von Fingern und Zehen ausgehend, anfallsweise Übelkeit mit Druck- und Krampfgefühl im Magen, Nystagmus, Gefühl, es werde kaltes Wasser über den Kopf geschüttet, Beschwerden oft links beginnend.

Phos.
Caust.

Modalitäten:
Verschlimmerung: durch Berührung, Druck, kalte Luft, Unterdrückung eines Exanthems.
Besserung: durch kaltes Trinken, Schwitzen.

Arn., Ars., Crataeg.

Herz- und Kreislauforgane:
Angina pectoris – ähnliche Krämpfe. Endangitische periphere Durchblutungsstörungen.

Caust., Hep., Sulf., Stram., Ipec., Tart. em., Bell., Dros.

Atmungsorgane:
Heiserkeit, anfallsweise trockener, krampfartiger Husten. Schleimrasseln und zäher, schleimiger Auswurf.

Ipec., Ars. Ver. vir. Cham., Merc., Jatr., Ver. alb., Camph.

Verdauungsorgane:
Heftiges Würgen ohne Erbrechen mit Besserung durch Trinken von kaltem Wasser. Heftige kolikartige Leibschmerzen in Zeitabständen auftretend. Heftige, grünlich blutige Durchfälle mit Tenesmen und Erschöpfung.

Bewegungsorgane:
Krämpfe und Zuckungen der quergestreiften Muskulatur, meist in der Peripherie beginnend.

Klinische Indikationen:
Gastroenteritis und Enterocolitis mit tetanoiden Krämpfen D 4–D 6. Glottiskrämpfe D 4. Stickhusten und Krampfhusten mit Atemnot, Besserung durch Trinken D 6–D 8. Zahnkrämpfe der Kinder. Krampf nach Unterdrückung von Hautausschlägen D 30. Zur Abszeß- und Eiterreifung D 4. Alte therapieresistente Hautausschläge (durch Cortison unterdrückt) D 12–D 30. Dysmenorrhoe D 6–D 8.

Krampfmittel.
Kalttrinken bessert.
Verschlimmerung durch Schreck, Hitze, Berührung, Krämpfe nach Suppression.

Cyclamen europaeum
Alpenveilchen
Fam. Primulaceae

Frischer Wurzelstock mit Wurzeln zur Essenz nach
V. 2a. A. = ½.

Wirkstoff: Saponin Cyclamin.

Wirkungsrichtung:
1. Hämolytisch.
2. Gastrointestinale Schleimhautreizung.
3. Weibliche Geschlechtsorgane.

Psyche:
Puls.

Ausgesprochene Benommenheit der Sinne. Großer Gedankenzudrang wechselt mit schwachem Gedächtnis, gute Laune mit Verdrießlichkeit. Ängstlichkeit und geistige Verwirrung mit Schwindel und Blutandrang zum Kopf.

Leitsymptome:
Alum., Cina, Bell., Iris., Kal. bichr.

Migräne, Doppeltsehen, Augenschwäche, Regelanomalien.

Modalitäten:
Puls.

Besserung: durch Bewegung und Wärme.

Atmungsorgane:
Puls., Natr. chlor., Sang., Sulf.

Fließschnupfen mit vermindertem Geruchsempfinden.

Verdauungsorgane:
Sep.

Reichlich Speichelfluß von salzigem Geschmack.

Urogenitalorgane:
Cham., Sep.

Regel zu früh und zu stark mit heftigen Leibschmerzen, klumpig. Regel auch verspätet. Fluor albus.

Bewegungsorgane:
Rheumatoide Muskel- und Gelenkschmerzen (besonders Knie), besser bei Beugung, Fersenschmerz.

Klinische Indikationen:
Migräne D 4. Dysmenorrhoe mit Kopfschmerzen D 6–D 12. Tubenkatarrh mit Verstopfungsgefühl der Ohren D 3.

Ovarielle Insuffizienz,
Migräne,
Wärmebesserung,
Sehstörungen.

Cypripedium pubescens
Frauenschuh
Fam. Orchidaceae

Frischer Wurzelstock zur Essenz nach V. 3 a. A. = ⅓.

Wirkungsrichtung: Vegetatives Nervensystem.

Schlaflosigkeit, besonders bei Frauen, auch bei reizba-   Cann. ind.,
ren Kindern nach geistiger Überanstrengung. Nächtli-   Coff., Val.
che Ruhelosigkeit mit Zucken der Glieder.   Cham., Cina

Klinische Indikationen:
Symptomatisches Schlafmittel D 3–D 4.

Nervöse Reizbarkeit, nächtliche Unruhe und Schlaflosigkeit.

Cytisus
Goldregen
Fam. Papilionaceae
Gleiche Teile frischer Blätter und Blüten zur Essenz
nach V. 3 a. A. = ½.

Wirkungsrichtung: ZNS (zentrale Vaguswirkung).   Bellad., Nux
  vom.
Nervös-depressive Zustände bei Magen-Darmerkran-   Tab., Ver.alb.
kungen. Schleimhautblutungen.

Klinische Indikationen:
Funktionelle Vaguskrisen (Dumping-Syndrom) D 4.

Autonomes NS mit Krampfneigung, Hochdruck
und Neuralgie.

Digitalis purpurea
Roter Fingerhut
Fam. Scrophulariaceae

Vor der Blüte gesammelte frische Blätter zur Essenz nach V. 2a. A. = ½.
Verschreibungspflicht bis D 3 einschließlich.

Wirkstoffe: Glykoside Digitoxin, Gitoxin, Gitalin.

Wirkungsrichtung:
1. Vagotrope Wirkung auf Herz- und Kreislaufsystem.
2. Gefäßerweiternd in der Peripherie.
3. Spasmolytisch auf das Gefäßsystem der Nieren- und Geschlechtsorgane.

Arn., Ars., Brom.

Psyche:
Angst und Unruhe. Verzweiflung. Entschlußlosigkeit. Übelkeit mit tödlichem Vernichtungsgefühl. Angstträume. Träumt zu fallen.

Bell., Laur.
Ac. hydrocy.
Bell., Cyprip.
Gels.
Colch., Lyc.

Leitsymptome:
Verlangsamter Puls (auch unregelmäßig), Lippencyanose, Aufschrecken in der Nacht mit Angst und Atemnot, Nykturie, Gefühl des plötzlichen Herzstillstandes. Übelkeit, besonders nach dem Essen, Speisegeruch verschlimmert. Leberschwellung.

Modalitäten:
Jede Bewegung, selbst das Aufrichten verschlimmert.
Verschlimmerung: nach den Mahlzeiten.
Besserung: durch Liegen, durch frische Luft.

Cact., Gels.

Herz- und Kreislauforgane:
Abnahme der Pulsfrequenz, Schwindel und Ohnmachtsanwandlung. Herzangst, besonders morgens. Aufschrecken aus dem Schlaf mit Angst, Pulsus bigeminus.

Puls., Bry.,
Ipec.

Atmungsorgane:
Heiserkeit und Husten mit blutigem Auswurf, Nasenbluten.

Ver. alb.
Carb. veg.,
Nux vom.
Lyc.

Verdauungsorgane:
Speichelfluß, reichlich Durst, Elendigkeitsgefühl, Sterbensübelkeit, anfallsweise auftretendes Schwächegefühl mit Ohnmachtsanwandlung, Erbrechen von Speisen, Schleim und Galle. Übelkeit schon bei der gering-

sten Nahrungsaufnahme oder beim Anblick und Geruch von Speisen. Großes Bedürfnis zu liegen mit Verschlimmerung beim Aufrichten. Jede Aufregung Nux vom. schlägt sich auf den Magen.

Urogenitalorgane:
Häufiger Harndrang mit stark vermehrter Harnmenge, aber erschwertes Harnlassen. Nykturie.

ZNS:
Schwindel bei Aufsitzen, »Fahrstuhlschwindel« (Vagusreizung); Schlaflosigkeit, Fallträume.

Klinische Indikationen:
Leberstauung mit langsamem Puls, Schwäche und Schläfrigkeit D 4. Bronchitiden und Bronchopneumonie alter Leute D 3–D 4. Digitalisüberdosierung mit langsamem Puls D 4. Vagusschwindel bei Cholecystopathie und Gelbsucht D 4. Akuter und chronischer Reizzustand der Blase D 4–D 6. Conjunctivitis mit Phlyctänen D 3. Postcommotionelle Beschwerden mit Erbrechen D 4. Fahrstuhlschwindel D 4. Xanthopsien D 4. Asthma cardiale D 3–D 4.

Alle Vagus-Symptome, Schwäche und Kraftlosigkeit.
Bewegung und Lagewechsel verschlechtert.
Störung der Diurese.

Dioscorea villosa
Yamswurzel
Fam. Dioscoreaceae

Frischer, im September gesammelter Wurzelstock zur
Essenz nach V. 3a. A. = ⅓.

Wirkungsrichtung: Vegetatives NS mit Tonussteigerung aller Hohlorgane und Gefäßsystem.

Leitsymptome:

Caul., Eupat.   Krampfartige Schmerzen, mit verschiedener Lokalisa-
perf., Puls.,   tion und ubiquitärer Ausstrahlung.
Kalm. lat.

Modalitäten:
Besserung: durch Druck, Rückwärtsbeugen, Bewegung
und in Orthostase.

Bism., Arg.   *Verdauungsorgane:*
nitr.   Ständige, dumpfe Schmerzen im epigastrischen Winkel
Cham., Atrop. und periumbilical. Besserung durch Aufrechtstehen
oder Rückwärtsneigen.

Bewegungsorgane:
Cham.,   Muskel- und Nervenschmerzen, krampfartig, oft die
Cimic., Caul.   Stelle wechselnd.

Klinische Indikationen:
Magen- und Darmkoliken D 4. Darmkoliken, die sich
mit Absetzen des Stuhles nicht bessern.

Krämpfe multilokulär.
Rückwärtsbeugen bessert, Druck bessert,
Neuralgien und rheumatoide Blähungen.

Dolichos pruriens
Juckbohne
Fam. Papilionaceae

Haare der Fruchthülse zur Tinktur nach V. 4 a mit 90%-
W. – A. = $\frac{1}{10}$ = D 1.

Wirkungsrichtung: Sensible Nerven der Haut.

Symptomatisch bei Juckreiz der Haut D 3–D 4.

Ac. fluor.,
Psor., Anac.
Rhus,
Comocl.,
Hydrocot.

Juckreiz. Duodenalmittel.

Drosera rotundifolia
Sonnentau
Fam. Droseraceae

Frische, zu Beginn der Blüte gesammelte Pflanze zur
Essenz nach V. 2 a. A. = $\frac{1}{2}$.

Wirkungsrichtung: Schleimhaut der oberen Luftwege.

Krampfartige Hustenanfälle mit Erschütterungs-
schmerz im Thoraxbereich. Rauhe, trockene Kehle.
Sputum spärlich, zäh-schleimig-gelb.

Bell.,
Magn. phos.
Bry., Caust.

Klinische Indikationen:
Symptomatisches Hustenmittel mit nächtlicher Ver-
schlimmerung D 4. Chronische Heiserkeit D 3–D 4.
Stickhusten und Reizhusten D 4.

Krampfhusten mit Verschlechterung im Liegen.
Brustschmerz bei Erschütterung.

Dulcamara von Solanum Dulcamara
Bittersüß
Fam. Solanaceae

Vor der Blütezeit gesammelte junge Schößlinge mit
Blättern zur Essenz nach V. 2a. A. = ½.

Wirkstoffe: Sapogenin Solanin, Gemische von Glykosi-
den.

Wirkungsrichtung:
1. Arthralgisch-neuralgisch.
2. Nieren- und Blasensystem.
3. Haut.

Rhus tox.,
Thuj. Kal.
carb., Bar.
carb.

Leitsymptome:
Erkältungsfolgen nach Durchnässung, plötzlichem
Wechsel von Wärme und Kälte.

Calc. phos.
Aral., Sil.
Form. ruf.

Modalitäten:
Verschlimmerung der Beschwerden in Kälte.
Besserung durch Wärme und Bewegung.

Atmungsorgane:
Anfallsweiser Husten mit Auswurf zähen Schleims, besonders bei kühler, feuchter Witterung.

Calc. ac.,
Magn. carb.
Rheum., Hep.

Verdauungsorgane:
Katarrhalische Erscheinungen an Magen und Darm bei
naßkalter Witterung.

Lyc., Ac. nitr.,
Ac. benz.

Urogenitalorgane:
Schmerzen in der Harnröhre beim Harnlassen, Strangurie.

Solanin,
Stram.
Dig., Sulf.

Bewegungsorgane:
Rheumatoide und neuralgische Schmerzen als Folge
von Erkältung, besser durch Bewegung und Wärme;
Vikariation mit Asthma, Hautausschlägen und
Schleimhautaffektionen (Durchfall, Schnupfen).

Ap., Ars.,
Tereb., Urt.
ur., Puls.

Haut:
Jucken, Brennen, Stechen; Quaddeln, Bläschen, Pusteln
mit Feuchtigkeitsverschlimmerung.

Klinische Indikationen:
Erkältungskrankheiten in der Folge von Durchnässung
im Bereich aller Schleimhäute D 3–D 4. Unterdrückung

von Absonderung in der Folge von Erkältungen D 4. Asthma bei Feuchtigkeitsverschlimmerung D 4. Hauterkrankungen jeglicher Art, die auf Nässe und feuchte Kälte verschlimmern (Kälteurticaria, dysseborrhoisches Ekzem) D 4. Paralysen nach Erkältungen D 12. Rheumatisch-gichtische Diathese D 4.

Folgen von Nässe und Feuchtigkeit.
Bewegungsbesserung. (Rheuma).
Wärme bessert.
Nächtliche Verschlimmerung.

Echinacea angustifolia
Schmalblättrige Kegelblume
Fam. Compositae

Frische blühende Pflanze zur Essenz nach V. 3 a.
A. = ⅓.

Wirkungsrichtung:
1. Wundheilmittel.
2. Steigerung der Abwehrleistung des Mesenchyms (vermehrte Ausschüttung von Leukozyten).

Acon., Bell.
Ap., Ars.
Chinin. ars.
Rhus tox.,
Lach.

Leitsymptome:
Typhoide, Karbunkel, Furunkel, Septikämie, bösartiges Erysipel, Neigung zu Gangrän, allgemein alle Prozesse, bei denen eine Erhöhung der Abwehr des Mesenchyms erzielt werden soll.

Modalitäten:
Verschlimmerung nach dem Essen, abends, nach körperlicher und geistiger Anstrengung.
Besserung im Liegen und in Ruhe.

Klinische Indikationen:
Latente Infektionen oder chronische Infektionen zur Umstimmung und Reiztherapie Ø–D 4.

Entzündung und Infektion. Essen verschlechtert. Abends schlechter. Körperliche und geistige Anstrengung verschlechtert.

Elaps corallinus
Korallenschlange
Fam. der Elapiden

Das Gift aus den Giftdrüsen zur Verreibung nach V. 6,
zur Lösung nach S. V.

Wirkungsrichtung:
1. Hämolytisch-nekrotisierend.
2. Verstärkung der Blutungsneigung.

Personotropie:
Praeapoplektiker mit Kopfkongestion.

Leitsymptome:
Hyperästhesie, Parese oder Paralyse der rechten Körper- Sang., Lyc.,
seite, Kopfschmerz schlimmer beim Rückwärtsbeugen Chel., Bry.
des Kopfes, Kältegefühl in Brust und Magen nach Trinken, Einschnürungsgefühl in Kehlkopf- und Speiseröh-
renbereich, dunkle Blutungen aus Lunge und Uterus.

Modalitäten:
Ausgeprägte Rechtsseitigkeit des Mittels, wobei der
Kopfschmerz sich beim Vornüberbeugen bessert, beim
Rückwärtsbeugen verschlimmert.

Herz- und Kreislauforgane:
Heftiges Herzklopfen mit Angst, Umschnürungsgefühl Lach., Crot.
am Hals.

Atmungsorgane: Cadm., Aur.
Schnupfen mit verstopfter Nase, Nasenbluten. Anfalls- Kal. bichr.
weise heftiger Husten mit Auswurf von schwarzem
klumpigem Blut. Schmerzen und Engegefühl in der
Brust.

Verdauungsorgane: Laur., Ac.
Speiseröhrenkrampf, Verlangen nach Saurem, Heiß- hydrocy.
hunger und Kopfweh, Durchfall mit blutigem schaumi- Cupr.
gem Stuhl. Anschwellen der Leistendrüsen. Bapt.

Urogenitalorgane:
Metrorrhagie und Menorrhagie mit schwarzem Blut. Lach.

Bewegungsorgane: Rhus, Dulc.,
Rheumatoide Schmerzen in allen Gliedern, Rücken- Bar.
schmerzen. Rechtsseitige Lähmung, Blutstauung in der
rechten Hand.

Lach., Mez.
Thuj.

Haut:
Bläschen, Furunkel, Schwellung und Cyanose an Händen und Füßen mit roten Flecken.

Temp.:
Starke Kälteempfindlichkeit, Wechsel zwischen Frieren
und Hitzewallungen.

Klinische Indikationen:
Abscedierende Pneumonien mit schlechtem Allgemein-
zustand D 4–D 12.
Zustand nach Lungenembolie D 8–D 12.

Blutungsneigung, partielle Kälte verschlechtert.
Morgens schlechter.
Angst, Hohlorganspastik.

Elaterium (Ecballium elaterium)
Springgurke
Fam. Cucurbitaceae

Noch nicht ganz reife Früchte zur Essenz nach V. 2a.
A. = ½.

Wirkungsrichtung: Galle – Leber

Reichlich flüssiger Stuhl im Strahl mit Verschlimmerung des Zustandsbildes durch feuchtes Wetter.

Ipec., Podoph.
Coloc., Eu-
phorb., Crot.,
Aloe. Bryon.

Chologene Durchfälle. Feuchtigkeit verschlimmert.

Equisetum hiemale
Winterschachtelhalm
Fam. Equisetaceae

Frische oberirdische Teile zur Essenz nach V. 2a.
A. = ½.

Wirkungsrichtung: Kieselsäurestoffwechsel. Nieren-
Blasensystem.

Urogenitalorgane:
Wundheitsgefühl an beiden Nieren. Heftige, krampfartige Schmerzen im Hypogastrium, die sich beim Wasserlassen bessern. Blase wie wund und übervoll. Harn
dunkel, schleimhaltig.

Cubeb., Chim.
Pareir., Puls.
Canth.
Berb., Helleb.,
Sarsap.

Klinische Indikationen:
Akute und chronische Cystitis und Cystopyelitis
D 2–D 4. Enuresis nocturna D 6–D 8. Zur Unterstüt-
zung bei Prostataaffektionen D 6.

Blasen-Nierenaffektion.
Ständiger Harndrang.
Spasmolytikum.

Erigeron canadensis
Kanadisches Berufskraut
Fam. Compositae

Frische blühende Pflanze zur Essenz nach V. 3 a. A. = ⅓.

Wirkungsrichtung: Tonisierung der Muskulatur aller Hohlorgane bis zur Hypermotilität und Spastik mit besonderer Beziehung zum Gefäßsystem; Leber-Gallenblase, Geschlechtsorgane.

Leitsymptome:

Ipec., Millef.
Trill., Ham.,
Cinnam. Ruta
Phos. Arnica
Calend.
Bellis per.

Mittel bei hellroten profusen Blutungen (kongestiv) ohne Bevorzugung einer Lokalisation. Mittel beim Praeapoplex. Es wurden auch Besserungen von Leberbefunden chronischer Hepatitiden unter Anwendung von Erigeron beschrieben.

Atmungsorgane:
Fließschnupfen und Conjunctivitis. Rauher Hals mit Schmerzen beim Schlucken.

Verdauungsorgane:

Cist. can.
Trill., Ars.,
Eup. perf.
Ant. cr.
Puls., Carb.
veg.
Chel.
Ign., Anac.

Zahnfleischblutungen, pappiger, übler Mundgeschmack, Zungenbrennen. Verlangen nach Fleisch, Wurst und Saurem. Ekel vor Fett und Süßspeisen: Magenkrämpfe nach z. B. süßem Kuchen, Gallenkoliken mit Erbrechen und Verstopfung, durch fette Mahlzeit ausgelöst. Abneigung und Unverträglichkeit von Hülsenfrüchten und Kohl. Muß eine Stunde nach der Mahlzeit schon wieder essen. Heftige »Gallenschmerzen« wie von einer glühenden Kugel mit starker Druckempfindlichkeit in der Gallenblasengegend.

Urogenitalorgane:

Ac. nitr.,
Helleb.

Nieren- und Blasenblutungen. Regelblutung ist hell und gußweise mit Spasmen am Blasenhals und schmerzhaftem Entleerungszwang.

Klinische Indikationen:
Blutungen und Neigung zu Blutungen, bei Bewegung verschlimmert D 3–D 4. Metrorrhagie und Hämoptoe. Magen-Darmblutungen D 2–D 4.

Blutungen aus allen Organen,
Kapillarmittel.
Morgens schlechter,
Bewegung bessert, Folgen von Verletzungen.

Eucalyptus globulus
Fieberbaum
Fam. Myrtaceae

Getrocknete Blätter der älteren Bäume zur Tinktur
nach V. 4a mit 90%-W. – A. = ⅒ = D 1.

Katarrhe der oberen Luftwege. Stiegele empfiehlt das   Aur., Bar.
Mittel bei Nierenbeckenentzündung.   Bry., Gels.,
  Guaj.

Klinische Indikationen:
Foetide Bronchitis D 2–D 4. Chronische Cystitis (eitrig) D 3–D 4.

> Nieren-Blasenschleimhaut, Bronchialschleimhautaf-
> fektionen.

Eupatorium perfoliatum
Wasserhanf
Fam. Compositae

Frische, zu Beginn der Blüte gesammelte Pflanze zur
Essenz nach V. 3a. A. = ⅓.

Wirkungsrichtung: Mesenchymanregend.

Personotropie:
Kälteempfindlicher Gichtiker und Alkoholiker.

Ap., Colch.,
Bry., Phos.,
Ars.

Leitsymptome:
Fieber mit Zerschlagenheitsgefühl und Schmerzempfindlichkeit des ganzen Körpers, Gefühl als seien die
Knochen verrenkt.

Ar., Sabad.,
Cep., Cycl.,
Paris., Caust.,
Ac. nitr.

Atmungsorgane:
Schnupfen und Niesen, Heiserkeit und wunder Hals.
Heftige Schmerzen in Kopf und Brust beim Husten.

Bewegungsorgane:

Caps., Gels.
Helon., Phyt.,
Arn.

Rücken- und Gliederschmerzen, tiefsitzend, Zerschlagenheitsgefühl.

Klinische Indikationen:
Fieber mit typischen Gliederschmerzen, grippale Infekte
D 4. Biliöse Fieber. Beginnende Hepatitis und Cholezystitis D 3–D 4. Rechtsseitige Migräne D 6–D 8. Beginnende Bronchopneumonie im rechten Lungenbereich,
Basalbronchitis D 4.

Zerschlagenheit, Knochenschmerzen.
Biliäre Affektion.
Folgen von feuchter Kälte.

Euphrasia officinalis
Augentrost
Fam. Scrophulariaceae

Frische blühende Pflanze zur Essenz nach V. 3a. A. = ⅓.

Husten mit zähem Auswurf mit Kopfschmerz im Stirn-
bereich. Schnupfen mit reichlicher Absonderung. Katarrhalische Erkrankungen am Auge – Konjunktivitis,
Blepharitis. Günstige Beeinflussung bei Gastroenteritis
und Prostataadenom werden beschrieben.
Scharfe Tränen bei milder Nasensekretion (Allium cepa
umgekehrt).

Ars., Rhus,
Bell.
Merc.

Klinische Indikationen:
Katarrhalische Erkrankungen der Augen in Verbindung
mit Schnupfen D 4.

Morgens Verschlimmerung, Augenkatarrhe und
NNH.
Besserung durch Bewegung und Kälte.

Fagopyrum esculentum
Buchweizen
Fam. Polygonaceae

Herstellung nach V. 3 a/7.

Wirkungsrichtung sind Haut und Schleimhäute.

Besserung durch Bewegung im Freien und durch kaltes Wasser.
Verschlimmerung nachmittags und abends sowie durch Sonneneinstrahlung.

Apis, Hamamelis Dolichos, Rhus t., Medusa Dioscorea	Jucken und Ausschlag, bes. am Kopf und dem Haarboden. Juckreiz wird durch kaltes Wasser gebessert, durch Sonne verschlimmert.
	Rheumatische Affektionen der Glieder durch Strecken gebessert.
Mercur., Mezereum Nux v.	Übler Mundgeschmack, entzündliche Halsaffektionen, Drüsenschwellungen. Dyspepsie mit Stuhldrang.

Bewährtes Mittel bei chronischen Hautaffektionen auf dem Boden venöser Stauungen.
Ulcus cruris, variköses Ekzem.

Ferrum metallicum
Reduziertes Eisen – Fe

Zur Verreibung nach V. 6, Lösung nach V. 8 a.

Wirkungsrichtung: Eisenstoffwechsel.

Personotropie:
Anämische Menschen mit kongestiven Wallungen (Ere- Chin., Ars.,
thismus). Ac. phos.,
Abrot.

Leitsymptome:
Wechsel zwischen Heißhunger und Appetitlosigkeit,
nächtliches Aufstoßen oder Erbrechen unverdauter
Speisen, Unverträglichkeit von Eiern, Kältegefühl über
den ganzen Körper, circumscripte Hyperästhesie mit
Brennschmerz.

Modalitäten:
Verschlimmerung nachts, im Sitzen, während eines
Schweißausbruches, im Winter.
Besserung bei langsamem Gehen, im Sommer, nach dem
Aufstehen.

Herz- und Kreislauforgane:
Herzklopfen mit vollem, beschleunigtem Puls und Blut- Amm. carb.
andrang zum Kopf. Schwindel beim Abwärtssehen. Bov., Zinc.,
Magn. carb.

Atmungsorgane:
Wäßriger Schnupfen, Heiserkeit und Husten mit schleimigem, blutigem Auswurf. Enge- und Angstgefühl in
der Brust mit Erschwerung der Atmung.

Verdauungsorgane:
Heißhunger, ohne Sättigungsgefühl, Widerwillen gegen Sulf., Anac.,
Eier und Verschlimmerung nach deren Genuß. Erbre- Lyc., Jod.
chen der Speisen, gleich oder einige Stunden nach der
Einnahme. Wäßriger Durchfall mit starken Blähungen, Chin., Ars.
Verschlimmerung nach dem Essen und Trinken. Kal. carb.

Urogenitalorgane:
Reizblase mit vermehrtem Harndrang und unwillkürlichem Harnabgang. Regel verfrüht, blaßrot, verstärkt, Puls., Natr.
länger. Neigung zu Fehlgeburten, vikariierenden Blu- chlor.
tungen (Nasenbluten, Hämoptysen) oder milchiger, Croc., Borax
wäßriger, wundmachender Fluor. Calc. carb.

Nux mosch.
Ferr. ac., Sang.
Magn. carb.,
Cham., Rhod.,
Rhus

Bewegungsorgane:
Rheumatoide Schmerzen in Muskeln und Gelenken, linke Schulter besonders betroffen, schlimmer in Ruhe, nachts, muß nachts umhergehen.

Temp.:
Kalte Extremitäten. Hitzewallungen besonders zum Kopf mit Rötung des Gesichtes.

Klinische Indikationen:
Schulter-Armsyndrom, (links) D 3–D 6 (auch verschiedene Salze). Chronische Verdauungsstörungen als Ursache von Anämien D 4–D 8. Unspezifische Fieber mit Durst, Erethismus (Ferr.phos.) D 4. Subfebriler Zustand nach akuten Erkrankungen D 4. Schwäche nach Blutungen D 4–D 6. Anämie in der Folge von Blut-, Kreislauf- und Nierenerkrankungen D 8.

Colitis ulc. D 4–D 6.

> Kongestiv-erethische Hautreaktionen mit Schwindel und Gefäßlabilität.
> Dyspepsie mit Durchfallneigung.
> Langsame Bewegung bessert, Ruhe verschlimmert.
> Rheumatoide Gelenkaffektionen.

Ferrum-Salze

Die Eisensalze enthalten die Grundfunktionen des metallischen Eisens im Sinne von Anämie und Kongestionen. Sie zeichnen sich durch ihre Wirkung auf die Rekonvaleszenz aus. Die meisten Eisensalze sind nach V. 8a in der Lösung, nach V. 6 in der Verreibung dargestellt. Sie werden meist in der 1.–3. Verreibung oder in der 4.–6. Verdünnung gebraucht.

Ferrum aceticum
Essigsaures Eisen

Rekonvaleszenzmittel, besonders für Kinder. Bei blassen Typen, die rasch wachsen und sich nach Infekten wenig erholen. Bei Nasenbluten und Menorrhagien.

Typisch ist der Rheumatismus des re. Deltamuskels. (Vergleichsmittel: Calc. phos., Guajacum, Crocus, Hamamelis, Millefolium und Sanguinaria)

Ferrum carbonicum
Eisenkarbonat

Anämie und Bleichsucht mit Magenbeschwerden wie Aufstoßen, Sodbrennen, Krämpfe und Erbrechen.

Ferrum citricum
Zitronensaures Eisen

Paralytische Zustände, Muskelschwächen bei Anämie. Bei Chorea bewährt.

Ferrum jodatum
Eisenjodat

Skrofulose-Schwäche der Kinder, verhärtete Drüsen, Leber- und Milztumor (Morbus Gaucher). Wundheitsgefühl im Unterleib mit Herabdrängen, Prolaps uteri.

Ferrum phosphoricum
Phosphorsaures Eisen

Wichtigstes Salz bei Fieberzuständen, wenn die akute Phase abgeklungen ist und der Infekt mit subfebrilen Temperaturen weiterschwelt. Auch bei Quetschungen, Hämatomen und Blutungen bewährt.

Bei allgemeinen und lokalen Entzündungen (Auge, Kopf, Rachenentzündung) und bei Pneumonien in der Lösungsphase bewährt.

Bei Angina, Otitis media, Laryngitis, aber auch Gastritis, Appendicitis und Enteritiden bewährt, Schwäche nach einem durchgemachten Darminfekt, ebenso nach Entzündung der Blase.

Ferrum picricum
Pikrinsaures Eisen

Bei nervöser Erschöpfung und geistiger Überanstrengung (Streß). Bewährt bei Prostatahypertrophie, Warzen und sexuellen Krisen.

Ferrum sulfuricum
Schwefelsaures Eisen

Blutwallungen und Pulsationen. Bei klimakterischen Beschwerden und bei M. Basedow bewährt.

Formica rufa
Rote Waldameise
Fam. Formicaria

Herstellung der Lösung nach V. 4b/7

Rhus t., Dulcam.	Außerordentliche Empfindlichkeit gegenüber Nässe und Durchfeuchtung.
Ledum, Kalmia, Bry.	Die Beschwerden wandern von links nach rechts. Bessernd durch Druck, Stimmung wechselnd.
Cocc. Ferrum, Ipec. Anac. Lyc.	Kopfeingenommenheit mit Schwindel, vergeßlich, antriebsverarmt.
Iris, Ipec. Veratr.	Übelkeit, Aufstoßen, Erbrechen, Durst, Koliken und Diarrhoe.
Apis, Cantharis Terebinthina	Nieren und Blasenentzündung, Blutharnen, Harndrang.
Rhus, Clem. Ferr. Veratrum	Rheuma nach Durchnässung, plötzlich auftretende Gelenk- und Muskelschmerzen, Verlangen nach Bewegung. Muskelkrämpfe. Rheumatische Augen- und Ohrleiden.

Als Umstimmungsmittel bei rheumatischen und allergischen Prozessen. Auch in Verbindung mit Eigenblut und anderen Immunstimulantien.

Fucus vesiculosus
Blasentang
Fam. Phaeophyceae

Getrockneter, gereinigter Blasentang zur Tinktur nach
V. 4a mit 90%-W. – A. = $\frac{1}{10}$ = D 1.

Wirkungsrichtung: Jodstoffwechsel.

Calc. carb.,
Jod., Ad. vern.,
Ant. cr.

Mittel bei Drüsenschwellungen und Adipositas sowie
zur Behandlung der Hyperthyreose D 4–D 6. (Vorsicht
mit niederen Dosen bei Jodempfindlichkeit).

Brom., Spong.

Adipositas, Arteriosklerose, Dysthyreose.

Gelsemium sempervirens
Gelber Jasmin
Fam. Loganiaceae

Frische Wurzeln zur Essenz nach V. 3a. A = ⅓.
Verschreibungspflicht bis D 3 einschließlich.

Wirkungsrichtung:
1. ZNS (Lähmung der willkürlichen und unwillkürlichen Muskulatur, besonders der Augenmuskulatur, Extremitätenmuskulatur und der Sphinkteren).
2. Sinusknoten bei Rhythmusstörungen des Herzens.

Ac. mur.
Bapt.
Arn., Eupat.
perf., Op., Ver.
alb.

Personotropie:
Nervosität, Sensibilität, Reizbarkeit infolge cerebromedullärer Übererregbarkeit, Gehirnkongestionen mit erschwertem Denken und Sprechen. Schläfrigkeit.

Zinc., Ac. sulf.
Caust., Sep.
Acon., Rhus
Convall., Dig.

Leitsymptome:
Zittern meist mit allgemeiner Erschöpfung, Erschlaffung der Muskulatur mit partieller oder völliger Lähmung, Erwachen mit dem Gefühl als bliebe das Herz stehen, wenn der Patient sich nicht bewege, der Puls ist langsam und weich.

Arg. nitr., Op.
Ver. alb., Puls.

Modalitäten:
Verschlimmerung durch Aufregung, Abwärtsbewegung, durch Sonne, gegen 9 bis 10 Uhr, durch Nikotin. Besserung in frischer Luft, nach Harnabgang, durch Stimulantien.

Arg. nitr.,
Ferr. phos.
Convall., Dig.

Herz- und Kreislauforgane:
Unregelmäßiger Herzschlag von wechselnder Intensität, Gefühl, als würde das Herz aufhören zu schlagen.

Cep., Ar.
triph., Con.

Atmungsorgane:
Trockener, rauher Hals mit Heiserkeit und Husten, oft verbunden mit starken Kopfschmerzen.

Arg. nitr., Op.,
Ver., Puls.

Verdauungsorgane:
Unfähigkeit zu sprechen, wegen Lähmung der Zungen.

Phos., Agn.
cast., Calc.
carb., Nux
vom.

Urogenitalorgane:
Lähmung der Blase mit unwillkürlichem Harnabgang. Krampfartige Schmerzen der Gebärmutter, in Rücken und Hüften ausstrahlend.

ZNS:
Nervöse Erschöpfung, Somnolenz, trotzdem schlechter Schlaf; Schwindel mit Sehstörungen.

Chin., Coloc. Thuj.

Sinnesorgane:
Bulbusschmerz, schlimmer bei Bewegung der Augen, Mydriasis, Augenmuskellähmung und Akkomodationsschwäche mit entsprechenden Sehstörungen; Schweregefühl und Ptosis der Oberlider; Gesichtsverlust bis zur Erblindung.

Bry.

Bewegungsorgane:
Muskelschmerzen mit Zerschlagenheitsgefühl und plötzlich einschießende, neuralgische Schmerzen; lähmungsartige Schwäche und Zittern.

Eupat. perf. Spig., Magn. Zinc., Ac. sulf., Caust.

Klinische Indikationen:
Virusgrippe D 4–D 6. Postgrippale Kreislaufinsuffizienz D 6–D 12. Herzrhythmusstörungen mit Störung im aV-Block bzw. Bereich D 4–D 12. Ophthalmische Migräne D 12–D 15. Zustand nach Apoplexie D 12–D 30. Lähmungsfolgen D 30. Augenmuskellähmung D 12. Blasenlähmung D 12–D 15.

Schwäche, Parese, Tremor. Folgen von Angst und Erregung.
Bedürfnis zur Bewegung.
Auge–Herz–Blase.

Gentiana lutea
Gelber Enzian
Fam. Gentianaceae

Frische Wurzeln zur Essenz nach V. 3 a. A = ⅓.

Wirkungsrichtung: Sekretionsanregung der Magen-Darmschleimhaut.

Mittel zur Appetitanregung bei bestehendem Magendruck mit Völlegefühl und Übelkeit Ø–D 4.

Kopfschmerz, Essensbesserung, Magendruck, Dyspepsie, Diarrhöe.

Geranium maculatum
Storchschnabel
Fam. Geraniaceae

Frischer Wurzelstock zur Essenz nach V. 3 a. A = ⅓.

Wirkungsrichtung: Blutungsmittel.

Blutungen aus inneren Organen, nach Stiegele besonders wirksam bei Magenblutung D 3.

Blutungen aus inneren Organen. Mundtrockenheit, Zungenbrennen.

Gingko biloba
Gingkobaum

Herstellung: Urtinktur und Verdünnungen nach V. 3 a.

Glonoinum
Nitroglycerin. $C_3H_5(NO_3)_3$.
Trinitrat des Glycerins.

Zur Lösung nach V. 5a mit 90%-W. – A. = $\frac{1}{100}$ = D 2.
Höhere Potenzen mit 45%-W.
Verschreibungspflicht bis D 3 einschließlich.

Wirkungsrichtung: Arterielles Gefäßsystem besonders
im Kopf und Herzbereich.

Personotropie:
Plethoriker mit Blutandrang zum Kopf und zum Herzen, Pulsationen im ganzen Körper.

Op., Bapt.
Bell., Sang.
Amyl. nitr.

Psyche:
Ängstlichkeit, Furcht, Unruhe.

Acon., Ars.,
Lach., Op.

Leitsymptome:
Verträgt keinen Hut, hält den Kopf gerade und meidet
jede Erschütterung, die zur Steigerung der Beschwerden
beiträgt. Brennender Schmerz zwischen den Schultern,
Gefühl von Pulsieren am ganzen Körper.

Melil., Bell.,
Cocc., Lach.

Modalitäten:
Verschlimmerung in der Sonne, beim Bücken und Lie-
gen.
Besserung im Freien und beim Ruhighalten des Kopfes.

Lach., Ap.,
Natr. chlor.

Herz- und Kreislauforgane:
Heftiges Herzklopfen, Klopfen der Karotiden. Pektanginöse Beschwerden mit Umklammerungs- und Angstgefühl.

Bell., Amyl.
nitr.
Arn., Phos.

Haut:
Schlecht heilende Geschwüre, alte Narben brechen wieder auf.

Klinische Indikationen:
Blutkongestionen zum Kopf und Herzen D 2–D 4. Mi-
gräne und Cephalgie D 4–D 6.
Angina pectoris vasomot. D 3–D 4.

Plethoriker mit Pulsationen der Gefäße.
Linke Seite.
Hitze, Bewegung, Alkohol verschlimmern.
Besserung im Freien.

Gnaphalium polycephalum
Ruhrkraut
Fam. Compositae

Frische blühende Pflanze zur Essenz nach V. 3a. A. = ⅓.

Wirkungsrichtung: Nerv.ischiadicus.

Bell., Ap., Canth., Led., Tart. em., Rhus, Nux. vom.

Ischiasschmerzen bei Neuritis lumbosacralis und damit verbundene Sensationen im Bereich der Organe des Beckens (Blasendrang, Prostata) D 12–D 30.
Colitis ulcerosa D 12.

LWS-Syndrom.
Prostataleiden.
Durchfall mit Kolik und Erschöpfung.

Graphites
Reißblei
Carbo mineralis

Zur Verreibung nach V. 6.

Wirkungsrichtung:
Kohlenstoffwirkung (Carbo, Petroleum!)
1. Haut und Anhangsgebilde.
2. Schleimhaut besonders von Magen und Dickdarm.
3. Schilddrüse-Keimdrüsen.

Personotropie: Fettleibigkeit, Blässe, Obstipation, Kälteempfindlichkeit. Neigung zu trocken-rissigen, nässenden Hautausschlägen.	Calc. carb. Caps., Ant. cr.
Psyche: Starke Empfänglichkeit gegenüber allen Eindrücken: Ängstlichkeit, Traurigkeit und Besorgnis, Zerstreutheit, melancholisch-phlegmatisch.	Carb. veg.
Leitsymptome: Kälteempfindlichkeit, mißgebildete, rissige Nägel, Fissuren an Mundwinkeln, an den Akren und am Anus.	Ac. nitr., Sulf. Ant. cr., Arn. Cep.
Modalitäten: Verschlimmerung während der Menstruation. Besserung durch warmes Einhüllen, linksseitige Wirkung.	
Atmungsorgane: Flüssiger Schnupfen mit Wundheit der Nase. Rhagaden am Naseneingang.	Ar., Calc. carb., Ant. cr. Ac. nitr.
Verdauungsorgane: Aufgesprungene, wunde Lippen. Heißhunger und gieriger Appetit, Abneigung gegen Fleisch, Gesalzenes und gekochte warme Speisen und Übelkeit bei übermäßigem Genuß von Süßem. Krampfartige Magenschmerzen bessern sich durch Essen. Meteorismus mit reichlichen, übelriechenden Winden. Jucken und Wundheitsgefühl am After, brennende und blutende Hämorrhoiden. Stuhl knotig, hart, von unerträglichem Geruch, mit weißem Schleim bedeckt. Stuhldrang bleibt aus.	Ac. nitr., Natr. chlor. Alum., Nux mosch., Lyc. Anac., Mandragora Carb. veg., Petr., Ac. nitr. Lac., Hydr., Merc., Nux vom.
Urogenitalorgane: Regel verspätet, abgeschwächt und kurz, Blutung wäß-	Puls., Lach.,

163

Ap.

rig. Reichlich flüssiger, scharfer und wundmachender Ausfluß.

Natr. chlor.,
Ant. cr., Alum.,
Nux mosch.
Lyc.
Calc. carb.,
Petr., Bar.
carb., Sil.

Haut:
Trocken, rissig, schuppend, Rhagaden und Schrunden besonders an Übergangsstellen von Haut zu Schleimhaut, leicht blutend. Trockene oder nässende Ekzeme besonders an Gelenkbeugen, an Augenlidern, hinter den Ohren. Haare trocken, Haarausfall. Nägel rissig, spröde, verkrümmt.

Klinische Indikationen:
Amenorrhoe D 15. Fluor albus (bei entsprechendem Habitus) D 12. Gärungs- und Fäulnisdyspepsie D 4–D 12. Arthritis urica D 4–D 8. Ulcera cruris D 12. Blepharitis und Keratitis D 4–D 6. Rezidivierende Hordeola und Chalazion D 12. Skrofulöse Nasen- und Ohrenleiden D 12. Chronische, trockene, rhagadige und nässende Ekzeme D 12–D 30. Narbenkeloid (über längere Zeit) D 12.

Hautaffektionen mit Rissen und Rhagaden.
Trockene Haut, Heißhunger.
Besserung durch Essen.
Blähsucht, üble Ausdünstung.

Gratiola officinalis
Gottesgnadenkraut
Fam. Scrophulariaceae

Frisches, vor der Blüte gesammeltes Kraut zur Essenz
nach V. 2a. A. = ½.

Wirkstoff: Glykosid Gratiotoxin.

Wirkungsrichtung: Vasomotorenregulation.

Psyche:
Unruhe, stark wechselnde Stimmung, Gereiztheit oder
Apathie, Abneigung gegen geistige Arbeit.

Leitsymptome:
Erkrankungen der Verdauungsorgane, Schwindel mit   Dig.
Gemütsverstimmung.

Modalitäten:
Verschlimmerung nach dem Essen, durch Bewegung.
Besserung in der frischen Luft. (Gelegentlich verschlim-
mert sich Kopfweh und Schwindel im Freien.)

Verdauungsorgane:
Heftiges Aufstoßen und Druck im Magen mit starker   Dulc., Bry.,
Übelkeit und Kältegefühl. Sehr starker Meteorismus, so   Apoc., Crot.,
daß die Kleider geöffnet werden müssen. Wäßriger,   Aloe., Cham.
schaumiger, gußartig sich entleerender Durchfall.   Podoph., Ipec.

Urogenitalorgane: Staphis., Con.,
Scharfer, rötlicher Harn mit Eintrübung beim Stehen.   Helon.
Regel zu früh und länger als sonst, Nymphomanie.   Kreos.

Klinische Indikationen:
Sommerdurchfälle D 4–D 6.

Durchfälle mit Magendruck, Meteorismus, gußarti-
ge Stuhlentleerung.
Essen, Bewegung verschlechtert.
Frische Luft bessert.

Grindelia robusta
Grindelienkraut
Fam. Compositae

Herstellung nach V. 4 a/7.

Bewährtes Arzneimittel beim Bronchialasthma, wobei typisch die Atemnot beim Niederlegen ist. Aussetzen der Atmung beim Einschlafen. Schmerzen in der Milz und Lebergegend. Hauteruptionen mit Bläschen und Pusteln (als Gegenmittel bei Rhus-Vergiftung bekannt.)

Bei asthmatischen Beschwerden haben sich auch höhere Potenzen bewährt.

Guajacum officinale
Pockenholzbaum
Fam. Zygophyllaceae

Das Harz zur Tinktur nach V. 4 a durch Mazeration mit
60%-W. – A. = $\frac{1}{10}$ = D 1.

Wirkungsrichtung:
1. Lymphatischer Rachenring.
2. Rheumatischer Formenkreis.

Leitsymptome:	Hydrocot.,
Chronische rheumatische Muskel- und Gelenkleiden.	Ac. sulf., Ac.
Starke Schweiße.	acet.

Atmungsorgane:	Ac. nitr., Ap.
Brennen in der Luftröhre und im Kehlkopf mit Rötung	Aesc., Ham.
und Schwellung, übelriechende Sputa. Stechen in der	virg.
Brust besonders beim Einatmen, Herzklopfen und Er-	Eucal., Bry.
stickungsangst. Anfallsweise Husten.	

Bewegungsorgane:	Kreos., Merc.
Rheumatoide Muskel- und Gelenkschmerzen, Span-	Plant.
nungs- und Verkürzungsgefühl in der Muskulatur.	

Klinische Indikationen:
Chronische Bronchitis und Bronchiektasen D 3–D 4.
Chronische Anginen D 4–D 6.
Gichtische Dermatosen D 12. Gonarthritis D 6–D 12.

Chronisch rheumatische Prozesse.
Sehnen- und Muskelverkürzung.
Üble Ausdünstung, Schweiße.
Durch Wärme Verschlimmerung.

Hamamelis virginica
Virginische Zaubernuß
Fam. Hamamelidaceae

Frische Rinde der Zweige und Wurzeln zur Tinktur
nach V. 3a. – A. = ⅓.

Puls., Arn.,
Calc. fluor.
Aloe., Sulfur
Bellis per.
Melilotus

Wirkungsrichtung: Venöses System, Hämostypticum,
besonders bei venösen Stasen mit Stauungsdruck.

Klinische Indikationen:
Venen- und Varizenblutungen D 4–D 12. Phlebitis (lokale Anwendung). Hämorrhoidalblutungen. Genital-
blutungen bei venöser Plethora. Augenblutungen bei
Netzhautablösung.

> Allgemeines Zerschlagenheitsgefühl.
> Schlimmer bei feuchter Witterung.
> Hämorrhagien jeder Art.

Hedera helix
Efeu
Fam. Araliaceae

Blühende Zweige nach V. 3a. A. = ⅓.

Wirkstoffe:
Jod, Glykoside, Inosit, Chlorogensäure, Saponine, Hede-
ragerbsäure, Ameisensäure, Apfelsäure, Zink, Kupfer,
Mangan, arsenige Säure, Lithium, Aluminium.

Wirkungsrichtung:
Spong., Brom.   1. Schilddrüse.
Lyc., Jod.   2. Mesenchymales Gewebe (Haut, Schleimhäute, Gelen-
ke).

Leitsymptome:
Erschöpfung, Kälteempfindlichkeit, Erkältungsneigung,
Abmagerung.

Modalitäten:
Verschlimmerung im Frühjahr und Herbst, morgens.
Besserung der Erkältungszeichen in der frischen
Luft, kaltes Wasser, durch Essen, abends, Bewegung
und Massieren.

Herz- und Kreislauforgane:
Plötzlich auftretende, pektanginöse Beschwerden. Herzklopfen und Pulsieren in Brust und Hals.

Glon., Bell.,
Acon, Cact.,
Sang.

Atmungsorgane:
Schnupfen fließend, Rachen- und Bronchialkatarrh.

Cep., Euphras.

Verdauungsorgane:
Völlige Appetitlosigkeit wie auch ungewöhnliche Anregung des Appetits. Übelkeit, Erbrechen, Magendrücken,
krampfartige Magenschmerzen, wenn der Magen leer
ist, mit Besserung durch Essen.

Lyc., Jod.
Ipec., Tart.
em., Jod.,
Anac.

Urogenitalorgane:
Pollakisurie, scharfer wundmachender Fluor vor der
Regel.

Solidago, Calc.
carb.

Bewegungsorgane:
Rheumatoide Muskel- und Gelenkschmerzen, schlimmer nachts und morgens.

Ferr.

Klinische Indikationen:
Cholezystopathie D 6. Hyperthyreosen D 4–D 6. Asthma bronchiale D 2–D 4. Hals-Schultersyndrom D 6.

Müdigkeit mit Besserung in der frischen Luft.
Neigung zu Katarrhen und Herzklopfen.
3 Uhr morgens Verschlechterung.
Frühjahr und Herbst.

Hekla lava
Lava vom Hekla-Vulkan auf Island.

Verreibungen ab D 1 nach V. 6. A. = $\frac{1}{10}$.

Wirkungsrichtung: Skelettsystem, besonders Kiefer-knochen.

Klinische Indikationen:

Acid.
hydrofluor.

Versuchsweise bei Exostosen D 3–D 6. Osteoporose D 12.
Spondylarthrosen D 4–D 12.

Symptomatikum bei osteophytären Reaktionen.

Helleborus niger
Christrose
Fam. Ranunculaceae

Getrockneter Wurzelstock mit Wurzeln zur Tinktur
nach V. 4a mit 90%-W. – A. = ¹⁄₁₀ = D 1.

Wirkstoffe:
Glykosid Helleborin (Saponin). Glykosid Helleborein
(digitalisähnlich wirkender Stoff).

Wirkungsrichtung:
1. ZNS   Ars., Zinc.
2. Herz-Kreislauf   Glon., Bell.
3. Schleimhautreizung des Magen-Darmtraktes.   Ver. alb.

Psyche:
Melancholie, Apathie, Schuldkomplexe, Nachlassen der   Veratr. alb.
geistigen Fähigkeiten mit verlangsamten Reaktionen.

Leitsymptome:
Ausdruckslose, leere Augen, auf Licht unempfindlich,   Ap., Hep.
mangelhafte Urinausscheidung.   Tereb., Ars.

Modalitäten:
Verschlimmerung abends und durch Abdecken.   Camph.

Herz- und Kreislauforgane:
Kollapssymptome mit allgemeiner Kälte und kalten   Camph., Ver.
Schweißen.   alb.

Atmungsorgane:
Schnupfen, Atemnot und Erstickungsgefühl.   Cep., Ac. phos.

Verdauungsorgane:
Zunge trocken, rissig, Würgen, Erbrechen mit Magen-   Ac. nitr., Kal.
schmerzen.   bichr.

Urogenitalorgane:
Wasserheller oder stark gesättigter Harn, Hämaturie   Ac. nitr.,
mit kaffeesatzähnlichem Niederschlag.   Tereb., Ap.,
                                                          Ars.

ZNS:
Hirndruckerscheinungen, Kopf wird hin und her ge-   Op., Ac. phos.
worfen und in das Kissen gebohrt, Zupfen an Lippen   Arn., Bapt.
und Nase, Stirnrunzeln, Kaubewegungen.   Laur., Cupr.

Klinische Indikationen:
Melancholie mit stupurösem Ausdruck D 30. Typhöser
Zustand bei Urämie und chronischer Herzinsuffizienz
D 3–D 4. Folgen von Meningo-Enzephalitis D 12.

Stupor, Delier und Schlummersucht. Mangelndes
Interesse an der Umgebung.
Vagotone Kreislaufkrisen mit Krämpfen.
Nierenreizung. Besserung durch Diurese.

Heloderma
Heloderma horridum – Echsenart
Fam. Helodermidae

Herstellung nach S. V.
Gift

Wirkungsrichtung: Kreislauf und ZNS.

Lähmungsartige Erscheinungen mit Eiseskälte, Ata-
sie.
Parästhesien, Tremor, Kollaps.
Morgens Verschlechterung.

Helonias dioica
Falsche Einhornwurzel
Fam. Liliaceae

Frische Wurzeln zur Urtinktur nach V. 3 a. A. = ⅓.

Wirkungsrichtung: Vegetatives Nervensystem, Becken-
bindegewebe.

Zinc., Kal.
carb., Cimic.,
Con., Hydr.
Staphis.

Klinische Indikationen:
Schwächezustände des Unterleibs D 4–D 6.
Fluor vag. D 4. Endometritis D 6.
Senkungsbeschwerden D 12.
Parametropathia spast. D 4.

Sepia

Folgen von Erschöpfung, Überarbeitung und Überreizung bei Schwäche des Genitalsystems.

Hepar sulfuris

Kalkschwefelleber = kristallinisches Gemisch von Calciumpolysulfiden. Nach V. 8a bereitet, zur Verreibung nach V. 6.

Wirkungsrichtung:
1. Lymphatismus mit exsudativer Diathese.
2. Eitrige Haut-, Schleimhaut- und Drüsenprozesse.

Sil., Calc.
carb., Merc.

Personotropie:
Vorwiegend lymphatische Konstitution, Frostigkeit, Erkältlichkeit, Neigung zu purulenten Entzündungen.

Coff., Asar.,
Cham.
Ambr., Ac.
nitr.

Psyche:
Überempfindlich gegen äußere Eindrücke, ärgerlich, reizbar, niedergedrückt, »verträgt nicht den leichtesten Schmerz«.

Leitsymptome:
Empfindlichkeit gegen Berührung und kalte Luft, Eiterung selbst kleinster Verletzungen, profuse Schweißausbrüche ohne Linderung, käseartiger Geruch der Sekrete, Darm- und Blasenschwäche bis zur Atonie, Verlangen nach sauren und gewürzten Speisen.

Sep., Merc.,
Sil.

Cham., Coff.,
Acon.

Modalitäten:
Verschlimmerung durch Berührung, Kälte.
Besserung durch Wärme und vor allem durch Feuchtigkeit.

Calc. fluor.,
Sil., Staphis.,
Puls.
Kal. carb.

Atmungsorgane:
Schnupfen bei wunder Nase und Schmerzen im Bereich von Stirn und Nase. Anfallsweise schmerzhafter Husten. Hustenanfälle zeitweise bis zum Erbrechen. Starke Empfindlichkeit gegen Kälte.

Merc., Sil.,
Kreos.
Bell., Ac. nitr.
Anac., Staphis.

Verdauungsorgane:
Geschwollene, aufgesprungene Lippen, heftiger Zahnschmerz, besonders bei kalten Speisen und beim Öffnen des Mundes. Grätengefühl im Hals. Verlangen nach sauren, scharf gewürzten Speisen.

Nux vom.,
Sabal
Tuberc.

Urogenitalorgane:
Muß lange warten, bis der Harn kommt, Gefühl des Zurückbleibens von Harn in der Harnblase nach dem Wasserlassen. Jucken und Stechen am Penis, schankerähnliche Geschwüre der Vorhaut, Wundheit an den La-

bien und zwischen den Beinen. Fluor albus mit Schrunden an den Labien.

Haut:
Unrein, gelblich, unheilsam, eitrige Hautveränderungen, Ekzeme, Haarausfall. Überempfindlichkeit gegen Schmerz, Kälte und Berührung.

Sil., Thuj.
Calc. carb.,
Merc.
Lyc., Lach.,
Ac. nitr.

Klinische Indikationen:
Lymphatische Entzündungen der oberen Luftwege (eitrige Sekrete) D 4–D 12. Blepharitis D 4–D 6. Otitis media und externa D 12–D 15. Absteigende Katarrhe – Tracheitis, Laryngitis, Bronchitis, Pneumonie D 4–D 12. Eiternde Hautprozesse (Akne) D 30. Allergische Erkrankungen in der Folge von bakteriellen Infektionen D 30. Ulcus duodeni D 12.

Mittel der mesenchymalen Reaktion nach Entzündung, Infekt und Vergiftung.
Kälte, Luftzug, Berührung, Schmerz verschlechtern.
Feuchtigkeit, Wärme, sauer, Alkohol verbessern.
Jähzornig, Berührungs- und Schmerzempfindlichkeit.

Hydrastis canadensis
Kanadische Gelbwurz
Fam. Ranunculaceae

Getrockneter Wurzelstock mit Wurzeln zur Tinktur nach V. 4a mit 60%-W. – A. = $\frac{1}{10}$ = D 1. Verschreibungspflicht bis D 3 einschließlich.

Wirkstoffe:
Alkaloid Hydrastin, Berberin, Canadin.

Wirkungsrichtung:

Kal. bichr.
Cinnab.,
Gels., Aesc.

1. Anregung der Schleimhautsekretion.
2. Spasmolytisch.

Personotropie:
Konstitutionelle Minderwertigkeit der Schleimhäute mit Neigung zu chronischen Katarrhen und zur Geschwürbildung.

Leitsymptome:

Kal. bichr.
Bry., Alum.
Ign., Carb. an.,
Sep., Staphis.

Zähe, klebrige Sekretionen aus dem Nasen-Rachenraum. Weißlicher Zungenbelag mit gelblichen Streifen, konstanter Magenschmerz, Ekel vor Speisen jeder Art, bitterer Geschmack.

Modalitäten:
Verschlimmerung durch Bewegung, in Wärme und nachts. Besserung durch Ruhe und Druck auf den Magen.

Atmungsorgane:

Kal. bichr.,
Calc. jod., Dig.

Rauher, trockener Hals mit Husten. Bronchialkatarrh.

Verdauungsorgane:

Sep., Bell., Ign.
Carb. an.

Schwächegefühl im Magen mit Senkungsgefühl.

Klinische Indikationen:
Schleimhautulzerationen im Nasen-Rachenraum und Rectum D 3–D 4. Abführmittelabusus D 4.

Schleimhautmittel.
Senkungsgefühl.
Kälteverschlimmerung.

Hydrocotyle asiatica
Wassernabel
Fam. Umbelliferae

Getrocknete Pflanze zur Tinktur nach V. 4 a mit 60%-W.
A. = $\frac{1}{10}$ = D 1.

Wirkungsrichtung: Haut, Uterus, Blase.

Psor., Ac.
fluor., Arg.
Comocl., Mez.,
Anac., Sulfur,
Graphites

Klinische Indikationen:
Versuchsweise bei psoriatiformen Exanthemen D 4.

Allgemeine Müdigkeit.
Entzündliche und schuppende Hauteffloreszenzen.

Hyoscyamus niger
Bilsenkraut
Fam. Solanaceae

Frische blühende Pflanze zur Essenz nach V. 2a. A. = ½.

Verschreibungspflicht bis D 3 einschließlich.

Wirkstoffe:
Alkaloide l-Hyoscyamin, d-Hyoscyamin, l-Scopolamin, Atroscin.

Wirkungsrichtung:
1. Starke Erregung des ZNS.

Bell.
2. Tonuserhöhend der glatten Muskulatur von Oesophagus, Kehlkopf und Bronchien.

Psyche:

Calc. carb.,
Cyprip., Kal.
brom., Glon.,
Bell., Ap.,
Lach., Ign.,
Chaps., Lyc.
Schlaflosigkeit, Gespanntheit, Gereiztheit, Angst, Artikulationsstörungen, überreizte Phantasie, Halluzinationen, Hydrophobie, erotische Manie, Eifersucht.

Leitsymptome:

Lach., Ver.
alb., Ign.,
Caps., Lyc.
Cupr., Zinc.,
Tart. em.
Zentrale Erregung mit Delirien und Halluzinationen, Schwatzhaftigkeit, obszöne Reden, Krämpfe der willkürlichen und unwillkürlichen Muskeln. Krampfartiger Husten nachts, unwillkürlicher Stuhl- und Harnabgang.

Modalitäten:

Aral., Mang.
ac.
Verschlimmerung nachts, liegend, nach Trinken, durch Kälte.
Besserung durch Vorbeugen des Kopfes, Wärme.

Atmungsorgane:

Dros., Bell.,
Cupr.
Aral., Ar.
triph., Stict.,
Con., Ap.,
Cep.
Heiserkeit, rauher, trockener Hals mit Engegefühl, krampfartiger Husten, besonders bei Wärme und im Liegen.

Ver., Ars., **Ign.** *Verdauungsorgane:*
Stram.
Krämpfe und Koliken im Bauch. Singultus.

Urogenitalorgane:
Lähmung der Blase mit absoluter Inkontinenz.

ZNS:

Hochgradige Erregung, Verwirrung, Schwatzhaftigkeit, Halluzinationen, Argwohn (weist Arznei zurück), Fluchtversuche, springt aus dem Bett, Krämpfe, Zukkungen; Hirnlähmung mit Somnolenz, Sopor.

Klinische Indikationen:

Typhöse Zustände (Ansprechen möglich, Patient schläft aber gleich weiter) D 12–D 30. Hysterische oder auch epileptische Krämpfe D 4–D 12. Delirium tremens D 12–D 30. Nymphomanie und Eifersüchteleien D 30. Blasenlähmung D 4.

Delir und Halluzinationen, motorische Unruhe.
Typhöse Fieberzustände. Krämpfe der unwillkürlichen Muskulatur.
Nachts Verschlechterung.
Eifersucht und erotische Erregungszustände.

Hypericum perforatum
Johanniskraut
Fam. Hypericaceae

Frische blühende Pflanze zur Essenz nach V. 3 a. A. = ⅓.

Wirkungsrichtung:
1. ZNS, besonders nach vorangegangenem Trauma.
2. Peripheres NS.

Leitsymptome:

Sec., Glon. Nervenschmerzen nach Operationen, Stumpfschmerzen,
Bell., Arn. Kongestion zum Kopf mit Reizung der Gehirnnerven.

Atmungsorgane:

Puls. Husten und Räuspern mit Auswurf von blutigem
Schleim. Verstärkte Geruchswahrnehmung.

ZNS:

Arn., Op. Folgen von Gehirn- und Rückenmarkerschütterungen,
Glon. reaktive Depressionen, besonders nach Commotio.

Bewegungsorgane:
Neuritische und neuralgische Schmerzen nach Verletzung.

Klinische Indikationen:
Posttraumatische Beschwerden vor allem nach Schuß-
und Stichverletzungen (Nervenoperationen) D 12–D 30.
Haarausfall nach Hauterkrankung D 12.

Angst, Gedrücktheit, Verwirrung.
Folgen von Nervenverletzung u. Gehirntrauma.

Iberis amara
Schleifenblume
Fam. Cruciferae

Reife getrocknete Samen zur Tinktur nach V. 4a mit
60%-W. – A. = ⅒ = D 1.

Wirkungsrichtung: Herzmuskel.
                                               Kal. nitr.,
Jod., Kalm.
lat., Spig.

Präinsuffizienz des Herzens mit Druckgefühl bis zum Rhus, Cimic.
dumpfen Schmerz im Herzbereich, Zunahme der Beschwerden beim Linksliegen; unruhiger Schlaf. Dyskar-
dien mit Neigung zu Extrasystolien D 2–D 4.
Roemheld'scher Symptomenkomplex D 4.

Herzoppression beim Linksliegen.
Roemheld'scher Symptomenkomplex.

Ignatia
Strychnos ignatii (= Ignatia amara)
Ignazbohne
Fam. Loganiaceae

Getrocknete Samen zur Tinktur nach V. 4a mit 60%-
W. A. = $\frac{1}{10}$ = D 1.
Verschreibungspflicht bis D 3 einschließlich.

Wirkstoffe: Alkaloide Strychnin und Brucin.

Wirkungsrichtung:
1. ZNS (Überempfindlichkeit aller Sinne).
2. Tonussteigerung der willkürlichen und unwillkürlichen Muskulatur.

Personotropie:
Empfindsamkeit, Nervosität, Weinerlichkeit; hysterische Symptome.

Psyche:

Ac. phos.
Natr. mur.
Hyosc., Nux
vom.
Croc., Mosch.

Kummer durch Verlust des Partners, oder nach unerwi-
derten Neigungen. Nervöse Erregungszustände, hysterische Ohnmachtsanfälle. Labiles seelisches Gleichge-
wicht. Mangelndes Konzentrationsvermögen. Unbere-
chenbarkeit, unüberlegtes Handeln.

Leitsymptome:

Puls.
Asa., Lach.
Val., Nux
vom., Arg.
nitr.

Neigung zu Melancholie, trägt Erlebnisse lange mit sich
herum, ohne darüber hinwegzukommen, spontaner
Stimmungswechsel, Zornausbruch durch Widerspruch,
Krämpfe bei seelischer Erregung, Weinkrämpfe bei psychischer Erregung, Globusgefühl im Hals, Unverträglichkeit von Kaffee und Tabak.

Modalitäten:
Verschlimmerung durch Kummer, Aufregung, Kaffee,
Nikotin, Kälte, Berührung, morgens.
Besserung: Wärme, Druck, langsame Bewegung.

Atmungsorgane:

Hyosc., Ars.
Aral., Con.,
Ac. phos.

Trockener, krampfhafter Husten mit Kitzel im Hals, besonders abends und nachts. Unwillkürliches Seufzen.

Verdauungsorgane:

Graph.,
Anac., Petr.
Chel.

Patient beißt sich beim Reden leicht auf den Zungen-
rand oder in die Innenbacke. Klumpen- oder Pflockgefühl im Hals. Abneigung gegen das gewohnte Tabak-

rauchen mit Appetitverlust und Übelkeit. Krampfhaftes Gähnen. Analprolaps bei schwerem Stuhlgang.

Nux vom. Podoph., Nux vom.

ZNS:
Krampfneigung bei neuropathischer Anlage.

Temp.:
Kälteempfindlich aber rasche Erwärmung durch äußere Wärme. Durst bei Frösteln, bei Hitze durstlos.

Klinische Indikationen:
Allgemeine psychische und physische Überempfindlichkeit D 30. Ulcus duodeni (vorwiegend bei Frauen) D 4–D 30. Spastische Beschwerden bei Hysterie, Nervenleiden. Migräne, Ischialgie D 12–D 30.

> Charakteristischer Stimmungswechsel, Unbeständigkeit bei sensiblen, melancholischen Personen.
> Folgen von Schreck, Kummer, Ärger. Globusgefühl.
> Essensbesserung.
> Widerspruch verschlechtert.
> Gemütsverstimmung.

Ipecacuanha
Cephaelis ipecacuanha
Brechwurzel
Fam. Rubiaceae

Vorsichtig getrocknete Wurzel zur Tinktur nach V. 4a mit 60%-W. – A. = $\frac{1}{10}$ = D 1.
Verschreibungspflicht bis D 3 einschließlich.

Wirkstoffe: Alkaloide Emetin, Cephalin, Saponine.

Wirkungsrichtung:
1. Anregung der Schleimhaut- und Drüsensekretion der Atmungs- und Verdauungsorgane.
2. Tonuserhöhung der glatten Muskulatur.
Ruhelosigkeit mit anfallsweiser Schwäche und Erbrechen.

Bell., Atrop. Bry.

	Leitsymptome:
Ars., Puls.	Ständige Übelkeit mit Erbrechen, auch bei leerem Magen, Erbrechen bringt keinerlei Erleichterung, Neigung zu reichlichen und hellroten Blutungen.
Erig., Millef., Sab.	

Modalitäten:
Verschlimmerung durch Bewegung, abends, Wärme und Kälte.
Besserung nur in Ruhe.

	Atmungsorgane:
Natr. chlor., Selen., Lach., Sang., Croc., Sil.	Niesen und reichlich wäßriger Schnupfen. Erstickender Husten mit Übelkeit und Erbrechen. Grobblasige RG's über den Bronchien. Häufig blutiger Auswurf.

	Verdauungsorgane:
Tart. em. Puls., Carb. veg., Ant. cr., Bell., Ars. Merc., Aloe.	Erbrechen bessert die Übelkeit nicht, (kein Zungenbelag) besonders nach Genuß von Fettem, Obst, Eis und Durcheinanderessen. Durchfälle gelb, wäßrig, schaumig, zuweilen blutig.

Klinische Indikationen:
Bronchitis – Bronchopneumonien, asthmoide Bronchitis mit zähem Schleim bzw. Sekret D 4–D 6. Magenkatarrhe mit Brechneigung (Folgen von Durcheinanderessen und Eisgenuß) D 4. Gastrische Fieber mit wenig Durst D 4. Blutungen aus Magen, Darm, Lunge, Niere, Uterus mit Ohnmacht, Übelkeit, Konvulsionen (unabhängig von der äthiologischen Behandlung als Palliativmaßnahme) D 3–D 4.

Übelkeit, Erbrechen bei reiner Zunge.
Blutungsneigung.
Husten mit Schleimrasseln und Erbrechen.
Ruhr und Menorrhagien.

Iris versicolor
Schwertlilie
Fam. Iridaceae

Frischer Wurzelstock zur Essenz nach V. 3a. A. = ⅓.

Wirkungsrichtung: Vagus.

Gels., Kal.
bichr., Caust.,
Natr. chlor.,
Psor., Sil.

Migränemittel nach Streßsituationen in Verbindung mit Magenbeschwerden. (Sodbrennen, Erbrechen) D 4.

Magenkatarrh mit Sodbrennen. Migräne mit Erbrechen und Durchfall. Sonntagsmigräne.

Jaborandi
Fam. Rutaceae

Getrocknete Blätter zur Tinktur nach V. 4a mit 60%-W.
A. = ¹/₁₀ = D 1.

Wirkungsrichtung: Parasympathicus.

Schweißausbrüche mit Hitzewallungen (vorwiegend in der Menopause). Symptomatisches Mittel bei Hyperhydrose jeglicher Ätiologie D 3–D 6. Glaukom D 4.

Salvia., Sambucus, Sang.
Ac. sulf.

Schweiß- u. Speichelsekretion vermehrt.

Jodum
Jod. J.

Zur Lösung nach V. 5 a mit 90%-W. – A. = $\frac{1}{10}$ = D 1.

Verschreibungspflicht bis D 3 einschließlich.

Wirkungsrichtung: Jodstoffwechsel (oxygenoider Stoffwechsel).

Personotropie:

Sul., Petr., Lyc.
Innere Unruhe, Bewegungsdrang, Hitzegefühl. Abmagerung trotz Hunger. Drüsenhypertrophie.

Ars., Aur., Kal. brom.
Psyche:
Angstgefühl, Tätigkeitsdrang, Zwang zur Gewalttätigkeit, Vergeßlichkeit, geistige und körperliche Erschöpfung.

Leitsymptome:

Arg. nitr., Nux vom. Magn. carb.
Rasche Abmagerung trotz guten Appetits, viel Durst, überreiztes Nervensystem mit großer Unruhe und Angst, ständiges Frösteln bei kalter Haut (Froschhände), kalte Schweiße an Händen, in der Achselhöhle, Atrophie der Brüste und der Hoden, Schilddrüsenhypertrophie.

Modalitäten:

Lach., Acon.
Verschlimmerung durch Wärme, in Ruhe, nüchtern. Besserung in Kälte, beim Gehen, während des Essens.

Herz- und Kreislauforgane:

Bell., Op., Acon., Sang.
Heftiges Herzklopfen, pektanginöse Beschwerden mit Präcordialangst. Hitzegefühl und Schweißausbruch am ganzen Körper.

Atmungsorgane:

Ac. nitr., Aur., Hyosc., Gels. Phos., Ver. vir.
Wäßriger Schnupfen bei wunder Nase. Heiserkeit mit schmerzhaftem Räuspern und rauhem Husten. Beengungsgefühl im Hals und auf der Brust.

Verdauungsorgane:

Calc. carb., Bar. Lyc., Phos., Iris., Merc.
Angeschwollene Schilddrüse und Beengungsgefühl, heftiger Heißhunger und reichlich Durst mit Schwächegefühl. Patient muß ständig essen, sonst wird er ängstlich, kraftlos und zittrig. Obstipation mit trockenen Stühlen.

Urogenitalorgane:
Reichlich scharfer und wundmachender Fluor.

ZNS:
Hochgradige Erregung, innere Unruhe und Angst mit
Schlaflosigkeit.

Acon., Coff., Ap., Cupr., Rhus tox.

Haut:
Blaßgelb mit rotem, heißem Gesicht, Schweiß bei geringster Anstrengung, Abmagerung oder Schwellung der Haut, besonders der Unterschenkel und Unterarme.

Klinische Indikationen:
Zur Behandlung von Hyperthyreosen und Thyreotoxikosen nicht unter D 8. Ulcus duodeni D 6–D 12. Hektische auch fiebrige Zustände bei erhöhtem Sympatikotonus D 12–D 15. Ozaena D 4–D 6. Rhinitis vasomotorica D 6–D 8. Bei allen Indikationen sollte das Gesamtbild angesprochen werden.

Abmagerung bei gutem Appetit. Hitzegefühl und Unruhe, auch Frieren und Frösteln mit naßkalten Extremitäten.
Schweißneigung, Drüsenschwellung.
Besserung durch Bewegung, Essen und frische Luft.

Juglans regia
Walnuß
Fam. Juglandaceae

Frische grüne Fruchtschalen und Blätter zu gleichen
Teilen zur Essenz nach V. 3a. A. = ⅓.

Viol. tric.,
Vinc., Oleand.,
Merc., Graph.,
Petr.

Wirkungsrichtung: Haut.

Nässende Hautausschläge, Furunkulose, Acne vulgaris
(symptomatisch) D 4 über längere Zeit.
Otitis externa D 4.

Nässende Effloreszenzen bei exsudativer Diathese
und Seborrhöe.

Kalium bichromicum
K₂Cr₂O₇

Zur Verreibung nach V. 6. Zur Lösung nach V. 5 a.
A. = $\frac{1}{100}$ = D 2.
Verschreibungspflicht bis D 3 einschließlich.

Wirkungsrichtung:
1. Schleimhaut von Nasen-Rachenraum und oberen Luftwegen.
2. Schleimhäute von Bronchien und Magen.

Leitsymptome:
Zähe, fasrige, teils gelbliche Absonderungen, Pseudo-membranen, Haut- und Schleimhautgeschwüre wie ausgestanzt, Kälteempfindlichkeit. Mangel an Lebens-wärme.

Cocc. cact.

Sil., Kal. carb.
Calad., Phos.,
Bar.

Modalitäten:
Verschlimmerung morgens, durch kaltes Wasser, durch Kaffee.
Besserung tagsüber, durch feuchtwarmes Wetter.

Hep.

Atmungsorgane:
Schleimig-eitriger, fadenziehender Schnupfen. Kopf-schmerzen und schmerzhafter Druck über der Nasen-wurzel. Verlust des Geruchs. Heiserkeit und rauher Hu-sten mit zähem, schwerlöslichem Auswurf.

Stann. jod.
Aur., Asa., Ac.
nitr., Kal. jod.,
Graph.

Verdauungsorgane:
Gefühl eines Haares im Rachen oder auf der Zunge, sehr trockener Mund. Besserung der Magenbeschwer-den, des Kopfwehs und der Gemütsverstimmung durch Essen.

Bry., Tarax.,
Natr. phos.

Urogenitalorgane:
Brennen beim Wasserlassen und lange danach.

Canth., Ars.,
Thuj.

Bewegungsorgane:
Muskel- und Gelenkrheumatismus mit wandernden und plötzlich kommenden und langsam gehenden Schmerzen, häufig im Wechsel mit Verdauungsbe-schwerden, Gelenke knacken hörbar, schlimmer durch Kälte, besser durch Bewegung.

Led., Tart. em.
Caust., Puls.

Kalm. lat.
Lith., Sulf.

Haut:
Papeln, Bläschen, Pusteln, Geschwüre wie ausgestanzt.

Klinische Indikationen:

Skrofulöse Augenerkrankungen wie Conjunctivitis, Blepharitis, Keratitis mit zähen, fadenziehenden Schleimabsonderungen (Sjögren-Syndrom) D 4–D 12. Chronische Tonsillitis, Naso-Pharyngitis sicca D 12. Chronische Gastritis der Säufer (Biertrinker) D 4–D 6. Ulcus ventriculi (luetische Ätiologie) D 12. Chronische Bronchitis und Bronchiektasen D 12–D 30. Rheumatische Affektion in der Folge von Fokaltoxikosen und Infektion; Erythema nodosum D 6–D 12.

Schleimhautmittel mit zähen Sekreten und torpiden Ulzerationen.
Kälteempfindlichkeit mit Besserung durch Bewegung in frischer Luft.

Kalium carbonicum
Kaliumkarbonat. K_2CO_3.

Zur Verreibung nach V. 6, 1+99 = D 2. Zur Lösung
nach V. 5a. A. = ¹⁄₁₀ = D 1.

Wirkungsrichtung: Elektrolythaushalt, (Vagotrope-kol-
loidquellende Wirkung).

Personotropie:
Schwächliche, adynamische Menschen mit Schweißnei- Bar., Sil.
gung und Überempfindlichkeit gegenüber physischen
und psychischen Einflüssen.

Psyche:
Exzentrisch, ärgerlich reizbar im höchsten Grade, zän- Ac. phos.,
kisch. Will nicht allein sein, furchtsam. Calc.
  hypophos.

Leitsymptome:
Stechende Schmerzen, Rücken- und Nierenschmerzen, Ac. ox.,
Auftreibung des Leibes unmittelbar nach dem Essen, Xanthox.
Oberlidödeme, Überempfindlichkeit der Fußsohlen, Graph., Ant.
Schwäche und Schweißneigung. cr., Calc. carb.
  Caps.

Modalitäten:
Verschlimmerung morgens (3 Uhr), durch Kälte. Ferr., Lach.
Besserung durch Wärme und Vornüberbeugen. Sil.

Herz- und Kreislauforgane:
Adynamie des Herzmuskels bei entsprechenden Störun- Natr. chlor.
gen des Elektrolythaushaltes (besonders Hypokaliä- Ac. hydrochl.,
mie), vorwiegend Tachykardie, Herzstechen mit Aus- Phos., Ferr.
strahlung zum Rücken, Angst, Atemnot. Cact., Spig.
  Acon.

Atmungsorgane:
Krampfhafter, trockener Husten mit stechenden
Schmerzen im Thoraxbereich, Würg- und Brechreiz bei
den Hustenanfällen.

Verdauungorgane:
Rauher Hals mit morgendlichem, schleimigem, schwer- Graph., Carb.
löslichem Auswurf. Allgemeine gastroenteritische Be- veg., Caps.,
schwerden mit Meteorismus. Schmerzhafte Stuhlentlee- Lyc., Chin.
rung. Puls.
  Merc.

Urogenitalorgane:
Relative Inkontinenz. Dysmenorrhoen. Caust., Natr.
  chlor., Scill.

Cimic., Natr. chlor.

ZNS:
Schwerfälliges Denken, Schlaflosigkeit durch nervliche Erschöpfung, Rückenmarkschwäche.

Ac. phos. Ferr.

Bewegungsorgane:
Schwäche und Schmerzen in allen Gliedern und besonders im Rücken mit Bedürfnis sich anzulehnen oder hinzulegen.

Klinische Indikationen:
Subakute oder chronische Bronchitis D 4–D 8. Chronische Herzschwäche, chronische Herzinsuffizienz in der Folge von abgelaufener Endo- und Pericarditis D 3–D 4. Hydropische Herzinsuffizienz D 4–D 6. Spinalirritation in Verbindung mit BWS-Veränderungen D 12. Adynamie und Schwäche in Folge von Anämie D 12–D 15. Hyperkaliämie D 12–D 15. Hypokaliämie D 3–D 4. Sphinkterinsuffizienz der Blase bei alten Menschen D 4–D 6.

Schwäche, Schweiße, stechende Schmerzen.
Verschlimmerung 3–5 Uhr durch Niederlegen, Kälte und Luftzug.
Besserung durch Wärme, Umhergehen, Aufrichten.

Kalium bromatum
Kaliumbromid. KBr.

Zur Verreibung nach V. 6. Zur Lösung nach V. 5a: 10
Teile in 80 Teilen Wasser und 10 Teilen 90%-W.
A. = $\frac{1}{10}$ = D 1.

Klinische Indikationen:
Gedächtnisschwund D 4–D 8. Nervöses Asthma D 12.
Akne im Kinn-Mund-Dreieck D 12.

Aven., Coff.
Ferr. phos.
Jod., Brom.

Gedächtnisschwäche, Umhergehen bessert. Wärme
verschlechtert. Seborrhoische Ekzeme.

Kalium chloratum
Kaliumchlorid. KCl.

Zur Verreibung nach V. 6. Zur Lösung nach V. 5a: 1 Teil
in 89 Teilen Wasser und 10 Teilen 90%-W.
A. = $\frac{1}{100}$ = D 2.

Klinische Indikationen:
Keratitis ulcerosa D 3. Katarrhe der Nase, des Nasen-
Rachenraumes, vor allem der Tuba Eustachii D 4. Sto-
matitis aphtosa (nach Quecksilber) D 3.

Kal. bichr.

Schleimhautaffektion im Nasen-Rachenraum.

Kalium jodatum
Kaliumjodid. KJ.

Zur Verreibung nach V. 6 und zur Lösung nach V. 5a
mit 45%-W. – A. = $\frac{1}{10}$ = D 1.

Klinische Indikationen:
Skrofulöse Augenleiden D 4. Acne rosacea D 4–D 12.
Akute Laryngitis D 3–D 4.
Kniegelenkshydrops (einseitig) D 3–D 4.

Ac. nitr.
Stann. jod.

Rheumatoide Beschwerden an Muskeln, Sehnen,
Periost.
Resorptionsmittel.

Kalium nitricum
Kaliumnitrat = KNO_3

Herstellung zur Verreibung nach V. 6, zur Lösung nach V. 5 a.

Klinische Indikationen:

Natr. sulf.
Thuja
Antimon.

Asthmatische Beschwerden mit Herzschwäche. Verschlimmerung durch Feuchtigkeit.
Neigung zu generalisiertem Ödem.

Hydrogenoide Konstitution

Kalium phosphoricum
Kaliumphosphat. KH_2PO_4.

Zur Verreibung nach V. 6, $1 + 99 = D\ 2$.
Zur Lösung nach V. 5 a. $A = \frac{1}{10} = D\ 1$.

Klinische Indikationen:

Acid. phos.
Lyc., Anac.
Acid. picr.

Gedächtnis- und Nervenschwäche D 4–D 12.

Symptomatisches Nervenmittel.

Kalium sulfuricum
Kaliumsulfat = K_2SO_4

Herstellung wie oben

Klinische Indikationen:
Entzündung der Schleimhäute mit gelben Absonderungen.
(Sog. mineralisches Pulsatilla, dem es wirkungsgemäß sehr ähnelt)

Nase, Augen, Ohrenaffektionen im Sinne chronischer Affektionen

Kalmia latifolia
Berglorbeer
Fam. Ericaceae

Frische Blätter zur Essenz nach V. 3 a. A. = ⅓.

Wirkungsrichtung: Andromedotoxin-Glykosid, ZNS
und herzwirksam.

Leitsymptome:
Blitzartiger Nervenschmerz von oben abwärts ziehend,
Kopfschmerz bei Licht, Schwindel bei geringster Bewegung.

Modalitäten:
Verschlimmerung durch Bewegung, durch Sonne.
Besserung in Ruhe und Liegen auf dem Rücken.

Herz- und Kreislauforgane:
Myokardschaden bei vorwiegend entzündlichen Er- | Colch., Ac.
krankungen des Herzens oder toxischer Schädigung, | benz., Cact.,
Herzbeschwerden bzw. Herzbeklemmung, Stenokar- | Spig., Apoc.
dien, Angst, Schwächegefühl. | Spong., Naj.,
 | Ars., Phos.,
 | Ver.
ZNS:
Schwindel bei geringster Bewegung, Neuralgien, beson-
ders rechtsseitig; Supraorbitalneuralgie. | Prunus spin.

Bewegungsorgane:
Rheumatoide Gelenk- und Muskelschmerzen.

Klinische Indikationen:
Herzleiden in Folge von rheumatischen Affektionen,
gichtische Diathese bei Herzleiden D 12.
Bradykardie nach Infekten D 12.

Rheumatische Affektionen mit Herzbeteiligung.
Multilokuläre Gelenkschmerzen von oben nach unten.

Kreosotum
Buchenholzteerdestillat

Zur Verreibung und zur Lösung nach V. 5a mit 90%-
W. – A. = $\frac{1}{10}$ = D 1.
Verschreibungspflicht bis D 3 einschließlich.

Wirkungsrichtung: Zellreizung.

Psyche:
Immer wieder neue Wünsche, kann durch nichts befriedigt werden, weinerlich, rührselig. Nach Aufregung pulsierendes Klopfen am ganzen Körper.

Leitsymptome:

Hydr., Ars., Sec.

Brennende, übelriechende Ausflüsse, Schleimhautgeschwüre, Blutungsneigung bei kleinsten Wunden, Brennen in den Fußspitzen, Zahnkaries, Miktion im Liegen leichter.

Modalitäten:

Ars.

Verschlimmerung durch Kälte, in Ruhe, im Liegen, nach der Menstruation.
Besserung durch Wärme, durch Bewegung.

Atmungsorgane:

Ars., Kal. bichr., Psor.

Übelriechender, eitrig-blutiger Auswurf bei chronischen, infektiösen oder destruierenden Lungenerkrankungen.

Verdauungsorgane:
Karieserscheinungen an den Zähnen. Vomitus matutinus, häufig Erbrechen unverdauter Speisen.

Urogenitalorgane:

Helon., Sec., Puls.

Dysmenorrhoe, scharfer, wundmachender Fluor mit Schwellung, Rötung und Pruritus der Vulva.

Haut:

Ars., Ac. sulf., Ac. carb.

Juckende Hauteffloreszenzen, kleine Wunden bluten stark, Neuralgien, besonders diabetischer Genese.
Bettwärme schlechter.

Klinische Indikationen:
Chronische Gastritis D 6–D 12. Menorrhagien mit Diarrhöen D 4. Gangränöse Beingeschwüre D 4–D 12. Diabetischer Pruritus D 4–D 6.

> Entzündliche, geschwürige und blutende Haut- und Schleimhautaffektionen mit scharfem Sekret.
> Juckreiz durch Kratzen, in Wärme schlechter.

Lac caninum
Hundemilch

Frische Milch + 90%-W. zu gleichen Teilen nach V. 1.
A. = ½.

Wirkungsrichtung: unbekannt (vermutlich Immunstimulans).

Beschwerden im Hals aber auch in Muskeln und Gelenken, die häufig die Seite wechseln. Migränekopfschmerz, der von einem Tag zum anderen die Seite wechselt.

Caust., Gels.,
Puls.
Kal. sulf.,
bichrom.
Medorrh.
Gelsem.

Klinische Indikationen:
Rheumatische Beschwerden, mit Seitenwechsel des Schmerzbildes D 4–D 12.

Seitenwechsel der Symptome.
Verschlimmerung morgens, durch Kälte und Menses.

Lachesis muta
Buschotter
Fam. Crotalidae

Das frische Schlangengift zur Verreibung nach S.V.

Wirkungsrichtung: Hochmolekulares Schlangengift mit vorwiegend hämotoxischer Wirkung. Daneben Wirkung auf Kreislauf.

Personotropie:
Exaltiert, teilweise auch aggressiv, psychisch erregbar mit endokrinen Störungen, Folgen erotischer Frustrationen.

Psyche:

Hyosc., Plat.
Natr. chlor.,

Ac. hydrochl.
Op., Arn.
Bapt., Lyc.

Phos., Carb.
veg.

Starkes Selbstbewußtsein, Einbildung, Neid, Haß, Rachegefühl, Grausamkeit. Neigung zu Eifersucht, Argwohn ohne Grund. Alle Arten von Triebstörungen, Angst vor der Zukunft, Angst vergiftet zu werden. Verwirrung – Übergang von Delirium – Bewußtlosigkeit – Koma. Unaufhörliche Geschwätzigkeit. Überempfindlichkeit gegen Sinneseindrücke. Beziehungen zwischen psychischen und Herzsymptomen. Hysterien mit Herzsymptomatik.

Leitsymptome:
Deutliche Verschlimmerung aller Symptome durch und nach Schlaf. Berührungsempfindlichkeit, besonders an

Cimic., Spig.

Merc.

Hals und Taille. Erkrankungen der linken Seite, vor allem Ovar, Konstriktion von Schlund und After, spastische Darmtenesmen, Hämorrhagien (Ekchymosen), Zahnfleischschwellung.

Puls., Nux
vom., Kal.
nitr., Glon.,
Natr. carb.,
Bell. Zinc.

Modalitäten:
Verschlimmerung nach Schlaf, morgens, vor der Periode, durch geringste Zusammenschnürung. Hitze.

Besserung durch Körperausscheidungen.

Herz- und Kreislauforgane:

Phos.

Hitzewallungen abwechselnd mit Frösteln und Frieren bei beginnenden akuten bis septischen Infektionskrankheiten. Kongestive Kopfschmerzen, kalte Extremitäten, zusammenschnürendes Gefühl am Herzen, Beklemmung, pulsus parvus, celer, irregularis, hochgradige allgemeine Schwäche bei toxischer Kreislaufschädigung.

Atmungsorgane:
Überempfindlichkeit der oberen Luftwege und beson-   Ign.
ders des Kehlkopfes gegen Berührung, ständiger Reiz-
und Kitzelhusten bis zum Erstickungsanfall.

Verdauungsorgane:
Aphthen und Ulcera der Mundschleimhaut und des Ra-   Ac. nitr., Merc.
chens. Schluckbeschwerden besonders bei flüssiger
Nahrung bzw. beim Leerschlucken. Meteoristische Er-   Carb. veg.,
scheinungen, unangenehm und schmerzhaft bei Klei-   Chin., Lyc.
derdruck.

ZNS:
Kongestionsschwindel, vor allem beim Schließen der
Augen, Schlaflosigkeit nachts, Schlafsucht am Tage.

Haut:
Livide Verfärbung von Wunden u. a. Hautveränderungen, empfindlich gegen Berührung, Druck, Beengung.

Temp.:
Schüttelfrost, septisches Fieber, Haut heiß und trocken
bei kalten Füßen, trockene Erdbeerzunge.   Ap.

Klinische Indikationen:
Entzündliche bis septische Prozesse (Angina, Abszesse,
Phlegmonen, Thrombophlebitis, Endometritis, septischer Abort) D 8–D 12. Herzinsuffizienz in der Folge
von septischen oder endokrinen Störungen D 12. Klimakterische Ausfallserscheinungen D 12–D 15. Angst-
syndrom in der Folge hormoneller Dissoziationen D 30.
Agranulozytose und Blutkrankheiten D 15–D 30.

Erregbar, exaltiert, erethisch.
Linksseitig.
Morgendliche Verschlimmerung. Hitze verschlech-
tert. Exkretion und Bewegung bessern.
Kongestive Angst.

Lachnanthes tinctoria
Rotwurzel
Fam. Haemodoraceae

Herstellung nach V. 3 a/7.

Typisch für das Arzneimittel sind der Seitenwechsel von Beschwerden (Kopfschmerzen, Angina, Schulter und Nackenschmerzen).
Folgen nach durchgemachter Diphtherie.
Beziehung der Beschwerden während der Periode (Brustschwellung etc.).
Verschlimmerung am Morgen und durch Kälte.
Besserung durch Rückwärtsbeugen.

Klinisch bewährt bei Torticollis, Arm-Schulter-Syndrom mit Streckbesserung und Seitenwechsel.
Migräne und Menstruationsbeschwerden.
Vergeßlichkeit und mangelnde Gehirnkonzentration.

Lapis albus
Gneis, Fluorcalciumsilicat

Zur Verreibung nach V. 6.

Wirkungsrichtung: Lymphsystem.

Lymphknotenschwellungen. Indurierte Strumen. Nach Donner bei chronischer Mittelohr- und Nasennebenhöhlenaffektion.

Klinische Indikationen:
Symptomatisch bei euthyreotischer Struma, Myom D 2–D 4.

Drüsenschwellungen mit Neigung zu Verhärtung.

Latrodectus mactans
Schwarze Witwe
Fam. Araneidae

Mit 90%-W. getötetes, zerriebenes Tier zur Tinktur
nach V. 4a mit 90%-W. – A. = $\frac{1}{10}$ = D 1.

Wirkungsrichtung: Spinalganglien mit Steigerung der Aran.
neuromuskulären Erregbarkeit.

Leitsymptome:
Pectanginöse Zustände mit Todesangst, eiskalte Haut   Cact., Acon.,
mit Marmorierung.   Spig.

Herz- und Kreislauforgane:
Heftige Herzschmerzen mit Ausstrahlung in den linken
Arm, Todesangst, Kreislaufkollaps.   Camph.

Bewegungsorgane:
Tonische und klonische Krämpfe an allen Gliedern und
vornehmlich der Brust- und Bauchmuskulatur.

Haut:
Eiskalt, abwechselnd blaß und blau.

Klinische Indikationen:
Angina pectoris, Angina abdominalis D 4–D 8.

Angina pectoris mit eiskalter Haut.
Irritation des Ganglion cardiacum.

Laurocerasus
Von Prunus laurocerasus.
Kirschlorbeer
Fam. Rosaceae

Frische, im August gesammelte Blätter zur Essenz
nach V. 2a. A. = ½.

Carb. veg.

Wirkungsrichtung: Atemzentrum.

Sulf., Cupr.,
Lach.

Cyanose, Dyspnoe, Reizhusten, Rechtsinsuffizienz des
Herzens.

Klinische Indikationen:

Acid. hydro-
cyanic.

Cyanose bei allen Folgen der Herzinsuffizienz sowie bei
Herzfehlern, vornehmlich bei Bradykardie, Dyspnoe
und Asphyxia D 1–D 4.

Zyanose bei Bradykardie, Wärme verschlechtert.
Frische Luft bessert. Schlafstörung.

Ledum palustre
Sumpfporst
Fam. Ericaceae

Getrocknete junge Sprossen zur Tinktur nach V. 4a
mit 60%-W. – A. = ¹/₁₀ = D 1.

Wirkstoffe:
Ledol (Porskampher), Arbutin, Flavonglykoside.

Wirkungsrichtung: Steigerung der Erregbarkeit des
ZNS (Stammhirn), Haut- und schleimhautreizend mit
Aktivierung der lymphatischen Reaktionen.

Leitsymptome:
Aufsteigende Schmerzen, die an den unteren Extremitä-   Nux vom.
ten beginnen. Fußsohlenschmerz, kleine Gelenke. Man-   Lith., Kalm.
gel an Lebenswärme.   lat., Caul.
                                                          Act., Spic.

Modalitäten:
Verschlimmerung durch Wärme, besonders Bettwär-   Kal. jod.
me, nachts und durch Bewegung.
Besserung durch Kälte, Eintauchen der schmerzenden   Ap.
Extremitäten in kaltes Wasser.
Angriffsseite: links oben und rechts unten.   Lach.

Bewegungsorgane:
Muskel- und Gelenkrheuma akut und chronisch,   Kalm. lat., Sil.
Schmerzen von unten nach oben aufsteigend, kleine   Amm. phos.,
Gelenke bevorzugt, besser durch Kälte, schlimmer in   Rut., Zinc.,
Bettwärme, Fußsohlenschmerz beim Gehen.   Sec., Calc.
                                                          fluor.

Haut:
Juckreiz, blaue Flecke, papulo-pustulöse Effloreszen-   Ac. sulf.
zen.

Klinische Indikationen:
Hauptmittel bei Insektenstichen D 4. Harnsaure Diathese vornehmlich in Folge von Alkoholismus, alle Folgen chronischen Alkoholgenusses D 12. Gelenk- und
Muskelrheumatismus vorwiegend im Zuge einer harn-
sauren Diathese D 4–D 12. Dermatitis und ekzematöse
Veränderungen bei harnsaurer Diathese D 12–D 30.

Frostigkeit bei Wärmeverschlimmerung.
Kälte bessert.
Bewegung und Wein verschlechtern.

Leptandra virginica
Virginischer Ehrenpreis
Fam. Scrophulariaceae

Frische zweijährige Wurzeln zur Essenz nach V. 3 a.
A. = ⅓.

Coloc., Iris.,
Cupr., Diosc.

Wirkungsrichtung: Leber-Pankreas.

Leitsymptome:

Yucca.

Diarrhoe, teerartig, übelriechend, teils mit Blutbeimengung.

Verdauungsorgane:
Durchfälle mit Teerstühlen.

Klinische Indikationen:
Chronische Hepatocholecystopathie mit Durchfallsneigung D 4.

Durchfälle bei Leberleiden.

Lespedeza Sieboldi
Fam. Fabaceae

Frische, blühende Pflanze nach V. 3 a.

Wirkungsrichtung: Niere.

Helleb., Solid.

Diuretische Wirkung mit Senkung leicht überhöhter Harnstoffwerte.

Klinische Indikationen:
Nephrose und symptomatische Albuminurie D 1–D 4.
Versuch bei chronischer Nephritis oder Pyelonephritis D 4.

Nykturie bei chronischen Nierenleiden.

Lilium tigrinum
Tigerlilie
Fam. Liliaceae

Frische blühende Pflanze zur Essenz nach V. 2a. A. = ½.

Klinische Indikationen:
Hauptmittel bei hysteroiden und neurotischen Herzbe-
schwerden, meist in Verbindung mit hormonellen Ver-
änderungen vornehmlich des weiblichen Geschlechts
(Ovarialneuralgie, Prae- und Postklimakterium etc.)
D 4–D 12.

Lach., Kreos.,
Sep., Ap., Aur.,
Plat.

Herabdrängen der Eingeweide. Nervöse Herzstörungen mit Bandgefühl.

Lithium carbonicum
Lithiumcarbonat. Li_2CO_3.

Zur Verreibung nach V. 6. Zur Lösung nach V. 5a.
A. = $\frac{1}{100}$ = D 2.

Wirkungsrichtung: Harnsaure Diathese.

Aur., Lyc.

Leitsymptome:
Brennen in der Harnröhre, häufiger Harndrang.

Modalitäten:
Besserung durch Harnlassen, durch Essen.
Mononatriumuratausscheidung (Ziegelmehlsediment).

Sarsap., Berb.,
Lyc., Gels.

Bewegungsorgane:
Rheuma und Gicht, kleine Gelenke bevorzugt.

Caul., Ac.
benz., Led.,
Colch.

Klinische Indikationen:
Mineralisches Mittel der gichtischen Diathese mit Nierensteinleiden, arthritischen und rheumatischen Erscheinungen D 4.

Dysurie, harnsaure Diathese. Besserung durch Essen
und Wasserlassen.

Lobelia inflata
Indischer Tabak
Fam. Campanulaceae

Frische blühende Pflanze zur Essenz nach V. 3 a. A. = ⅓.
Verschreibungspflicht bis D 3 einschließlich.

Wirkungsrichtung: Atemzentrum.

Cact., Phos.,
Helon., Lach.
Merc., Jod.,
Tab., Nux
vom.

Bronchialasthma und asthmoide Bronchitis. Auch als
Simile gegen Entwöhnungsbeschwerden bei Tabakge-
nuß.

Klinische Indikationen:
Heuasthma und asthmoide Krampfhusten D 2–D 4.
Hyperemesis gravidarum D 3. Symptomatisch bei Ni-
kotinabusus.

Übelkeit und Erbrechen bei kaltem Schweiß. Atemnot bei Vagusneurose.

Luffa operculata
Esponjilla
Fam. Cucurbitaceae

Herstellung nach V. 4 a/7.

Wirkungsrichtung sind die Schleimhäute der Nase
und des Rachens, sowie die Funktion der Schilddrüse.

Arzneisymptome sind Schnupfen, besonders morgens
mit Empfindlichkeit der Nasenschleimhaut. Trockener
Hals und Brennen der Zunge.

Kopfschmerzen im Bereich der Nebenhöhlen, von der
Glabella bis in die Nackengegend ziehend. Schwindel,
Gereiztheit mit Antriebslosigkeit läßt an die Beteili-
gung der Schilddrüse denken.

Klinische Indikationen:
Schnupfen auf infektiöser und allergischer Basis.
Hautaffektionen im Unterkiefer-Lippenbereich.
Dysthyreose.

Lycopodium clavatum
Bärlapp, Keulen- oder Kolbenbärlapp
Fam. Lycopodiaceae

Die verriebenen Sporen zur Tinktur nach V. 4a durch
Mazeration mit 90%-W. – A. = ⅟₁₀ = D 1.

Wirkungsrichtung: Lymphatismus.

Sep., Lith.,
Sarsap., Berb.

Harnsaure Diathese, Steindiathese, hepato-renale Organotropie mit Neigung zur Spastik der Hohlorgane.

Personotropie:
Choleriker und Hypochonder, geistig beweglich, temperamentvoll. Vorzeitige Alterung. Hagerkeit mit Abmagerung besonders am Oberkörper.

Ranunc. bulb.

Psyche:
Müdigkeit, Vergeßlichkeit. Furcht vor der Öffentlichkeit, vor Geselligkeit. Mangel an Selbstvertrauen. Unsicherheit, Resignation, Empfindsamkeit, Nervosität, Erregbarkeit.

Cupr., Hyosc.,
Zinc., Calc.
carb., Lach.
Rhus tox.

Leitsymptome:
Rechtsseitigkeit der Beschwerden, die meist von rechts nach links wandern. Mager, reizbare, aufbrausende Menschen. Heißhunger mit Sättigkeitsgefühl nach wenigen Bissen. Kollern im Bauch mit Druck nach unten, im Urin Ziegelmehl, Empfindlichkeit der Kopfhaut.

Bry., Card.
mar.
Magn. chlor.,
Nux vom.
Asa., Momord.
Solid.
Kal. phos.

Modalitäten:
Verschlimmerung besonders 16–20 Uhr, durch Wärme und warme Anwendung, durch Schlaf.
Besserung durch Kälte, im Freien, Bewegung, durch Aufdecken im Bett.

Camph.

Herz- und Kreislauforgane:
Kalte Hände und Füße infolge Stase des venösen Systems.

Carb. veg.

Atmungsorgane:
Chronische Bronchopneumonie mit eitrigem Auswurf, verzögerte Ausheilung bronchopulmonaler Infektionen, Pharyngitis bei bestehender gastro-hepatogener Dyspepsie.

Kal. bichr.

Nux vom., Chin., Carb. veg., Ambr. Caps., Colch. Magn. carb., Alum. Petr., Graph.	**Verdauungsorgane:** Dysphagie bei Hepato- und Gastropathien, Heißhunger mit Sättigungsgefühl nach wenigen Bissen, Völlegefühl und Blähungen, funktionelle Pylorusspastik, Stuhl knollig obstipiert, Gefühl der unvollständigen Entleerung. Übelriechender Harn, trüb.
Ambr., Ac. picr.	**ZNS:** Gedächtnis- und Geistesschwäche bei alten Leuten.
Ferr., Ver., Puls.	**Bewegungsorgane:** Rheumatoide Gliederschmerzen, Brennen zwischen den Schulterblättern.
Calc. carb. Alum., Petr., Carb. an.	**Haut:** Trocken, Gesicht blaß-gelb, altes Aussehen, dunkle Ringe um die Augen. Trockene Ekzeme, Flechten, Intertrigo, Prurigo, Neigung zu Eiterungen, Varizen, Ulcera cruris.

Klinische Indikationen:
Vorwiegend rechtsseitig wirkendes Mittel, das seine Beziehungen über das Lymphsystem (Tonsillen) und rechtsseitige Basalbronchitis, hauptsächlich im Bereich der Leber, entfaltet. Alle Formen der Hepatopathie vornehmlich chronischer Natur mit Störung des Zellstoffwechsels, harnsaure Diathese mit Gallensteinleiden, chronische Duodenalbelastung mit Pylorusspastik oder Stenose. Fermentschwäche, Flatulenz und nachfolgender spastischer Obstipation D 4–D 30. Pyelitis, Nephrolithiasis D 12. Rheumatisch- und gichtische Leiden (rechtsseitig) D 12–D 15. Ulcera cruris D 4–D 8. Chronische Ekzeme in Folge von Stoffwechselstörungen D 30.

Rechtsseitiges Mittel bei harnsaurer Diathese, spastischer Obstipation mit Meteorismus.
Depressiv, reizbar, ärgerlich.
Wärme, Ruhe, Nachmittagszeit verschlechtern.
Besserung durch frische Luft und Bewegung.

Lycopus virginicus
Virginischer Wolfsfuß
Fam. Labiatae

Frische blühende Pflanze zur Essenz nach V. 3 a.
A. = ⅓.

Wirkungsrichtung: Antagonismus zum thyreotropen Jod., Merc.
Hormon der Hypophyse.

Zur Behandlung der Hyperthyreose, Tachykardien, Abmagerung, Hitzewallungen, wenn Schilddrüsenstigmata
nachweisbar sind D 3–D 6.

Beta-Rezeptorenwirkung bei klimakterischer und
funktioneller Sympathikusneurose.

Magnesium carbonicum

Basisches Magnesiumcarbonat. $(MgCO_3)_3Mg(OH)_2 +$ $3 H_2O$.

Zur Verreibung nach V. 6, Lösung nach V. 8a.

Wirkungsrichtung: Fermentaktivator, Enzymregulator, Katalysator für Fett-KH und Eiweißstoffwechsel und Infektabwehr. Schilddrüse mit erhöhter Erregbarkeit bzw. Reizbarkeit und Labilität des vegetativen NS. Erhöhte neuromuskuläre Erregbarkeit und Spastik aller Hohlorgane.

Personotropie:

Lyc., Cham. Coff., Asar., Phos.

Hypochonder oder Choleriker mit starker nervöser Reizbarkeit. Vagotoniker.

Psyche:

Ign., Ac. phos., Staphis. Op., Açon.

Gereiztheit, Arbeitsunlust, innere Unruhe, Tagesschläfrigkeit.

Leitsymptome:

Ferr., Ver. alb. Form. ruf.

Berb., Sarsap.

Erschöpfung mit ständigem Frieren und Frösteln des Patienten. Überempfindlichkeit gegen kalte Luft, stechendes Schmerzgefühl, blitzartig einschießend. Saurer Sekretionsgeruch.

Modalitäten:
Verschlimmerung in Ruhe, durch Bettwärme, durch Fleischgenuß, morgens.
Besserung durch Bewegung und im Freien. Dreiwöchiger Rhythmus.

Herz- und Kreislauforgane:
Herzklopfen mit Schwindelerscheinungen.

Atmungsorgane:
Trockener Husten, meist schlimmer im warmen Zimmer.

Verdauungsorgane:

Ant. cr., Hep. Ac. nitr., Ac. mur. Ver. alb. Cham., Podoph. Chel.

Verlangen nach Saurem und Pikantem, Abneigung gegen Fleisch, Sodbrennen und saures Aufstoßen, Übelkeit und Appetitlosigkeit am Morgen, Durchfall wäßrig, übelriechend, hell, als Folge einer Leberbelastung, Segmentschmerz der Leber mit Begleitschmerz in der rechten Schulterpartie.

Bewegungsorgane:
Rheumatoide Muskel- und Gliederschmerzen, schlim- Sang., Ferr.
mer nachts, mit Bewegungsdrang, muß aufstehen und
herumgehen.

Haut:
Jucken, Kribbeln, urtikarielle Ausschläge im Kopf-Hals- Psor.
bereich.

Klinische Indikationen:
Hyperacide und anacide Gastritis D 6–D 8. Chronische
Obstipation in der Folge von enteritischen Affektionen
D 12. Hepatopathie D 6–D 12. Cholezystitis – Chol-
angitis D 6. Prostatathypertrophie D 12. Neuralgien und
Zahnschmerzen D 4–D 6. (stündl. wiederholt) Skrofu-
löse Ophthalmien D 6– D 12.

Unruhe, Nervosität, Reizbarkeit, Hohlorganspastik.
Periodische, anfallartige Beschwerden.
Verschlechterung durch Temperaturextreme, Milch,
Fleisch, 3–5 Uhr.

Magnesium chloratum

$MgCl_2 + 6H_2O$.

Herstellung wie Magnesium carb. zur Verreibung nach V. 6, zur Lösung nach V. 5 a mit 45 %-W. – A. = $\frac{1}{100}$ = D 2.

Wirkungsrichtung: s. Magn.carb.

Personotropie:
wie Magn.carb.

Psyche:
Nächtliches Angstgefühl mit Unruhe.

Arg. nitr.,
Op., Ant. cr.,
Sulf., Lyc., Sil,
Stront.

Leitsymptome:
Entspricht in den Leitsymptomen dem Magn.carb.

Modalitäten:
Verschlimmerung durch Milch.
Besserung durch Bewegung im Freien. Warme Anwendungen.

Verdauungsorgane:
Harter Stuhl mit Schleimabgang, aber auch Durchfälle mit heftigem Stuhldrang.

Klinische Indikationen:
Pubertäre und nachpubertäre Entwicklungsstörungen. Hauptmittel der sog. vegetativen Dystonie in der Folge psycho-vegetativer Krisen D 12–D 30.

Ängstlich, mißmutig, verdrießlich.
Neuralgisch-myalgische Schmerzen bei spastischer Obstipation.
Kopfschmerz und Müdigkeit tagsüber. Verschlechterung durch Milch.

Magnesium fluoratum
MgF_2.
Herstellung wie Magnesium carb.

Wirkungsrichtung: RES, Lymphatisches System.

Modalitäten:
Verschlimmerung morgens, die ersten Stunden nach dem Aufstehen; vor der Menses.
Besserung durch Bewegung, im Freien.

Verschlimmerung nach dem Schlaf.
Angst, Gereiztheit, Arbeitsunlust.

Magnesium jodatum
MgJ_2.
Herstellung wie Magnesium carb.

Wirkungsrichtung: Schilddrüse, Lymphatismus.

Klinische Indikationen:
Struma euthyreotika D 3–D 4.
Hyperthyreosen D 6–D 12.
Adenoide Vegetationen D 4.

Chronische Tonsillitis, Hyperthyreose, Prostatahypertrophie.

Magnesium phosphoricum
Magnesiumphosphat. $MgHPO_4 + 7H_2O$.

Zur Verreibung nach V. 6.

Wirkungsrichtung: Krampf-Neuralgiemittel.

Leitsymptome:

Zinc., Merc., Schneidende und krampfartige Schmerzen, ständiger
Agar. Harndrang.

Modalitäten:
Verschlimmerung durch Berührung und Kälte.
Besserung durch Wärme, durch Druck und Zusammen-
krümmen.

Klinische Indikationen:
Hauptmittel bei Pyrosis und hyperacider Gastritis
(Schüssler) D 4. Koliken der Hohlorgane D 4–D 6.
Schreibkrampf D 12.

> Blitzartige Schmerzen, Koliken mit Neigung zum
> Zusammenkrümmen.
> Druck, Kälte, Berührung und Bewegung verschlim-
> mern.

Magnesium sulfuricum

Getrocknetes Magnesiumsulfat. $MgSO_4$.

Zur Verreibung nach V. 6; Lösung nach V. 5a mit
15%-W. – A. = $\frac{1}{10}$ = D 1.

Wirkungsrichtung: Gallenblase.

Leitsymptome:
Überreizung des zentralen und vegetativen Nervensy- Carb. veg.,
stems. Widerwillen gegen fette Speisen. Spasmen der Puls., Coloc.
Hohlorgane.

Modalitäten:
Verschlimmerung frühmorgens, vor der Periode.
Besserung durch Bewegung.

Klinische Indikationen:
Gallenblasen-, Leberindikationen von Magnesium,
D 3–D 6.

Leber-Gallenmittel,
Diarrhöe, Hohlorganspastik,
Morgenverschlimmerung.

Mandragora officinarum
Alraune
Fam. Solanaceae

Getrocknete Wurzel zur Tinktur nach V. 3a mit
60%-W. A. = ⅟₁₀ = D 1.

Wirkstoffe:
Mandragorin (Hyoscyamus, Scopolamin, Atropin).

Wirkungsrichtung:
1. ZNS (Euphorie-Depression-Parästhesien-Überemp-
   findlichkeit der Sinnesorgane).
2. Vagotropie.
3. Leber-Galle-Magen-Darmtrakt.

Psyche:
Wechsel zwischen guter Laune und Unternehmungslust
und depressiver Verstimmung mit Entschlußunfähig-
keit.

Ign., Plat.

Leitsymptome:
Nervöser Reizzustand mit Überempfindlichkeit gegenüber Geräusch und Geruch, Schläfrigkeit, Kopfschmerz
mit Ohrensausen, Magen-Darmstörungen besonders
nach fetten Speisen, durch Kaffee-, Alkohol- und Ta-
bakgenuß.

Carb. veg.,
Puls., Nux,
Thuj.

Modalitäten:
Verschlimmerung durch Fett, Reizmittel, durch Ste-
hen.
Besserung durch Essen, Rückwärtsbeugen.

Carb. veg.,
Puls.
Bell., Bism.
subnitr.

Herz- und Kreislauforgane:
Herzbeklemmung, Durchatmen unmöglich, Brust wie
zusammengeschnürt.

Verdauungsorgane:
Krampfartige Magenschmerzen, Besserung durch Nahrungsaufnahme, Singultus mit Speichelfluß, starke
Druckempfindlichkeit des Magens, Blähungen, Durchfall durch Fettessen.

Magn. phos.
Anac., Ign.
Merc., Asa.
Chin., Lyc.
Carb. veg.,
Ipec.

Bewegungsorgane:
Schweregefühl in den Gliedern, Muskelschmerzen,
Ischialgie: schlimmer in Ruhe, beim Aufrechtstehen
und Herabhängenlassen des Beines, besser durch Herumgehen.

Haut:
Übelriechender Schweiß, Juckreiz, Herpesbläschen und
Furunkel im Gesicht.

Berb., Ant. cr.
Hep., Ac.
hydrochl.

Klinische Indikationen:
Ulcus duodeni D 4–D 8. Cholezysto-Hepatopathien
D 3–D 6. Enteritis und Pankreopathien D 4.

Depressiv.
Essensbesserung.
Rechtsseitig. Nächtliche Verschlimmerung.
Streckbesserung.
Kopfkongestionen.
Besserung durch Bewegung in frischer Luft.

Manganum aceticum
Spurenelement
Manganacetat $Mn(Ch_3COO)_2 + 4H_2O$.

Zur Lösung nach V. 5a: 1 T. + 89 T. Wasser + 10 T. W.
A. = $\frac{1}{100}$ = D 2. Zur Verreibung nach V. 6.

Wirkungsrichtung: Katalysator für Oxydationsprozesse und Enzymregulator. ZNS mit Störungen der Tiefensensibilität und der neuromuskulären Erregbarkeit.

Personotropie:
Ferr.

Schwächliche Konstitution mit Anämie.

Psyche:
Angstvolle Ruhelosigkeit, mangelndes Konzentrationsvermögen.

Anac., Lyc.,   *Leitsymptome:*
Sep., Coccul.,   Schmerzempfindlichkeit des ganzen Körpers bei Berührung, Patient hat unerklärliche Angst und Unruhe.
Bar.

Modalitäten:
Verschlimmerung durch Kälte,
Besserung durch Niederlegen.

Atmungsorgane:
Alum.   Pharyngitis und Laryngitis mit ständigem trockenem
Ar. triph.   Husten, Wundheitsgefühl und Heiserkeit.

ZNS:
Ac. picr.   Geistesschwäche, Schwindel, Gleichgewichtsstörungen,
Coccul.,   kann insbesondere nicht rückwärts gehen.
Lathyr.

Lathyr.   *Bewegungsorgane:*
Aran., Led.,   Erhöhter Muskeltonus oder Muskelspasmen, Knochen-
Natr. sulf.   und Gelenkschmerzen (besonders Schienbein, Fußknö-
Paris., Gels.,   chel, Ferse), Neuralgien, Gefühl, als seien Kopf, Hände
Bapt., Arg.   und Füße geschwollen.
nitr.

Haut:
Blässe, Juckreiz, Berührungsempfindlichkeit.

Klinische Indikationen:
Chronische Heiserkeit der Berufsredner D 4. Symptomatisch bei Enzephalomyelopathien D 6–D 12.

Niederliegen bessert. Kälteverschlechterung.
Schmerz- und berührungsempfindlich.

Medusa
Gallertfisch
Fam. Cindaria

Mit 90%-W. getötetes zerriebenes Tier zur Tinktur
nach V. 4a mit 90%-W. – A. = $\frac{1}{10}$ = D 1.

Wirkungsrichtung: Gefäßsystem.
Urticaria
Angioneurotische Ödeme D 4.

Palliativmittel bei allergischen Exanthemen.

Melilotus officinalis
Steinklee
Fam. Papilionaceae

Frische Blätter und Blüten zur Essenz nach V. 3a.
A. = $\frac{1}{3}$.

Wirkungsrichtung: Gefäßsystem – cumarinhaltig.

Behandlung venöser Stasen. Kongestionen zum Kopf
bei Neigung zu Nasenbluten D 2–D 4.

Kongestive Blutungen. Varicosis.
Kopfschmerz besser durch Nasenbluten.

Mephitis putorius
Nordamerikanisches Stinktier
Fam. Mustelina

Der aus den Afterdrüsen des Tieres gesammelte Saft
zur Lösung nach V. 4b mit 90%-W. – A. = $\frac{1}{100}$ = D 2.

Dros., Cocc.
cact., Corall,
Kal. carb.

Wirkungsrichtung: Krampflösendes Mittel an glatter
Muskulatur.

Keuchhustenmittel bei spastischen Hustenanfällen mit
dem typischen Stridor.

Erstickungshusten mit zähem Schleim.

Mercurius bijodatus rub.
Quecksilberjodid. HgJ$_2$.

Zur Lösung nach V. 5a: 1 T. + 999 T. Wasser 90%-W.
A. = $\frac{1}{1000}$ = D 3. Zur Verreibung nach V. 6.

Verschreibungspflicht bis D 3 einschließlich.
– Gilt für alle Mercursalze –

Klinische Indikationen:
Fließschnupfen und Tubenkatarrh. Alte Granulation
der Augenlider D 4–D 6.

Chronische Tonsillitis und Drüsenaffektionen.
Sinusitis und Adnexitis chronica.

Mercurius dulcis
Calomel. Hg_2Cl_2.

Zur Verreibung nach V. 6, Lösung nach V. 8a.

Klinische Indikationen:
Keratitis ulcerosa, Dünndarmkatarrh und Hepatitis chronica D 6–D 12.

Chronische entzündliche Affektionen der Leber und der Gallenblase.

Mercurius jodatus flavus
Gelbes Quecksilberjodür. Hg_2J_2.

Zur Verreibung nach V. 6.

Klinische Indikationen:
Angina lacunaris, Lymphatismus der Kinder D 6–D 12.

Chronische Tonsillitis und Pharyngitis. Seiten-strangangina.

Mercurius solubilis (Hahnemanni)
Nach besonderer Vorschrift. Zur Verreibung nach V. 6,
Lösung nach V. 8 a.

Wirkungsrichtung: Aktivierung des RES, Haut,
Schleimhaut, lymphatisches System, ZNS mit psychischem Erethismus.

Coccul.,
Hyosc., Stram.
Aur., Kal.
brom., Ars.

Psyche:
Hastigkeit, Unruhe, Ängstlichkeit, Affektlabilität,
Nachlassendes Denk- und Konzentrationsvermögen.

Sil., Tuberc.,
Salvia.
Jabor.
Kal. bichr.
Nux vom.,
Hydr.

Leitsymptome:
Profuse Schweiße, die keine Besserung, sondern manchmal Verschlimmerung bringen. Übler Geruch des gesamten Körpers, oberflächliche Ulzerationen, Hautjukken besonders bei Bettwärme, Tenesmen im Enddarmbereich.

Ars.
Thuj.

Modalitäten:
Verschlimmerung nachts, durch Bettwärme, durch Bewegung, bei kaltem und feuchtem Wetter.
Besserung durch Ruhe, Trinken.

Kal. jod.,
Ac. hydrochl.,
Sulf., Hep.

Atmungsorgane:
Wundmachender Fließschnupfen, Absonderung von eitrigem Schleim, vorwiegend trockener Husten.

Magn. chlor.
Chel., Yucca.
Phyt.

Podoph.,
Card. mar.
Ac. nitr.

Verdauungsorgane:
Zahnfleisch entzündlich geschwollen, leicht blutend,
Speichelfluß, Zunge zeigt Zahneindrücke, Schwellung
der Speicheldrüsen und der Halslymphknoten, Zunge
grau-weiß belegt, Stühle schleimig, blutig, durchfällig,
Gefühl der unvollständigen Entleerung, Anus entzündet
durch wundmachende Stühle.

Ac. nitr., Ac.
benz., Canth.

Urogenitalorgane:
Eitrige Cystitis bzw. Fluor.

Ars.

ZNS:
Erregung mit Unruhe, Angst.

Ferr.
Thuj., Natr.
sulf.

Bewegungsorgane:
Rheumatoide Muskel- und Gliederschmerzen, anfällig
bei naßkaltem Wetter.

Haut:
Neigung zu Entzündungen, meist nässend und übelriechend. Übelriechende, lästige Nachtschweiße. Drüsenschwellung.

Klinische Indikationen:
Katarrhalisches Fieber, schlecht lösende Pneumonien,
rheumatisches Fieber, Strumitis und Pankreatitis D 12.
Skrofulöse Leiden an Augen, Nase und Ohren mit Drüsenschwellung und Eiterungstendenz D 6–D 12. Anginen mit Neigung zur Abszeßbildung D 12. Tenesmen
des Dickdarmes und chronische Dünndarm- und Dick-
darmentzündung D 3–D 6. Reaktionsmittel bei allen
Formen der Bindegewebsschwäche.

Nachts Verschlechterung.
Starke, klebrige Schweiße.
Drüsenaffektionen.
Tenesmen und Schleimhautaffektionen am Schlund,
After, Harnröhre und Darm.

Mercurius sublimatus corrosivus
Quecksilberchlorid. $HgCl_2$.

Zur Verreibung nach V. 6, zur Lösung nach V. 5a mit 90%-W. – A. = $\frac{1}{10}$ = D 1.

Klinische Indikationen:

Cham.
Hydrast.

Nächtlicher Zahnschmerz mit oder ohne Parulis, Stomatitis aphthosa, Gingivitis D 4–D 6. Entzündliche Rachenaffektionen, alle Formen der Anginen D 8. Dysenterie und Tenesmus, Colitis ulcerosa D 3–D 6. Nephrosen D 12.

Wundmachende, blutige Sekrete und Geschwüre. Durchfälle mit Ulzeration.

Mercurius sulfuratus ruber
Zinnober
auch unter dem Namen **Cinnabaris** bekannt

Herstellung nach V. 8a/6.

Spig. Mez.
Thuja

Augenschmerzen um das Auge herumziehend. Bewährt bei Ziliarneuralgie.

Sticta

Typischer Glabellaschmerz wie Druck von Brille.

Hydrastis

Zäher Schleim in den hinteren Nasenbereichen.

Kali bichr.

Trockener Hals-Nasenbereich
Angina (typisch für einseitige) und zwar re-li ist **Mercurius jodatus flavus**)

Klinische Indikationen sind Stirn- und Kieferhöhlenkatarrhe, Angina mit Drüsenbeteiligung. Ziliarneuralgie.

Mezereum von Daphne mezereum
Seidelbast
Fam. Thymelaeaceae

Frische, vor Beginn der Blüte gesammelte Zweigrinde
zur Essenz nach V. 3a. A. = ⅓.

Wirkungsrichtung: Haut.

Leitsymptome:
Entzündungen der Haut mit starkem Juckreiz, Neuralgien mit zuckenden Schmerzen, Kältegefühl an den befallenen Körperpartien.

Psor., Ac.
fluor.
Spig., Thuj.

Modalitäten:
Verschlimmerung nachts und in Bettwärme, durch Berührung.

Verdauungsorgane:
Zunge und Zahnfleisch entzündlich geschwollen, Vesikulöse Effloreszenzen und Ulzerationen.

Magn. chlor.,
Merc.

Bewegungsorgane:
Rheumatoide Gliederschmerzen, Periostschmerz.

Hep., Still.

Haut:
Jucken, Brennen, Stechen, Bläschen mit rotem Hof, nässende Ausschläge mit Krustenbildung.

Kreos., Ars.,
Ac. carb.

Klinische Indikationen:
Bläschenartiger Ausschlag, Herpes zoster D 4–D 6.
Pruritus senilis D 12. Periostschmerz, Ischialgie
D 12–D 15. Mykosen der Haut D 12.

Juckreiz, Röte der Haut, Parästhesien.
Wärme und Berührung verschlimmern.
Herpes!

Millefolium
Achillea millefolium.
Schafgarbe
Fam. Compositae

Frisches blühendes Kraut zur Essenz nach V. 3a.
A. = ⅓.

Ipec., Erig.

Wirkungsrichtung: Blutgerinnung.

Trill., Geran.

Mittel für profuse Blutungen aus allen Organen, blutende frische Wunden, aber auch Blutungen aus Nase, Magen, Mastdarm, Hämorrhoiden, Lunge und gynäkologischem Bereich sprechen gut an. D 2–D 4.

Blutungen an Haut und Schleimhaut.

Momordica balsamina
Balsamapfel
Fam. Cucurbitaceae

Reife Früchte zur Essenz nach V. 2a. A. = ½.

Asa., Cep.,
Chin.

Wirkungsrichtung: Dünndarm und Fermenthaushalt.

Carb. veg.,
Lyc., Nux
mosch.

Darmspasmen mit ausgeprägtem Meteorismus, starke Gasansammlung im Bereich der linken Colonflexur D 3–D 4. Pankreatopathie D 4–D 6.

Linksseitiger Meteorismus.
Benommenheit und Kopfschmerz.

Moschus
Geruchsstoff des Moschusochsen Moschus moschiferus
Fam. Ungulatae

Zur Tinktur nach V. 4b durch Mazeration mit 30%-W.
1 : 100. A. = $\frac{1}{100}$ = D 2.

Wirkungsrichtung: Nervinum.

Erregungszustände mit Enthemmung. Übersteigerte   Castor., Ol.
Zornausbrüche bis zur körperlichen Erschöpfung. Enge-   Meph., Asa.,
gefühl im Hals, Herzklopfen.   Ambr., Coff.

Klinische Indikationen:
Asthmoide Bronchitis D 4.

> Kälteempfindlichkeit.
> Frische Luft bessert.
> Blähsucht, Sexualneurose.

Murex purpureus
Molluske
Nackendrüsen der Purpurschnecke.

Frischer Saft der Purpurdrüse zur Verreibung nach V. 6.

Wirkungsrichtung: Weibliche Geschlechtsorgane.   Sep., Ver.,
    Hyosc., Plat.

Depressionen bei starker sexueller Erregung. Gefühl des
Descensus, dabei ständiger Harndrang D 4.

> Furcht, Angst, heftiger Geschlechtstrieb mit Ab-
> wärtsdrängen.

Myristica sebifera
Fam. Myristicaceae

Frischer, roter Saft aus den Verletzungen der Rinde zur
Tinktur nach V. 5a mit 60%-W. A. = $\frac{1}{10}$ = D 1.

Wirkungsrichtung: »Das homöopathische Messer«. –   Sil., Hep.

Mittel bei allen eiternden Prozessen und Abszessen, die
zur Einschmelzung gebracht werden sollen D 4.

> Zur Ausheilung von Abszeß und Eiterung.

Naja tripudians
Kobra oder Brillenschlange
Fam. Elapidae

Das Gift aus den Giftdrüsen zur Verreibung nach V. 6,
zur Lösung nach S. V. mit Glyzerin. A. = $\frac{1}{100}$ = D 2.

Wirkungsrichtung: Neurotoxisch durch Lähmung der
autonomen Ganglien der Medulla oblongata und des
Lach., Ap.,   Rückenmarks. Hämolytisch-nekrotisch; Organotropie
Aur.   zum Herz-Kreislaufsystem und zur Schilddrüse.

Leitsymptome:
Asa., Lach.   Gefühl der Zusammenschnürung des Oesophagus,
Val., Ign.   plötzlich auftretende Suizidgedanken, nächtliches Er-
                wachen mit Erstickungsgefühl, desgleichen Husten mit
                Erdrosselungsgefühl.

Modalitäten:
Verschlimmerung durch Stimulantien, durch Schlaf,
durch Liegen auf der linken Seite, beim Fahren im Wa-
gen.
Besserung durch Spazierengehen, durch Liegen auf der
rechten Seite.

Herz- und Kreislauforgane:
Tachykardie bei schwachem und frequentem Puls, pek-
Cact.   tanginöser Zustand am Herzen mit Ausstrahlungs-
Spig., Lach.   schmerz in linkem Arm, Schulter, Nacken.

Atmungsorgane:
Asa., Ign.,   Zusammenschnüren im Hals.
Lach., Ap.

Haut:
Fleckige, livide Verfärbung.

Klinische Indikationen:
Herzinsuffizienz auf dem Boden karditischer Veränderungen. Embolie, Sepsis D 8–D 12.

Engegefühl, Herzschwäche.
Morgenverschlimmerung. Bewegung im Freien bes-
sert.
Kollapsmittel.

Naphthalinum
Steinkohlenteerprodukt

Herstellung nach V. 5 a/7.

Entzündung des Auges, Degeneration der Linse im Phosphorus
Sinne von Starbildung Glaskörpertrübungen am Auge.

Emphysem der Lunge. Asthma im Alter, aber auch
allergisches Heuschnupfenasthma. Trockener Husten,
krampfhaft.

Entzündungen der Harnröhre, bes. des Harnröhren-
ausgangsteiles. Ödem des Präputiums. Folgen von
Tripper, Nierenentzündung.

Terebinthina
Acidum nitr.,
Mercur.,
Thuja

Klinische Indikationen sind Altersasthma und
Emphysembronchitis bes. bei chronischer Lungen-
belastung.
Grauer Star im Anfangsstadium. Chronische Harn-
röhrenaffektionen, bes. nach langen Behandlungen.

Natrium carbonicum

Natriumcarbonat, Soda. Na_2CO_3.

Zur Verreibung nach V. 6 und zur Lösung nach V. 5 a.
A. = $\frac{1}{10}$ = D 1.

Leitsymptome:

Natr. chlor., Sulf.

Schwächegefühl gegen 10 Uhr morgens, Heißhunger gegen 11 und 17 Uhr, Überempfindlichkeit der Fußspitzen.

Modalitäten:

Lach., Glon., Selen.

Verschlimmerung durch geistige Tätigkeit, Sommerwärme, Gewitter.
Besserung durch Bewegung.

Atmungsorgane:

Bell., Ail., Merc.

Entzündlich-katarrhalischer Zustand aller Schleimhäute des Halses.

Magn. carb., Calc. carb. Natr. phos.

Verdauungsorgane:

Widerwillen gegen Milch, Fleisch und Fette, Durchfall auf Milch, allgemeine Magenschwäche.

Bewegungsorgane:

Gliederschwäche, schlimmer bei Bewegung, schwache Fußknöchel, die leicht umknicken.

Klinische Indikationen:

Hypochondrie, Hysterie D 15–D 30. Chronische Verdauungsschwäche D 12. Gelenkschwäche (Knöchelknicken) D 12.

Verdauungsschwäche (Gemüse, Milch).
Kälte und Hitze verschlimmern.
Frostigkeit bei starken Schweißen.
Bewegung und Nachmittagszeit bessern.

Natrium chloratum
Kochsalz. NaCl.

Zur Verr. nach V. 6. Zur Lösung nach V. 5a: 1 Teil mit 8 Teilen Wasser und 1 Teil 90%-W. – A. = ¹⁄₁₀ = D 1.

Wirkungsrichtung: Katalysator des Stoffwechsels (oxygenoide Konstitution Grauvogels). Hypophyse-Schilddrüse-Nebenniere (Steigerung der inneren Sekretion). Haut-Schleimhaut.

Psyche: Folgen von Kummer, melancholisch, Eifersucht mit Folgen von Liebesverlust.	Ign., Cham., Op., Staphis. Lach.
Leitsymptome: Schwäche und Anämie, Abmagerung bei gutem Appetit, Landkartenzunge, trockene und rissige Lippen, großes Verlangen nach Flüssigkeit und Salz, Abneigung gegen Brot und fette Speisen, Trockenheit oder Hypersekretion der Schleimhäute, Schmerz entlang der Wirbelsäule.	Ferr., Ars. Jod., Tarax. Ac. nitr., Graph., Alum.
Modalitäten: Verschlimmerung durch jede Beschäftigung, durch Hitze, an der See, gegen 10 Uhr morgens. Besserung durch Liegen auf dem Rücken, durch Schweiße, kalte Anwendungen, bei nüchternem Magen.	Nux vom., Lach., Natr. nitr. Rhus, Sep., Bry., Lach.
Verdauungsorgane: Herpes labial, Trockenheitsgefühl in Mund und Rachen bei großem Durst. Heißhunger bei fortschreitender Abmagerung, bevorzugt sehr salzige und scharfe Speisen. Große Müdigkeit, Abspannung und Schläfrigkeit nach dem Essen.	Ac. nitr., Merc., Borax, Tarax. Kal. nitr., Ars. Ac. nitr., Jod.
Urogenitalorgane: Kann in Gegenwart anderer keinen Harn lassen.	
Bewegungsorgane: Rückenschmerzen mit Verlangen, auf harter Unterlage zu liegen.	Rhus, Sep.
Haut: Trocken und fettig, juckend; Akne im Gesicht (besonders Stirn-Haargrenze) und am Rücken, seborrhoische Ekzeme, Bläschen, Quaddeln, Rhagaden; Achselschweiß.	Selen., Sang., Cycl., Merc., Kreos., Sep. Psor., Ant. cr.

Klinische Indikationen:

Alle Folgen der hypophysären und dienzephalen Fehlsteuerungen vorwiegend des weiblichen Geschlechts. Anämie in Pubertät. Akne D 6–D 8. Chronische Katarrhe der Nasenschleimhaut mit Fließschnupfen D 6–D 8. Chronische Kopfschmerzen in den Entwicklungsjahren auch in Verbindung mit der Menstruation D 12–D 15. Conjunctivitis und Keratitis D 4–D 6. Chronische Urticaria D 12–D 30. Kachektische Zustände in Verbindung mit vegetativen Fehlsteuerungen und Hysterie D 30. Chronische Obstipation D 4–D 8.

Folgen von Kummer, Eifersucht und Ärger.
Verlustsyndrom.
Depression.
Kälte und Sonnenhitze verschlimmern.
Geistige und körperliche Anstrengung schwächen,
11 Uhr-Zeit.

Natrium phosphoricum
Natriumphosphat

Herstellung nach V. 5 a/6.

Das Mittel wird bei Magen-Darmbeschwerden mit überwiegender saurer Begleiterscheinung eingesetzt.

Saures Aufstoßen, saurer Geschmack, übermäßige Säureproduktion.

Saures Erbrechen, Diarrhoe mit sauren Stühlen.

Daneben bewährt bei harnsaurer Diathese und Neigung zu Konkrementbildung.

Natrium sulfuricum
Natriumsulfat. Na_2SO_4.

Zur Verreibung nach V. 6 und zur Lösung nach V. 5 a.
A. = $1/10$ = D 1.

Wirkungsrichtung: Hydrogenoide Konstitution Grauvogels. Leber-Galle-Pankreas.

Psyche:
Melancholie bis Suizidgedanken. Mißvergnügt und verstimmt.

Aur., Ars., Brom., Lyc.

Leitsymptome:
Brauner, bitterer Zungenbelag, Koliken im Bereich des Colon ascendens, Berührungsempfindlichkeit der Leber. Im Frühjahr rezidivierende Hauterkrankungen, Flatulenzneigung.

Magn. chlor., Cean., Bry. Chel., Merc., Podoph. Momord., Carb. veg., Chin.

Modalitäten:
Verschlimmerung durch Ruhe und feuchtes Wetter, durch Liegen auf der linken Seite.
Besserung durch trockenes Wetter, Druck und Lageveränderung.

Dulc.
Rhus tox.

Verdauungsorgane:
Druckschmerzhaftigkeit der Leber, massige, dünne, gelbe Stühle mit erheblichem Meteorismus.

Bry.
Lept., Chin.

Bewegungsorgane:
Rheumatoide Gliederschmerzen infolge von Nässe und Kälte.

Coloc.
Sulf.

Klinische Indikationen:
Gastrobiliöse Zustände mit Gelbsucht, chronische Leberleiden. Harnsaure Diathese D 4–D 8. Asthma bei Feuchtigkeitsverschlimmerung D 4–D 12.

Kälte und Feuchtigkeit verschlimmern.
Melancholie.
Leber-, Galle- und Darmmittel.

Nepenthes distillatoria
Kannenfliegenfalle
Fam. Nepenthaceae

Herstellung nach S.V.

Das Arzneimittel weist in seiner Prüfung (A. Julian)
typische Merkmale auf, die sich auf die neurovege-
tative und hormonelle Basis beziehen.

Migräne, Torticollis, Tic-artige Kopfbewegungen bei
Verkrampfung der Halsmuskulatur. Angstneurose mit
Neigung zu Depression. Amenorrhoe und Dysmenor-
rhoe. Frigidität und Libidoschwäche. Infertilität.

Trockenheit des Mundes, aber auch der Haut, Besserung durch frische Luft. Dyspepsie und Meteorismus.
(Siehe auch bei »kleinen Mitteln«.)

Niccolum metallicum – Niccolum sulfuricum
Nickel. Ni. Nickelsulfat.

Zur Verreibung nach V. 6.

Wirkungsrichtung: ZNS, vegetatives NS. Schleimhaut-
bild des Magen-Darmtraktes.

Cycl., Lac.
defl.
Arg. nitr., Ac.
nitr., Hep.

Leitsymptome:
Abneigung gegen Reden, morgendliche Cephalgie, Na-
gelkopfschmerz, entzündliche Schleimhautveränderung
des Mundes.

Modalitäten:
Verschlimmerung: durch Bewegung, morgens.
Besserung durch frische Luft.

Aesc., Natr.
chlor.
Zinc., Rhus

Bewegungsorgane:
Kreuz- und Gliederschmerzen, Parästhesien entlang
dem Rücken, Zittern und Schwäche der Beine.

Klinische Indikationen:
Nervöse Kopfschmerzen in Verbindung mit Dyspepsien
D 6. Versuch bei chronischer Pankreatopathie D 12.

Morgenverschlimmerung. Besserung durch frische
Luft und Kaltwaschen.

Nuphar luteum
Gelbe Teichrose
Fam. Nymphaeaceae

Frischer Wurzelstock zur Essenz nach V. 2a. A. = ½.

Wirkungsrichtung: Aphrodisiakum.

Dam., Calad.,
Agn. cast.,
Tab.

Mittel bei übermäßig gesteigerter Libido, Spermatorrhoe und Impotenz. Darmkatarrh am frühen Morgen.

Sexuelle Schwäche. Morgendliche Durchfälle.

Nux moschata
Muskatnuß
Fam. Myristicaceae

Getrocknete Samen zur Tinktur nach V. 4a durch
Mazeration mit 90%-W. – A. = 1/10 = D 1.

Wirkungsrichtung: ZNS, Schleimhäute des Magen-
Darmtraktes.

Psyche:
Weinerlich, aber rascher Stimmungswechsel. Hysteroide Reaktionen.

Ac. phos.,
Form. ruf.
Ant. cr., Lyc.,
Natr. chlor.,
Graph.Mosch.,
Castor.,Meph.,
Phos.

Leitsymptome:
Schläfrigkeit und Schwäche bis zur Ohnmachtsnei-
gung, Trockenheit von Haut und Schleimhäuten,
Schweißmangel, wenig Durst, allgemeine Kälteempfindlichkeit, Auftreibung des Leibes, Gedächtnisverlust.

Cep., Dulc.,
Kal. carb.
Nux vom.

Modalitäten:
Verschlimmerung durch Kälte, Feuchtigkeit, durch
Fahren.
Besserung durch Wärme und Trockenheit.

Atmungsorgane:
Trockenheit der Nase und des Halses.

Verdauungsorgane:
Große Trockenheit des Mundes, dabei kein Durst, starke Auftreibung des Leibes mit erheblichem Meteorismus nach dem Essen.

ZNS:

Lyc., Val.,
Asa., Castor.,
Merc.

Gedächtnis- und Geistesschwäche, Gedankenschwund
beim Lesen, Schreiben, Sprechen. Unwiderstehliche
Schlaflust, Neigung zu Ohnmachtsanfällen.

Bewegungsorgane:

Dulc., Rhus

Rheumatoide Schmerzen in Kreuz und Gliedern,
schlimmer bei naß-kaltem Wetter.

Haut:
Trocken, kalt, schnelles Frösteln in kalter Luft.

Klinische Indikationen:
Hysterie in Verbindung mit chronischer Verdauungsschwäche, Sommerdiarrhoe etc. D 4–D 6. Schwangerschaftsbeschwerden vorwiegend in Verbindung mit dem
Darm D 6.

Schwäche und Gedächtnisverlust, Trockenheit von
Haut und Schleimhaut,
Meteorismus und Folgen von Gemütserregung.

Nux vomica
Strychnos Nux vomica.
Brechnuß oder Krähenaugenbaum
Fam. Loganiaceae

Reife getrocknete Samen zur Tinktur nach V. 4a mit
60%-W. – A. = ¹/₁₀ = D 1.

Verschreibungspflicht bis D 3 einschließlich.

Wirkstoffe: Strychnin und Brucin.

Phos., Camph.
Sil., Ars.
Phos.
Tab.

Wirkungsrichtung: Erregbarkeit des zentralen und vegetativen NS. Steigerung der Reflexerregbarkeit im Rückenmark mit Bevorzugung der neurovasculären und neuromuskulären Anteile. Leber-Galle-Magen-Darmtrakt.

Leitsymptome:
Große Reizbarkeit, Streitsucht, Zerstörungslust, Suizidneigung, Hyperästhesie der Sinne, Neigung zu Obstipation, Müdigkeit beim Erwachen, hinterer Zungenteil belegt.

Modalitäten:

Lach., Natr.
nitr. Natr.
chlor. Lyc.
Bry.
Hep.

Verschlimmerung morgens nach dem Erwachen, nach dem Essen, durch geistige Anstrengung, bei kaltem trockenem Wetter.
Besserung abends, durch starken Druck, bei feuchtem Wetter.

Merc., Sep.,
Bry.
Ign., Kreos.
Ipec., Carb.
veg., Puls.
Coccul, Petr.

Verdauungsorgane:
Belegte Zunge mit üblem Mundgeruch, Übelkeit und Erbrechen von bittrem, saurem oder fauligem Mageninhalt, besonders in der Früh. Widerwillen gegen gewohnte Speisen, Alkohol und Tabak. Starkes Völlegefühl, auch Leibschmerzen.

ZNS:

Kal., Lach.,
Puls., Natr.
chlor.

Überempfindlichkeit gegen alle äußeren Eindrücke, unruhiger Schlaf, Erwachen um 3–4 Uhr früh, kann nicht mehr einschlafen, morgens unausgeschlafen und verdrossen.

Led., Kal.,
Tart. em.
Aesc., Agar.
Phos.

Bewegungsorgane:
Nächtliche Kreuzschmerzen, morgens Kraftlosigkeit, Parästhesien, Muskelkrämpfe durch Berührung, Geräusche, Licht usw. auslösbar.

Temp.:
Großes Kältegefühl mit heißem, rotem Gesicht, kalte li- Bell., Kal. jod.
vide Hände und Füße, Fieber mit Schüttelfrost.

Klinische Indikationen:
Dyspeptische Zustände nach Alkohol-, Kaffee-, Niko-
tin- und Medikamentenabusus. Gastralgien D 4–D 12.
Spastische Obstipation (in Verbindung mit Hämorrhoi-
den) D 4. Gastrischer Kopfschmerz D 12. Stockschnup-
fen D 4. Spastik- und Koliken im Magen-Darmbereich
D 3–D 6. Herzneurose nach Tabak oder Kaffeegenuß
D 4. Ischias D 12. Muskelrheumatismus D 12.

Cholerisches Temperament. Folgen von geistiger
Überforderung.
Verlangen nach Genußmitteln mit Verschlimme-
rung dadurch.
Morgenverschlimmerung.
Überempfindlichkeit gegen Sinnesreize.

Oenanthe crocata
Rebendolde
Fam. Umbelliferae

Frischer Wurzelstock mit Wurzeln zur Essenz nach
V. 3a. A. = ⅓.

Wirkungsrichtung: Zentralnervensystem.

Epilepsiemittel bei Anfällen ohne Aura aber sonst typi-
schem tonisch-klonischem Verlauf.
Die Meinungen über die Wirksamkeit des Mittels gehen
auseinander.

> Krämpfe (Tetanus, Epilepsie). Hirnödem.

Oleander
Nerium oleander.
Rosenlorbeer
Fam. Apocynaceae

Frische, vor Beginn der Blüte gesammelte Blätter zur
Essenz nach V. 3a. A. = ⅓.

Zinc., Ac.
sulf.

Wirkungsrichtung: Glatte Muskulatur – auf das Herz
ähnlich wie Digitalis.

Herzwirksam ähnlich wie Digitalis mit stärker spasmo-
lytischer Wirkung auf die Coronarien. Darmkatarrhe
mit starkem Meteorismus und Kolikbeschwerden. Wechsel von Obstipation und Durchfällen $\emptyset$–D 12.

> Stupor und Schlafsucht.
> Nervös reizbar.
> Nässende Hautekzeme, besonders am Kopf und Oh-
> ren sowie Nackengegend.

Opium
Papaver somniferum
Fam. Papaveraceae

Zur Tinktur nach V. 2a durch Mazeration mit 35%-W.
A. = ⅒ = D 1.
Betäubungsmittelverordnung bis D 5.

Alle Potenzen nur auf Betäubungsmittelrezept.

Wirkstoffe: Opiumalkaloide

Wirkungsrichtung:
1. Zentrales und vegetatives Nervensystem mit Überrei-   Val., Laur.,
   zung der Sinne.   Sulf., Ambr.,
2. Spastik der glatten und willkürlichen Muskulatur.   Bar., Aur.,
                                                         Con., Plumb.

Personotropie:
Lebhafte Einbildungskraft, geistige Erregung und   Stram., Cann.
Phantasien, nervös, reizbar, leicht erschreckt, konge- ind., Ars., Calc.
stionelles Zittern von Kopf, Armen und Händen, akute   carb., Lach.
Folgen von Schreckerlebnis.

Leitsymptome:
Starke Pupillenkontraktion, Peristaltikumkehr mit   Arn., Bar.,
Stuhlerbrechen, Stupor und Cheyne-Stoke'sche At-   Glon., Acon.
mung, Schreckvorstellungen, Zuckungen, schläfrig,
ohne schlafen zu können.

Modalitäten:
Verschlimmerung durch Wärme, durch und nach
Schlaf.
Besserung durch kalte Speisen und Getränke, beim   Cupr., Caust.
Gehen.

Herz- und Kreislauforgane:
Erhebliche Blutstauungen in den Gefäßen.

Atmungsorgane:
Cheyne-Stoke'sche Atmung, zentrale Atemstörung.   Gels., Bapt.
                                                  Stram.

Verdauungsorgane:
Völlige Atonie des Intestinaltraktes mit langanhalten-   Lyc., Carb.
der Obstipation oder spastische Schmerzen im Magen   veg.,
mit Meteorismus.   Alum., Plat.,
                                                       Natr. sulf.,
ZNS: Nux vom.
Hirnkongestion (schlimmer durch Wärme), Lähmungs-   Gels., Arn.
erscheinungen mit Bewußtseinstrübung oder Erregung,
Pupillen eng.

Haut:
Starker Juckreiz, starke Schweißneigung.

Temp.

Sil., Merc. Hitze und Schweiße am Kopf und Oberkörper.

Klinische Indikationen:
Hauptmittel bei Folgen von Schreck (Harnverhaltung,
Krämpfe, Abort) D 12–D 30. Apoplexie (bei Trinkern)
D 4–D 12. Alle Folgen der zentralen Atemstörung
D 12. Hauptmittel bei habitueller Obstipation D 4. Peri-
tonialreizung D 6.

Folgen von Schreck, Angst und Schlaflosigkeit.
Hirnlähmung mit Gefäßstau und Hitze.
Stupor. Hohe Atmung.
Starke Schweiße und Darmlähmung.

Paeonia officinalis
Pfingstrose
Fam. Ranunculaceae

Frische Wurzel zur Essenz nach V. 3 a. A. = ⅓.

Wirkungsrichtung: Plexus haemorrhoidalis.

Aesc., Ham.,
Collins.,
Diosc., Rat.

Klinische Indikationen:
Hämorrhoiden mit Brennen, Juckreiz, Symptomatikum.

Palliativum bei Hämorrhoiden und Afterjucken.

Pareira brava
Grießwurz
Fam. Menispermaceae

Getrocknete Wurzel zur Tinktur nach V. 4a mit 60%-W.
A. = ¹⁄₁₀ = D 1.

Wirkungsrichtung: Glatte Muskulatur.

Canth., Petros.,
Berb., Equis.,
Chim.

Harnverhaltung und damit verbundene Cystitis bzw.
Cystopyelitis mit kolikartigen Schmerzen.

Copaiv.,
Cubeb.

Klinische Indikationen:
Nervöser Harnzwang, Tenesmen beim Wasserlassen
D 3–D 6. Nierensteinleiden D 4–12.

Dysurie und Strangurie, Steinkolik.

Paris quadrifolia
Einbeere
Fam. Liliaceae

Frische Pflanze zur Zeit der Fruchtreife gesammelt zur
Essenz nach V. 2a. A. = ½.

Wirkstoffe: Sapogenine.

Lach., Stram.,
Hyosc., Cimic.,
Meph., Agar.
Pyrog.

Kopfschmerz in Verbindung mit Drucksteigerung intra-
okular. (Glaukomkopfschmerz) Gefühl, als ob die Augen
in den Schädel gezogen würden.

Klinische Indikationen:
Spannungsgefühl im Kopf und Hals mit Globus, meist
in der Folge von cerebralen Insulten oder Durchblutungsstörungen. Sprachstörung D 4–D 12.

Neuralgische Beschwerden an Kopf und Augen.
Geschwätzigkeit.

Passiflora incarnata
Passionsblume
Fam. Passifloraceae

Frisches Kraut zur Essenz nach V. 3a. A. = ⅓.

Coff., Aven.,
Zinc. vat.
Mosch.,
Ambr.,
Cyprip.

Wirkungsrichtung: Sedativum.

Schlaflosigkeit mit nervöser Unruhe.

Klinische Indikationen:
Symptomatisches Beruhigungsmittel Ø–D 2.

Palliatives Schlaf- und Beruhigungsmittel.

Petroleum

(Gereinigt von Benzin, Petroläther und Vaselin.) Zur
Lösung nach V. 5a mit 90%-W. 1:100 = D 2.

Wirkstoffe:
Gemisch aus Kohlenwasserstoffen und kleinen Mengen
von Erdharzen.

Wirkungsrichtung: Mesenchym.

Personotropie und Psyche: Empfindlichkeit gegen Wetterwechsel, Empfindlichkeit gegen Luftzug und Kälte, abgemagerte Patienten mit drohender Auszehrung.	Sil., Kal. carb., Phos., Sulf., Bar., Hep. Kreos., Carb. veg.
Leitsymptome: Empfindlichkeit der Haut, Kältegefühl in der Herzge- gend, nächtlicher Heißhunger, übelriechender Achsel- schweiß, chronisches Ekzem.	Graph., Alum., Carb. veg. Anac., Mandrag.,Ant. cr., Bar., Calc. carb.
Modalitäten: Verschlimmerung bei jedem Fahren, im Winter, durch fette Speisen. Besserung beim Essen und in warmer Luft.	Puls., Carb. veg., Graph.
Atmungsorgane: Eitrige, scharfe Absonderung der Nasenschleimhaut. Zäher, trockener Auswurf, Heiserkeit, trockener Hu- sten.	Kal. bichr. Hep.
Verdauungsorgane: Übelkeit und Schwindel, besonders beim Fahren und Gehen. Nach dem Stuhlgang Heißhunger.	Coccul. Calc. carb., Ferr., Lyc.
ZNS: Verwirrt und zerstreut. Schwindel beim Fahren und Aufwärtssehen.	Coccul.
Haut: Trocken, rauh, rissig; Neigung zu Rhagaden, Schrun- den, Ekzemen. Jucken und Brennen, Schweißneigung.	Graph., Alum. Ac. nitr. Merc.

Klinische Indikationen:
Hauptmittel der mesenchymalen Erkrankungen. Chronische Ekzeme mit Neigung zu nässenden, rhagadi-

schen Veränderungen, vorwiegend im Nacken, Kopfhaut, Hände und Skrotum D 12–D 30. Chronische
rheumatische Leiden vorwiegend der HWS mit Schwindel und Hinterhauptschmerz auch in Verbindung mit
Seekrankheit D 12. Rheumatische Prozesse nicht (PCP)
der kleinen Gelenke D 4–D 8. Chronischer Katarrh der
Tube mit Schwerhörigkeit D 8–D 12. Otitis externa
und Gehörgangsekzem D 12–D 15. Chronische Enteritis (Crohn'sche Erkrankung) D 3–D 6.

Folgen von Verdruß und Schreck.
Fahrkrankheit.
Winterverschlechterung.
Nässende Ekzeme.
Hautausschläge an Auge, Ohr, Nacken.
Dyspepsie.

Petroselinum sativum
Petersilie
Fam. Apiaceae

Frische Pflanze zur Essenz nach V. 3 a. A. = ⅓.

Wirkungsrichtung: Ätherische Öle (schleimhautreizend).

Equis., Pareir., Ap., Canth., Chim., Berb.

Klinische Indikationen:
Harnbeschwerden und Blasenleiden chronischen Charakters mit Harndrang und Nierenreizung (Cystopyelitis) D 3–D 6.

Plötzlicher Harndrang. Reizzustand der Blase und Harnröhre.

Phosphorus
Gelber Phosphor. P.

Herstellung nach besonderem Verfahren.
Lösung A. = $^1/_{1000}$ = D 3.

Verschreibungspflicht bis D 3 einschließlich.

Wirkungsrichtung:
1. Kernstoffwechsel der Zelle.
2. Katalysator der biologischen Oxydation des Fett-Kohlehydrat-Eiweißstoffwechsels.

Personotropie:
Mediale Veranlagung.

Psyche:

Natr. carb.,
Ambr.
Ac. phos.

Ferr.
Hyosc., Nux
vom.
Lyc., Con.,
Sep., Sulf.,
Natr. carb.

Empfindlichkeit gegen alle äußeren Eindrücke, gegen Gerüche und Geräusche; geringfügige Ursachen bewirken psychische und physische Erschöpfung. Hochgradige Schwäche, Besserung des Befindens nach dem Schlafen. Ruhebedürftig und immer müde. Reizbarkeit, jagende Gedanken und Einbildungen halten den Patienten die ganze Nacht wach. Düstere Ahnungen, Furcht vor irgendwelchen Ereignissen, in der Dämmerung und beim Alleinsein. Apathie, Melancholie.

Leitsymptome:

Lach., Zinc.
Ars., Sulf.

Anac., Chel.,
Petr.
Ars., Bry.

Neigung zu Blutungen aus kleinsten Wunden, Hypersensibilität, Gefühl von Brennen in verschiedenen Körperteilen wie an den Händen, entlang der Wirbelsäule oder zwischen den Schultern, Leeregefühl im gesamten Abdomen, schmerzhafter Larynx, Atemnot beim Treppensteigen, Verlangen nach kalten Speisen, Durst auf kalte Getränke.

Modalitäten:

Lach.

Verschlimmerung während gewittrigen Wetters, durch Liegen auf der linken Seite, durch geistige Anstrengung, nach Mitternacht.

Herz- und Kreislauforgane:

Lach.
Bell., Ferr.,
Ambr.

Herzklopfen bei Bewegung, bei Linksliegen, Gefäßerregungen, Pulsieren und Wallungen bei geringsten Anlässen.

Atmungsorgane:

Jod., Rhus

Trockener, hohler Husten bzw. Kitzelhusten, Verschlimmerung des Hustens bei Kälte, Sprechen, Essen

und Trinken. Zähschleimiger, blutig tingierter Aus-   Crot., Plat.,
wurf.   Puls.

Verdauungsorgane:
Vergröbertes Zungenrelief (Papillitis). Brennen im Ma- Ant. cr., Bry.
gen mit Verlangen nach kalten Getränken. Hämateme-   Ipec.
sis, dyspeptische Beschwerden (Diarrhöen, blutig-   Carb. veg.,
schleimiger Stuhl, Fettstuhl).   Podoph., Natr.
                                                        sulf., Diosc.

Urogenitalorgane: Staphis., Ac.
Beim Mann stark vermehrter Geschlechtstrieb, bei der   picr., Natr.
Frau: Hypermenorrhoe, scharfer, brennender, weißer,   chlor., Calc.
reichlicher Fluor.   carb., Ac.
                                                        phos., Chin.
ZNS:
Nervliche Übererregbarkeit mit empfindlicher Reaktion   Selen., Ac.
auf äußere Reize, nervösem Kopfschmerz, Schwindel   picr., Nux
und Schlaflosigkeit. Leicht erschöpft und niedergeschla- vom.
gen.   Cocc., Petr.,
                                                        Con.

Bewegungsorgane:
Reißen und Ziehen in den Gliedern; Brennen zwischen   Arg. nitr.
den Schulterblättern. Kraftlosigkeit und Zittern.   Amm.
                                                        Sil., Plumb.

Klinische Indikationen:
Hauptmittel bei nervösen Erschöpfungszuständen, nach
Überarbeitung, akuten Erkrankungen, Schlaflosigkeit
mit Schwäche, vorwiegend als Acidum phosphoricum
D 4 oder Phosphorus D 8–D 12. Vermehrter Sympathikotonus mit Herzklopfen D 15. Chronische dyspepti-
sche Zustände mit Heißhunger, Pyrosis, nervöse Bela-
stung D 8. (Auch in Verbindung mit Erdalkalisalzen).
Blutungstendenz (Magen). Knocheneiterung und Kno-
chenfisteln D 8. Pneumonie und Folgen von Pneumo-
nien (Ferr.phos. D 4) Phosphor D 12. Hepatitis auch
chronische Formen mit Aszites und Zirrhose
D 12–D 30. Retinopathien D 12. Psoriasis bei Kindern,
Bindegewebs- und Drüseneiterung (Phlebitis, Mastitis)
D 8. Kollapsneigung, chronische Herzinsuffizienz
D 12–D 15.

Furcht, Angst im Dunklen und nachts. Nervenmit-
tel mit Überempfindlichkeit der Sinne. Schwäche,
Verlangen nach Kälte. Herzklopfen bei Linksliegen.
Brennschmerz und Blutungsneigung.

Phytolacca decandra
Kermesbeere
Fam. Phytolaccaceae
Frische Wurzel zur Essenz nach V. 3 a. A. = ⅓.

Wirkungsrichtung:
1. Lymphatischer Rachenring.
2. Drüsen, Gewebe.
3. Mesenchymales Gewebe.

Leitsymptome:

Bell., Kal. mur.

Angina mit ausstrahlenden Schmerzen in die Ohren.

Modalitäten:

Eupat. perf.

Verschlimmerung nachts, durch Druck und Kälte, durch Bewegung.
Besserung im Liegen.

Verdauungsorgane:

Bell.

Schluckschmerz im Rachenring mit Ausstrahlung in die Ohren.

Bewegungsorgane:

Arn., Rut., Gels., Eupat. perf., Bry.

Rheumatoide Muskel- und Gelenkschmerzen, Neuralgien, besonders bei Nässe und Kälte.

Haut:

Bell., Ars., Bry., Led., Ap., Canth.

Brennende, juckende, papulöse oder vesikulöse Erytheme oder Exantheme.

Klinische Indikationen:

Spezifikum bei chronischer Tonsillitis D 4–D 12. Sekundär chronischer Rheumatismus D 6. Ischialgie mit Bewegungsverschlimmerung D 12. Mastitis und Mastopathie (in Verbindung mit Bryonia) D 4–D 12.

Bry.

Hypergalaktie D 1–4, Mamma-Carcinom D 1.

Affinität zu allen lymphatischen Organen und Drüsen.
Lymphatische Folgekrankheiten, Mastitis, Tonsillitis und Rheuma.

Pix liquida
Holzteer
Herstellung nach V. 5 a/7.

Aus der Toxikologie abgeleitete Indikationen wie chronische Bronchitis mit nächtlichem Fieber und eitrigem Auswurf.

Bewährt bei Ekzemen des Handrückens, unerträglicher Juckreiz und Kratzen bis zum Bluten, bes. nachts. Hautausschläge auf der seborrhoischen Basis mit Akneneigung.

Beginnender grauer Star (in höheren Potenzen).

Plantago major
Breitblättriger Wegerich
Fam. Plantaginaceae

Frische Pflanze zur Essenz nach V. 2 a. A. = ½.

Wirkstoffe: Mucilago, kaliumhaltig.

Blasenwirksames Mittel bei Enuresis nocturna. Häufiger und reichlicher Harnabgang auch nachts (Reizblase).   Staphis., Merc. Petros.

Klinische Indikationen:
Dysurie bei Bettnässen und Inkontinenz D 2–D 6.

Zahnschmerzen und Mittelohrkatarrh.
Palliativum bei Enuresis.

Platinum metallicum
Schwermetall Platin. Pt.

Zur Verreibung nach V. 6, zur Lösung nach V. 8a.

Wirkungsrichtung:
1. ZNS.
2. Sexualsystem.

Sep., Ign., Natr. chlor. Lil., Lach.

Psyche:
Hysterische, überhebliche Frauen, reizbar, trübsinnig, ängstlich, weinerlich und launisch.

Mosch., Nux vom., Ign. Ac. fluor., Staphis.

Leitsymptome:
Wechsel von körperlichen mit Gemütssymptomen, Kälte- und Taubheitsgefühl umschriebener Stellen, Überempfindlichkeit der Genitalorgane, tetanoide Krampfzustände.

Modalitäten:
Verschlimmerung abends und durch Ruhe.

Stann. met.

Besserung durch Bewegung und im Freien.

Ign., Asa. Nux vom., Sil., Sep.

Verdauungsorgane:
Globus hystericus, Aufstoßen bei nüchternem Magen, Darmkoliken, Obstipation bei Stuhldrang.

Hyosc., Ver., Murex

Urogenitalorgane:
Menorrhagie, vermehrter Geschlechtstrieb.

ZNS:
Sinnestäuschungen, nervöse Schlaflosigkeit, starke Zerstreutheit und Vergeßlichkeit.

Haut:
Parästhesien mit Kälteempfindung.

Klinische Indikationen:
Krampfmittel vor allem bei Frauen und Kindern (Pubertätsalter) D 6–D 8. Nymphomanie D 12. Dysmenorrhoe mit depressiver Verstimmung praemenstruell D 12–D 15. Ovarialneuralgie und chronischer Reizzustand der Ovarien D 15–D 30. Pruritus vulvae D 12.

Melancholie, stimmungslabil.
Wechsel geistiger und körperlicher Symptome.
Sexualneurose.
Schmerzen steigen und fallen mit der Sonne.

Plumbum metallicum
Blei. Pb.

Zur Verreibung nach V. 6, zur Lösung nach V. 8a.

Wirkungsrichtung:
1. Zellatmungsgift mit Schädigung des erythropoeti-
schen Systems und der Gefäßendothelien.
2. ZNS.

Psyche:
Geistige Trägheit, grüblerisch, melancholisch, Denkar-   Ac. picr.
beit strengt an, Unfähigkeit zu begreifen und sich zu
erinnern.

Leitsymptome: Op., Alum.,
Starke Kolikschmerzen im Abdomen, Schmerz in der   Magn. chlor.
Nabelgegend in den Rücken ausstrahlend, schnelle Ab-
magerung, Hyperästhesie.

Modalitäten:
Verschlimmerung durch Berührung, Bewegung.
Besserung durch starken Druck, durch Zusammen-
krümmen bei Koliken.

Verdauungsorgane:
Schwellung der Parotis und der Gland. subling., spasti-   Nux vom.,
sche Gastralgie, Mittelbauchkolik und spastische Obsti-   Cham. Bell.,
pation. Kahnbauch mit harten Bauchdecken.   Alum., Bar.

Urogenitalorgane:
Tenesmus, Strangurie, Ischurie.   Calc. ars., Ac.
                                                           nitr.

ZNS:
Kopfweh, Schwindel, Schlaflosigkeit, Delirien, Sprach-   Ferr., Ver.,
störungen.   Jod.

Bewegungsorgane:
Tremor, Wadenkrämpfe, Zuckungen.   Zinc.
                                                           Cupr.

Haut:
Parästhesien, Kälte- und Berührungsempfindlichkeit,
Neuralgien, Radialislähmung.

Klinische Indikationen:
Nephrosklerose D 6 (längere Zeit). Pulmonalsklerose
und fibröse Veränderungen der Lunge, auch in Folge

von Tuberkulose D 12. Polyneuritis (diabetogen) D 12. Versuch bei Paralyse und progressiver Muskelatrophie D 15. Tabische Krisen in Verbindung mit Jodat D 4–D 6. Langwierige Cholostasen D 12. Parkinsonismus D 12.

Angiospasmus (Lähmung und Spastik).
Abdominelle Koliken mit Afterkrampf.
Berührungs- und Bewegungsverschlimmerung.
Spastische Obstipation.

Podophyllum peltatum
Maiapfel
Fam. Berberidaceae

Frischer, im Spätherbst gesammelter Wurzelstock mit
Wurzeln zur Essenz nach V. 5 a. A. = ⅓.

Verschreibungspflicht bis D 3 einschließlich.

Wirkungsrichtung:
1. Leber-Galle.
2. Dünndarm.

Leitsymptome:
Schwächegefühl nach reichlichem Stuhlgang, Kollern   Ver. alb.
und Meteorismen, Leberschwellung, Schulterblatt-   Chel., Chin.
schmerz rechts, Wechsel von Kopfschmerz, Obstipa-
tion.

Modalitäten:
Verschlimmerung morgens, in Wärme.
Besserung durch Liegen auf dem Bauch, durch lokale
Wärmeanwendung.

Verdauungsorgane:
Heftige Druckempfindlichkeit des gesamten Oberbau-   Rum., Natr.
ches, gußartige Diarrhöen (sog. Hydrantenstuhl), gel- sulf., Sulf.,
be-grüne, wäßrige, sehr übelriechende Stühle.   Phos., Bry.,
                                                     Rhus, Diosc.,
                                                     Aloe.

Klinische Indikationen:
Chologne Durchfälle D 4. Chronische Dyspepsie
D 4–D 6. Gallensteinleiden (Cholesterinsteine) mit
Durchfallneigung D 12. Psoriasis in Verbindung mit
Hepatopathie und Gallensteinleiden (zusammen mit
Berberis, Chin.ars. oder Cholesterinum) D 3–D 4. Anal-
prolaps D 4–D 6.

Hydrantenstühle.
Durchfall nach dem Essen, nach der Mahlzeit und
morgens.
Hitze verschlechtert.
Duodenalsyndrom.

Prunus spinosa
Schlehe oder Schwarzdorn
Fam. Rosaceae

Frische Blüten zur Essenz nach V. 3a. A. = ⅓.

Wirkungsrichtung: Myokard-Kreislauf.

Phyt., Phos., Psor., Stann., Magn. chlor.

Chronische Herzinsuffizienz mit Coronarinsuffizienz, vor allem beim Hypertonikerherzen. Nicht für akute Herzerkrankungen.

Klinische Indikationen:
Ciliarneuralgie D 4. Okzipital- oder Trigeminusneuralgie links. Perikarderguß (Versuch) D 4.

Stechende Augenschmerzen. Neuralgien von Kopf und Herz.

Ptelea trifoliata
Hopfenbaum oder Waffelesche
Fam. Rutaceae

Frische Blätter und junge Rinde zur Essenz nach V. 3a. A. = ⅓.

Wirkungsrichtung: Leber-Galle-Pankreas-Darm.

Leitsymptome:
Schmerzen in der Lebergegend, die sich nach Liegen auf der rechten Seite bessern; Aversion gegen Butter und Fleisch, Verlangen nach sauren Speisen.

Card. mar., Magn. chlor. Podoph., Merc., Lyc.

Modalitäten:
Verschlimmerung nachts und durch Wärme, durch Essen fetter Speisen.

Besserung in kalter Luft, durch Bewegung.

Puls., Ant. cr. Carb. vèg. Chel.

Verdauungsorgane:
Widerwillen gegen fette Speisen, Fleisch, Butter; Verlangen nach sauren Speisen. Druckgefühl und Stechen in der Lebergegend.

Klinische Indikationen:
Hepatopathien in Verbindung mit Gastritis oder Enteritis, Fäulnisdyspepsie vor allem in Folge von Nahrungsmittelintoxikation D 3–D 6.

> Magen- und Lebermittel.
> Abneigung gegen Fleisch und Fett. Verlangen nach sauren Speisen.
> Verschlimmerung nachts, morgens und durch Wärme.

Pulsatilla pratensis
Kuhschelle oder Küchenschelle
Fam. Ranunculaceae

Frische blühende Pflanze zur Essenz nach V. 3 a.
A. = ⅓.
Verschreibungspflicht bis D 3 einschließlich.

Wirkstoffe: Anemonenkampfer, Saponine.

Wirkungsrichtung: Östrogenwirkung mit Folgen auf Kreislaufsystem, Haut, Schleimhaut und Psyche.

Psyche:
Helläugige und hellhäutige Frauen, weich und nachgiebig, phlegmatisches Gemüt, launenhaft und weinerlich, endokrin bedingte Depressionen.

Calc. carb., Caps., Ign. Cimic.

Leitsymptome:
Frauenmittel, schlaffer Gewebstonus; schwache verzögerte Menses, Unverträglichkeit von Süßigkeiten, Abneigung gegen Fett, Diarrhoeneigung, durstlos.

Sep., Cimic.

Cham., Ars.

Modalitäten:
Verschlimmerung durch Wärme, fette Speisen, morgens.
Besserung in frischer Luft und Bewegung, jedoch Empfindlichkeit.

Ipec., Carb. veg.

Herz- und Kreislauforgane:
Venen an Händen und Unterschenkeln geschwollen, venöse, gedunsene Belastung, Schweregefühl.

Arn., Ham., Ac. fluor. Calc. fluor., Zinc.

257

Atmungsorgane:

Kal. mur.,
Kal. bichr.
Euphras.
Alum.

Schnupfen mit dickem, gelbem und übelriechendem Exkret. Fließ- und Stockschnupfen, Husten mit dickem, zähem Auswurf.

Verdauungsorgane:

Carb. veg.,
Ant. cr.
Graph.

Völlegefühl und Sodbrennen nach fetten und süßen Speisen, ständig wechselnder Stuhlgang.

Urogenitalorgane:

Ferr.
Lil., Sep., Ferr.,
Caul., Cimic.,
Sab., Calc. arb.

Frösteln mit Hitzewallungen abwechselnd, kalte Füße. Schwankende Gemütsverfassung, vor und während der Regel, auch bei ihrem Ausbleiben. Regelbeschwerden, Amenorrhoe und Oligomenorrhoe, Hypomenorrhoe, dicker, milchiger Fluor.

Colch., Kalm.
lat., Ac. benz.,
Led., Caul.
Kal. sulf.

Bewegungsorgane:

Muskel- und Gelenkschmerzen, besser bei Bewegung, schlimmer in Ruhe und Wärme.

Haut:

Sep., Dulc.,
Ap.

Juckreiz; erythematöse und vesikulöse Effloreszenzen.

Temp.:

Ferr.

Hitze des Körpers mit kalten Extremitäten, Frösteln.

Klinische Indikationen:

Verdauungsstörungen mit biliärer und gastritischer Belastung, vorwiegend in Folge von Fett- und Eisgenuß D 4–D 6. Hypomenorrhoe bis Amenorrhoe mit allen daraus resultierenden Beschwerden D 4–D 30. Conjunctivitis und Blepharitis D 12. Otitis externa. Bronchitis chronica (Folgen von Masern) D 12–D 30. Migräne bei Amenorrhoe und Unregelmäßigkeit in der Menstruation, venöse Leiden, Hauterkrankungen als Vikariation mangelhafter Hormontätigkeit D 12–D 30. Colitis mucosa postklimakterisch D 12.

Zaghaft, nervös, überempfindlich.
Folgen von schwacher Regel, Fettgenuß, mangelnder Bewegung.
Rahmige Sekrete.
Linksseitigkeit.
Äußere Wärmeunverträglichkeit.

Quassia amara
Quassiabaum
Fam. Simarubaceae

Getrocknetes Holz zur Tinktur nach V. 4a mit 60%-W.
A. = $\frac{1}{10}$ = D 1.

Wirkungsrichtung: Bitterstoff.

Card. mar.,
Yucca, Merc.

Nach Rademacher als Aqua Quassia (4g Holz auf 250,0 Wasser) bei Lebererkrankungen, insbesondere bei portaler Hypertension gute Wirkung auf die Aszitesbildung. Bei allen auf Infekte folgenden Leberstörungen mit Inappetenz und Leberschwellung ebenfalls mit gutem Erfolg angewandt.

Hepatogene Dyspepsie.
Kältegefühl am Rücken.

Ranunculus bulbosus
Knolliger Hahnenfuß
Fam. Ranunculaceae

Frische blühende Pflanze zur Essenz nach V. 3a.
A. = $\frac{1}{3}$.

Wirkstoff: Anemonenkampfer.

Wirkungsrichtung:
1. Myalgisch-neuralgisch.
2. Haut-schleimhautreizend.

Leitsymptome:
Rheumatische Schmerzen im Thoraxbereich, vesikulöse Effloreszenzen.

Mez., Rhus,
Dulc., Thuj.

Modalitäten:
Verschlimmerung durch Temperaturwechsel, Berührung, Bewegung.

Atmungsorgane:
Stechende Schmerzen im Interkostalbereich, Atemschmerz.

Spig., Bry.

Arn.

Bewegungsorgane:
Zerschlagenheitsgefühl, Reißen und Zucken in der Muskulatur.

Canth., Ars.,
Mez.
Ant. cr.

Haut:
Vesikulöse, in Gruppen stehende Effloreszenzen mit serösem Inhalt; starker Juckreiz.

Klinische Indikationen:
Interkostalneuralgien und Rheumatismus der Brustmuskeln D 4–D 8. Pleuritische Adhäsionen mit Beschwerden bei der Atmung D 12. Pemphigus bei Kindern D 4–D 12. Gicht und chronischer Gelenkrheumatismus (in Einzelfällen bewährt) D 12–D 30.

Bläschenausschlag.
Berührungs- und Bewegungsverschlimmerung.
Wetterwechselsymptomatik.

Ratanhia
Krameria triandra
Fam. Caesalpinaceae

Getrocknete Wurzel zur Tinktur nach V. 4a mit 60%-W. A. = $\frac{1}{10}$ = D 1.

Wirkungsrichtung: Hämorrhoidalplexus.

Paeon., Ac. nitr.

Obstipation mit schmerzhaften Hämorrhoiden, Prolaps ani D 4.

Stechende Hämorrhoiden.

Rauwolfia serpentina
Schlangenwurz
Fam. Apocynaceae

Herstellung nach V. 4a/7.
Bis zur D 3 ist die Arznei verschreibungspflichtig.

Das Arzneimittel ist im Hinblick auf die phytothera-
peutische Wirkung der Rauwolfia-Alkaloide homöopathisch bei Blutdruckkrisen empfohlen worden.

Die Wirkungen sind nicht überzeugend. Vielmehr ist
Rauwolfia bei vegetativen Störungen am Gefäßsystem
in Form von Hitzewallungen, kongestiven und hypo-
tonen Blutdruckschwankungen angezeigt. Die Dosis
liegt dabei zwischen D 3 und D 6.

> Bewährt bei Gedächtnisschwäche, Überarbeitungs-
> syndrom, Schlaflosigkeit bes. im Hinblick des Ein-
> schlafens (Coffea).

Rheum palmatum
Rhabarber
Fam. Polygonaceae

Geschälter Wurzelstock nach V. 4a zur Tinktur mit
60%-W. A. = $\frac{1}{10}$ = D 1.

Wirkungsrichtung: Anthrachinonglykoside.

Diarrhoemittel bei sauerriechenden Stühlen. Zahnungs- Hep., Magn.
durchfälle bei Kindern mit Darmspasmen. Darmkatarr- carb., Calc. ac.
he der Erwachsenen mit Koliken D 3–D 6.

> Sauer riechende Stühle mit Stuhldrang nach Ent-
> leerung.

Rhododendron chrysanthum
Goldgelbe Alpenrose
Fam. Ericaceae

Getrocknete Zweige zur Tinktur nach V. 4a mit 90%-W.
A. = 1/10 = D 1.

Wirkstoffe:
Andromedotoxin (Vagusgift), Arbutin, Rhododendrin
(Glykosid).

Wirkungsrichtung: Synoviales Gewebe der kleinen Gelenke, ZNS.

Leitsymptome:
Der Rhododendronpatient empfindet die atmosphäri-
schen Spannungsänderungen extrem und fühlt sich unmittelbar nach einem Gewitter erleichtert.

Natr. carb.,
Natr. sulf.
Sil.

Modalitäten:
Verschlimmerung: durch Wetterwechsel, durch Druck
und Berührung.

Ham., Puls.,
Thuj., Clem.,
Spong., Aur.

Urogenitalorgane:
Schmerzhafte Hoden- und Nebenhodenschwellungen.

Bewegungsorgane:
Muskel-, Gelenk-, Periost- und Nervenschmerzen;
schlimmer vor Wetterwechsel, Gewitter, Sturm; Einschlafen und Kribbeln der Glieder.

Klinische Indikationen:
Epididymitis D 4–D 8. Orchitis (auch Folgen von Go-
norrhoe) D 6–D 12. Hydrocele (bei Kindern)
D 4–D 12. Chronischer Rheumatismus vorwiegend in
Verbindung mit harnsaurer Diathese D 6–D 12.

Rheumaschmerzen mit Bezug zum Wetterwechsel.
Ruheverschlimmerung und Bewegungsbesserung.

Rhus toxicodendron
Giftsumach
Fam. Anacardiaceae

Frische Blätter zur Essenz nach V. 2a. A. = ½.

Wirkstoff: Toxicodendrol (Glykosid).

Wirkungsrichtung: Mesenchymales Gewebe.

Psyche:
Ruheloser Patient, ängstlich, umnebelter Kopf, Suizidgedanken, schlechter Schlaf mit Angstträumen.

Ap., Ars.,
Cham., Phos.
Aur., Arn.,
Caust.

Leitsymptome:
Ruhelosigkeit, Bewegungsdrang, herpetiforme Ausschläge manchmal mit Durchfällen abwechselnd.

Ars., Cham.
Mez., Ars.,
Canth.

Modalitäten:
Verschlimmerung: durch feuchte, kalte Witterung.
Besserung: durch Bewegung, Wärmeanwendungen.

Natr. sulf.,
Thuj. Dulc.

Verdauungsorgane:
Zunge braun belegt mit Wundheitsgefühl, wäßrige, schleimige auch blutige Diarrhöen von üblem Geruch.

Podoph., Bry.,
Natr. sulf.
Sulf.

ZNS: Peripheres Nervensystem.

Bewegungsorgane:
Entzündliche Reaktionen an Gelenken (v. a. periartikulär), Sehnen, Bändern; rheumatoide Muskelschmerzen, Neuralgien. Kribbeln-, Taubheits- und Lähmungsgefühl der Glieder, besser bei fortgesetzter Bewegung und trokkener Wärme; schlimmer in Ruhe, nachts, bei Bewegungsbeginn, bei Nässe und Kälte.

Led., Colch.,
Rhod.

Sec., Sil.,
Hyper., Thuj.

Haut:
Bläschen-, Blasen- und Quaddeleruptionen, Rötung, Schwellung, Brennen, Stechen, Jucken; Schweiß am ganzen Körper, empfindlich gegen kalte Luft.

Mez., Ranunc.
bulb., Canth.
Sulf., Ars.

Klinische Indikationen:
Subakute bis subchronische Entzündungen D 4–D 6.
Herpetiforme und impetiginöse Entzündungen D 12–D 30. Kontaktekzeme – Dermatitiden D 12–D 30. (Eosinophilie im Blutbild typisch) Periostentzündungen,

Muskel- und Gelenkrheumatismus subakuter und chronischer Form. Affektion der Sehnen und Bänder D 4–D 12. Folgen von Überanstrengung besonders Rückenschmerzen, Heiserkeit, Schwindel D 30.

Ruhelosigkeit und Benommenheit.
Folgen von Nässe und Kälte, sowie Überanstrengung.
Verschlimmerung nachts.
Besserung durch Wärme und Schweiß.

Robinia pseudacacia
Falsche Akazie
Fam. Fabaceae

Frische Rinde der jungen Zweige zur Essenz nach
V. 3 a. A. = ⅓.

Wirkstoffe:
Robin (Toxalbumin), Phasin (Toxalbumin).

Wirkungsrichtung: Haut- und schleimhautreizend.

Leitsymptome:
Hyperacidität mit saurem Aufstoßen und Erbrechen. — Phos., Magn. phos.

Modalitäten:
Verschlimmerung: nach jedem Essen. — Ab. ni., Nux vom.

Verdauungsorgane:
Saures Aufstoßen, Stumpfwerden der Zähne, Magen- — Ign., Rhus
druck nach jedem Essen, Blähungsbeschwerden. Nux vom.

Klinische Indikationen:
Hypersekretion des Magens (symptomatisch). Erbrechen von saurer Flüssigkeit D 3–D 6.

> Vermehrte Magensäure, Blähungskoliken, Dyspepsie.

Rubia tinctorum
Färberkrapp
Fam. Rubiaceae

Getrocknete Wurzel zur Tinktur nach V. 4a mit 60%-W.
A. = ¹⁄₁₀ = D 1.

Wirkungsrichtung: Entzündungswidrig im Bereiche der ableitenden Harnwege. Schutzkolloidwirkung.

Nierensteinmittel bei Phosphatsteinen, wobei eine Ansäuerung des Harnes notwendig ist. Auch bei Oxalatsteinen sind Erfolge beschrieben Ø–D 2.

> Palliativum bei Nierensteinleiden.

Rumex crispus
Krauser Ampfer
Fam. Polygonaceae

Frische Wurzel zur Essenz nach V. 2 a. A. = ½.

Wirkstoffe: Emodinglykoside – Oxalsäure.

Wirkungsrichtung: Schleimhäute der oberen Luftwege.

Leitsymptome:

Hyosc., **Kal.** Trockener Reizhusten, starke Kälteempfindlichkeit.
carb.

Modalitäten:

Rhus tox. Verschlimmerung: durch Kälte, Linksliegen, abends.
Besserung: durch Wärme.

Atmungsorgane:

Phos. Schmerzhafter, trockener Reizhusten, besonders beim
Hyosc., Kal. Einatmen von kalter Luft, unmittelbar nach dem Hinle-
carb., Spong. gen oder nach dem Erwachen.

Podoph., Bry., *Verdauungsorgane:*
Sulf., Phos., Morgendliche Diarrhöen.
Rhus

Klinische Indikationen:
Bifurkationshusten (besonders bei Luftveränderung
und Temperaturwechsel). Erkältungskatarrhe besonders
Tracheitiden, Virusgrippen mit tracheobronchialem Verlauf D 4–D 8.

> Reizbarkeit der Luftwege.
> Trockener Husten.
> Verschlimmerung durch Sprechen und kalte Luft.

Ruta graveolens
Weinraute
Fam. Rutaceae

Herstellung nach V. 3 a/7.

Die Wirkung ist Arnika-ähnlich. Bewährt bei Quetschungen und Verletzungen. Typisch ist die Arthritis
des Handgelenks und das Sehnenganglion am Hand-
gelenk.

Folgen von Überanstrengung des Auges, Entzündungen der Bindehaut, Hämatome, Übermüdung nach langem Lesen.

Drang zum Stuhlgang und Aftervorfall (evtl. zusammen mit Acidum muriaticum).

Klinische Indikationen sind Augenverletzungen und deren Folgen, Handganglion.

Sabadilla officinalis
Läusesamen
Fam. Liliaceae

Reife Samen zur Tinktur nach V. 4a durch Mazeration mit 60%-W. – A. = $\frac{1}{10}$ = D 1.

Wirkstoff: Veratrin (Alkaloid).

Wirkungsrichtung:
1. Haut- und schleimhautreizend.
2. Lähmung des Reizleitungszentrums des Herzens.

Leitsymptome:
Periodisch auftretende Beschwerden, gereizte Schleimhäute, Gliederschmerzen, Unruhe, Schreckhaftigkeit.

Chin., Ars., Coloc.
Cedr., Puls.

Modalitäten:
Verschlimmerung: in kalter Luft.
Besserung: in Wärme.

Atmungsorgane:
Ständiger Schluckreiz bzw. Reiz sich zu räuspern, Fremdkörpergefühl im Kehlkopf-Rachenbereich.

Ign., Asa., Lach.
Val.

ZNS:
Unruhe, Angst, Schreckhaftigkeit, Sinnestäuschungen, vermindertes Denkvermögen; Schwindel, Migräne.

Zinc., Op., Gels.
Rhus.

Bewegungsorgane:
Gelenk-, Knochen- und Muskelschmerzen, Muskelkrämpfe, Zittern und Zucken der Glieder.

Klinische Indikationen:
Heufieber D 2–D 4. Allergische Blepharo-Conjunctivitis, hysteroide Psychopathien D 12–D 30.

> Unruhe, Angst, Schreckhaftigkeit.
> Reizung der Schleimhäute mit Fließschnupfen und brennendem Sekret.

Sabal serrulatum
Sägepalme
Fam. Palmae

Frische reife Beeren zur Essenz nach V. 3a. A. = ⅓.

Canth., Pop. trem., Cann. ind.

Wirkungsrichtung: Prostata.

Modalitäten:
Verschlimmerung aller Beschwerden morgens und abends.

Urogenitalorgane:
Magn. chlor.   Schmerzhafte Urica spastica.

Klinische Indikationen:
Hauptmittel bei Prostatahypertrophie, vor allem im Anfangsstadium Ø–D 4.

> Frühstadium der Prostatahypertrophie.

Sabina Juniperus
Sadebaum
Fam. Cupressaceae

Frische Zweigspitzen mit Blättern zur Essenz nach V. 3a. A. = ⅓.

Verschreibungspflicht bis D 3 einschließlich.

Wirkungsrichtung: Hyperämie der Beckenorgane.

Ham., Plat., Cham.

Bei drohendem Abort und Menorrhagie, Versuch bei habituellem Abort.

Klinische Indikationen:
Metrorrhagie D 3–D 6. Habitueller Abort – Mens III
D 4. Gichtische Diathese mit hormonell abhängigen
Verschlimmerungszuständen D 12. Chronischer Reizzu-
stand der Blase D 4.

Menorrhagie und Metrorrhagie.
Abortus imminens und Folgen von Abortus.
Rheuma.

Sambucus nigra
Schwarzer Holunder
Fam. Caprifoliaceae

Frische Blätter und Blüten zur Essenz nach V. 3 a.
A. = ⅓.

Wirkungsrichtung: Ödematöse Schwellungen.

Atembeschwerden bei Schleimhautschwellung im Berei- Cep., Camph.
che des Nasen-Rachenraumes und der Bronchien. Hep., Phos.,
(»Schlägt in den Asthmaanfall hinein.«) Spong.

Klinische Indikationen:
Symptomatisch bei Nachtschweiß, adenoide Vegetationen mit trockener Nase D 4.

Schnupfen, Laryngitis, Bronchialasthma.
Besserung durch Bewegung.
Starke Schweiße.

Sanguinaria canadensis
Blutwurzel
Fam. Papaveraceae

Getrockneter Wurzelstock mit Wurzeln zur Tinktur
nach V. 4a mit 60%-W. – A. = $\frac{1}{10}$ = D 1.

Wirkstoffe:
Sanguinarin, Chelidoniumsäure, Chelerytrin.

Wirkungsrichtung:
1. Arterielles System.
2. Leber.

Leitsymptome:

Lach., Plat., Ac. | Kongestionen im Bereich von Kopf und Brust, Rötung
des Gesichtes, brennende, trockene Schleimhäute, übelriechende, scharfe Sekretionen.

Carb. veg.,
Psor., Pyrog.,
Kreos., Lach.

Modalitäten:

Phos. | Verschlimmerung: durch jedes Geräusch, durch Bewe-
gung.
Besserung: durch Schlag, im Dunkeln.

Herz- und Kreislauforgane:

Bell., Iris.,
Kal. bichr.,
Coccul., Gels.,
Cimic., Jod.,
Amyl. nitr.,
Glon. | Kopfschmerzen und Schwindel in Folge Blutandrangs
zum Kopf, Hitzewallungen, erregte Herztätigkeit, Pul-
sus durus et celer.

Atmungsorgane:

Ar. triph.,
Euphorb. off.
Cep., Sabad.,
Ars., Merc. | Wundheitsgefühl und Brennen in den oberen Atemwe-
gen, wäßriger, wundmachender Schnupfen.

Ipec., Iris,
Ver. vir. | *Verdauungsorgane:* Gastritische Beschwerden.

Urogenitalorgane:

Kreos., Lach.,
Psor. | Heftige Metrorrhagien, besonders im Klimakterium.

Bewegungsorgane:

Ham., Phyt.,
Cham., Arn.,
Cimic., Magn.
carb., Ferr. | Rheumatoide Muskel- und Gliederschmerzen, Muskel-
steifigkeit (v. a. rechter Deltamuskel), schlimmer durch
Kälte, besser durch Wärme.

Temp.:
Brennende Hitze an Handflächen und Fußsohlen (werden nachts aus dem Bett gestreckt); Wechsel von Hitze und Frösteln, Schweißneigung.

Sep., Ac. sulf., Lach. Sulf., Cinnab. Stann., Samb., Phos., Psor.

Klinische Indikationen:
Nervöse Migräne in Verbindung mit Unterleibsleiden D 4–D 6. Akute Laryngitis D 4. Allergische Rhinitis (klimakterisch)   D 4–D 8.   Schulter-Arm-Syndrom rechts. Klimakterische Schweißneigung und Gefäßaktivität (Hochdruck) D 4–D 12.

Rechtsseitiges Mittel mit Wallungen und Kopfkongestion. Brennende und trockene Schleimhäute. Morgen- und Abendverschlimmerung.

Sanicula (aqua)

Heilquelle, die in einer Gallone 93 Gran Natr.mur.,
23,5 Calc.mur., 9,5 Calc.sulf., 5 Kal.sulf., 23,25 Magn.
mur., 1 Calc.bicarb., 0,33 Natr.brom., 0,1 Ferr.bicarb.,
0,83 Natr.jod., 0,5 Silicea, 0,01 Alumina, Spuren von
Lith.bicarb., Nat.phos., Borax enthält.
[1 Gallone (USA) = 3,79 l.]

Cham., Carb. veg., Chin. Magn. carb.	*Leitsymptome:* Dyspepsie bei Säuglingen und Kindern, übelriechende Ausscheidungen.
	Modalitäten: Verschlimmerung: durch Kälte, Berührung und nach Essen.
Jod. Calc. carb. Lept., Chel. Graph., Hep.	*Verdauungsorgane:* Gedeihstörung des Kindes, trotz lebhaften Trinkens. Heftiges Säuglingserbrechen, Meteorismus mit Leberschwellung, hochgradige Obstipation, Stuhl riecht nach Käse (unverdautes Casein). –
Ferr. Natr. sulf.	*Bewegungsorgane:* Rheumatoide Glieder- und Rückenschmerzen, schlimmer bei Bewegung und feuchtem Wetter.
	Haut: Trocken, juckend; Akne, Furunkel, Ekzeme.
Natr. carb. Sil.	*Temp.:* Frösteln, eiskalte Hände und Füße, starkes Schwitzen an Handflächen und Fußsohlen. Nachtschweiß.

Klinische Indikationen:
Dyspepsie der Säuglinge D 4.

Verdauungsschwäche und Abmagerung.
Verschlimmerung nach dem Essen. Übler Geruch
der Ausscheidungen.
Wechsel der Symptome in rascher Folge.

Sarothamnus scoparius (= Spartium scop.)
Besenginster
Fam. Fabaceae

Herstellung nach V. 3 a.

Wirkstoffe:
Spartein (l- und d-Spartein), gehört zur Gruppe der
Chinolizidinalkaloide.

Wirkungsrichtung:
1. Hemmung der Reizbildung und Verzögerung der
   Reizleitung (AV-Leitung) des Herzens.
2. Ganglien des peripheren NS (zunächst erregend, später lähmend) mit Auswirkung auf die Vasomotorik.

Herz- und Kreislauforgane:
Anfallsweise Tachykardien, vorwiegend nachts und in
Ruhe, jedoch auch bei mäßiger Belastung. Herzbeklem-
mung, Extrasystolie.

Lach., Bell.,
Convall.
Cact., Iber.

Urogenitalorgane:
Polyurie besonders frühmorgens, z. T. auch Nykturie.

Bewegungsorgane:
Ziehende Gelenk- und Muskelschmerzen; plötzlich einschießende Hüftschmerzen (v. a. abends und nachts).

Haut:
Vesikulöse und urtikarielle Effloreszenzen mit starkem
Juckreiz, Ekzeme, Follikulitis, Furunkel.

Natr., chlor.
Kal. brom.

Klinische Indikationen:
Extrasystolie D 2–D 4. Tachykardien und respirator.
Arrhythmien D 4. Periphere Durchblutungsstörungen
D 4–D 6.

Nächtliche Unruhe bei geistiger und körperlicher
Müdigkeit.
Herzklopfen, Extrasystolie, Oppression.

Sarsaparilla
(Smilax officinalis)
Stechwinde
Fam. Liliaceae

Getrocknete Wurzel zur Tinktur nach V. 4a mit 60%-W.
A. = $\frac{1}{10}$ = D 1.

Wirkungsrichtung: Saponinwirkung.

Ac. nitr.,
Staphis.
Psor., Sulf.,
Ac. fluor.

Heftig juckende Hautausschläge auch mit Superinfekt.
Krampfartige Nieren- und Blasenschmerzen.

Klinische Indikationen:
Chronische Rhinitis und Nebenhöhlenbelastung
D 4–D 8. Gichtisch-rheumatische Leiden in Verbin-
dung mit Dysurien D 4–D 12. Herpetiforme und rha-
gadige Hautaffektionen (harnsaure Diathese) D 12–
D 15. Psoriasis D 12.

Harnsaure Diathese. Steinleiden. Chron. Hautausschläge.

Scilla maritima
Meerzwiebel
Fam. Liliaceae

Frische Zwiebel zur Essenz nach V. 3a. A. = $\frac{1}{3}$.

Wirkungsrichtung: Glykosid.

Kal. carb.,
Caust.
Natr. chlor.,
Zinc.

Altersherz, dabei leicht diuretische Wirkung, Kreislauf-
dekompensation mit und ohne Ödemneigung.

Klinische Indikationen:
Stauungsbronchitis mit Harninkontinenz beim Husten
D 3–D 6.

Niesanfälle mit trockenem Husten.
Dysurie und Harninkontinenz.

Secale cornutum
Pilz Claviceps purpurea
Fam. Pyrenomycetae

Getrocknetes Mutterkorn zur Tinktur nach V. 4a mit
60%-W. – A. = ¹⁄₁₀ = D 1.
Verschreibungspflicht bis D 3 einschließlich.

Wirkstoffe:
Aminostoffe: Histamin, Tyramin, Cholin, Acetylcholin.
Alkaloide: Ergotamin, Ergotoxin, Ergobasin, Ergocla-
vin, Sensibasin.

Leitsymptome:
Taubheitsgefühl und Ameisenkribbeln an den Gliedmaßen, Abmagerung und Schwäche trotz gutem Appetit,
trotz Kälte der Haut erträgt der Kranke die Bettdecke
nicht.

Hyper., Thuj.,
Sil.
Jod., Lyc.
Tab., Ac.
hydrochl.,
Camph.

Modalitäten:
Verschlimmerung: durch Bewegung und Wärme.
Besserung: durch Kälteeinwirkung auf den kranken
Organismus.

Verdauungsorgane:
Heißhunger und unstillbarer Durst.

Urogenitalorgane:
Hypermenorrhoe mit Parästhesien in den Gliedmaßen
und Angstgefühl, fieberhafte Lochialstauung.

Phos., Ac.
nitr., Lach.
Sanguisorb.,
Croc.

Bewegungsorgane:
Steifheit und Krämpfe der Muskulatur.

Cupr.,
Plumb. ac.

Haut:
Blaß, kalt, trocken; schlecht heilende Geschwüre, trok-
kene Gangrän. Parästhesien: Pelzigkeits- und Taubheitsgefühl, Kribbeln, Ameisenlaufen, Brennen, Schmerzen,
schlimmer durch Wärme, besser durch kalte Luft.

Ac. fluor.,
Fagopyr.
Ail.

Klinische Indikationen:
Uterusblutungen (atonisch) D 2–D 4. Krampfwehen
während der Schwangerschaft D 4. Akute Gastroenteritis in Verbindung mit abdominellen Durchblutungsstörungen oder Thrombosen D 12. Gangraena senilis (Diabetes, Ulcera cruris) D 4–D 8. Migräne in Verbindung
mit Unterleibsleiden. Periphere Durchblutungsstörungen im Bereich der unteren und oberen Extremitäten
D 4–D 8.

> Spasmen der willkürlichen und unwillkürlichen Muskulatur. Parästhesien der Extremitäten. Blutungstendenz. Wärmeverschlimmerung trotz objektiver Kälte.

Selenium
Selen. Se.

Zur Verreibung nach V. 6, Lösung nach V. 8a.

Wirkungsrichtung:
1. Schwäche der Konstitution und des Stoffwechsels.
2. Organotropie: Haut, Leber (sulfurähnlich).

Psyche:
Ac. phos., Sep.
Ac. picr., Sil.
Staphis., Hep.

Mangel an Spannkraft, geistige Arbeit erschöpft ungewöhnlich, vergeßlich, unwiderstehliches Verlangen nach Reizmitteln.

Leitsymptome:
Ac. picr., Sulf.
Spig., Arg.
nitr., Therid.

Allgemeine Schwäche auch nach dem Schlaf, ständiges Bedürfnis sich niederzulegen. Fettige Haut, Kopfweh über dem linken Auge. Neigung zu Ausschlägen.

Modalitäten:
Verschlimmerung: durch Wärme, Schlaf, Alkohol, durch Luftzug.

Atmungsorgane:
Sil.
Ar. triph.,
Arg.
Spong., Carb.
veg.

Nervöser Fließschnupfen und Geruchsverlust; Heiserkeit besonders am Morgen und zu Beginn des Sprechens, nach Überanstrengung.

Verdauungsorgane:
Sulf.
Card. mar.,
Magn. chlor.

Übelkeit nach dem Schlaf, belegte Zunge, nächtlicher Heißhunger und morgens. Neigung zur Verstopfung. Erschöpfung nach dem Essen.

Urogenitalorgane:
Calad., Diosc.
Chin., Phos.,
Sulf., Bufo

Unwillkürlicher Samenabgang (ohne Erektion). Schwäche nach Coitus.

Haut:
Fettige Haut mit kleinen Bläschen, Komedonen und auch Effloreszenzen, Ekzem v. a. am Kopf, Hautjukken v. a. zwischen den Fingern und an den Handflächen. Trophische Nagelveränderungen. Hitzegefühl und Schweißneigung.

Kal. phos., Sulf.

Klinische Indikationen:
Status seborrhoicus vorwiegend in der Pubertät D 12–D 30. Acne juvenilis D 12. Trockenes Ekzem in der Handinnenfläche D 6–D 12. Heiserkeit bei Rednern D 4. Sexualneurasthenie beim männlichen Geschlecht D 15.

Nervenschwäche, Verlangen nach Reizmitteln. Sexuelle Reizbarkeit bei Schwäche und Impotenz. Verschlimmerung nach Schlaf und Koitus und durch Kälte.

Senega Polygala
Schlangenwurzel
Fam. Polygalaceae

Getrocknete Wurzel zur Tinktur nach V. 4a mit 90%-W.
A. = ⅟₁₀ = D 1.

Wirkstoff: Saponinähnliche Droge.

Wirkungsrichtung: Schleimhäute des Respirations- und
Urogenitaltraktes.

Modalitäten:
Verschlimmerung: durch jede Berührung und durch
Beklopfen.

Atmungsorgane:

Ranunc., Bry.,   Schmerzhafter, trockener Husten mit zähem, schwerlös-
Rum., Dros.,   lichem Schleim, Wundheitsgefühl im Brustbereich.
Kal. carb.

Verdauungsorgane:

Bry., Ac. nitr.   Katarrh des Magen-Darmkanals.

Urogenitalorgane:

Cocc. cact.,   Schleimige Beimengung des Harns.
Kal. bichr.

Klinische Indikationen:
Chronische Trachealkatarrhe mit asthmoider Beengung
D 4–D 6. Asthma bei pastösen, blaßen Kindern und
klimakterischen Frauen D 4. Sekretionsneurose auch
Rhinitis vasomotorica D 4.

Trockene Schleimhäute bei zähen Sekreten.
Wundheitsgefühl der Brust.

Sepia
Von Sepia officinalis.
Inhalt des Tintenbeutels des Tintenfisches.
Fam. Cephalopodae

Zur Verreibung nach V. 6, Lösung nach V. 8a.

Wirkstoffe:
Calcium carb., Magnesium carb., Natrium sulf., Kochsalz, Melanin.

Wirkungsrichtung:
1. Endokrines System.
2. Weibliche Genitalorgane.
3. Venös-lymphatisches System.

Psyche:
Depressiv und ängstlich, geistig träge, schneller Wechsel der Stimmungen, unzuverlässig, gleichgültig gegen Verpflichtungen, Haßgefühle.

Op., Ver., Lach. Lyc., Phos., Anac., Selen.

Leitsymptome:
Übelriechende Sekretionen, venöse Stauungen im gesamten Körper, Wechsel von Hitzegefühl und Frösteln, Schwäche der Gelenke, Widerwille gegen Milch und Fleisch (Unverträglichkeit). Leeregefühl im Magen, besonders morgens und nüchtern, jedoch nicht durch Essen gebessert. Verlangen nach Alkohol.

Card. mar., Ham. Ars. Petr., Ac. hydrochl., Alum., Graph.

Modalitäten:
Verschlimmerung: morgens, abends, bei Mondwechsel.
Besserung: nachmittags und durch leichte Bewegung, außer durch Reiten.

Sil.

Herz- und Kreislauforgane:
Vasomotorische Störungen: Hitzewallungen, Schweiße, venöse Blutstauungen, besonders im Pfortader – und Genitalbereich, Migräne im Klimakterium.

Sang., Ac. sulf., Sil. Cupr., Ham., Carb. veg., Aesc., Cimic., Clem., Urt., Gels.

Atmungsorgane:
Trockener Rachen, nächtlicher, starker Kitzelhusten.

Puls., Kal. bichr. Marum.

Verdauungsorgane:
Zahnfleisch geschwollen und wund, Geschmack sauer,

Asa., Arn., Colch.

Lyc., Ferr. Petr., Ac. mur., Alum. Paeon., Ham.	bitter, faulig; Durst. Übelkeit beim Anblick oder Geruch von Speisen. Unverträglichkeit von Fett und Fleisch. Hämorrhoiden.

Urogenitalorgane:

Sarsap., Lyc., Solidago Canth.	Polakisurie, stinkender Urin; zu späte Regel. Scheide trocken, wund und brennend, hierdurch Schmerzen beim Verkehr mit Abneigung. Pollutionen.

Bewegungsorgane:

Puls., Zinc., Led., Cimic., Kal. carb. Natr. chlor.	Rheumatoide Gelenk-, Muskel- und Nervenschmerzen. Lumbago, schlimmer im Sitzen, besser durch Gehen.

Haut:

Psor., Nux vom., Calc. carb., Mez. Lyc., Caul.	Chronische Hautausschläge, gelb-braune Flecken, gelbliche Gesichtsfarbe und gelber Sattel über der Nase (ähnlich Chloasma uterinum). Übelriechender Achselschweiß.

Klinische Indikationen:
Hauptmittel bei Nieren- (Nebennieren-) und Keimdrüsenschwäche. (Klimakterium, Schwangerschaft) D 4–D 12. Hormonell abhängige Pigmentveränderungen D 30. Gichtische Konstitution mit Dyspepsie D 6–D 8. Hypotonie mit Kollapsneigung meist in Verbindung mit dem Hormongeschehen. Migräne D 12. Pfortaderstauung mit Leberschwellung und Gallensteinleiden bei geeigneter Konstitution D 6–D 12. Lageveränderung der weiblichen Geschlechtsorgane mit Senkungsbeschwerden D 12–D 30.

Venöse Stauungen mit Abwärtsdrängen.
Regelanomalien.
Vernachlässigung der familiären Pflichten.
Obstipation. Hypotonie.
Verschlimmerung durch Kälte, Essen, Menses.

Silicea
H_2SiO_3

Zur Verreibung nach V. 6, Lösung nach V. 8 a.

Wirkungsrichtung: Bindegewebe, RES.

Psyche:
Schwache Persönlichkeit, Mangel an Selbstvertrauen und Selbstbewußtsein, Angst vor Mißerfolg, unentschlossen, empfindlich gegen Widerspruch.

Leitsymptome:
Nervöse Erschöpfung mit Überempfindlichkeit. Chronische Eiterungen, gestörte Assimilation bis zur Abmagerung führend, Schweiße des gesamten Kopfes, Schwellung der Drüsen am Hals, der Achselhöhle und der Leisten.

Calc. fluor., Pyrog., Jod.

Lach., Ac. nitr., Phos., Kreos., Psor.

Modalitäten:
Verschlimmerung: durch Kälte, durch Geräusche, durch Licht, bei Mondwechsel.
Besserung: durch Wärme.

Hep., Calc., Ars.

Atmungsorgane:
Stock- und Fließschnupfen mit wundmachender Absonderung; Husten erschütternd, besonders nachts und morgens, schleimig eitriger Auswurf, Nachtschweiße; Fremdkörpergefühl in den oberen Luftwegen.

Sabad. Phos., Rum. Merc., Samb. Val.

Verdauungsorgane:
Harter, voluminöser Stuhl mit anfänglicher Neigung zum Zurückschlüpfen. Heißhunger bei Appetitlosigkeit. Widerwille gegen warme, gekochte Speisen. Meteorismus.

Paeon., Rat., Graph. Ac. nitr., Sulf.

Urogenitalorgane:
Schmerzhafte Erektionen. Zerschlagenheit des Körpers nach Coitus. Häufige Erektionen und Ejakulation mit nachfolgender geringer Erregbarkeit. Frauen: Fluor, wundmachend, übelriechend. Schmerzhafte Brustwarzen.

Selen., Ac. picr.

Bewegungsorgane:
Muskel-, Gelenk- und Nervenschmerzen; Muskelschwäche, leichtes Einknicken in den Gelenken, Bindegewebsschwäche, Sehnenscheidenganglien.

Natr. carb.

Stann., Phos.
Thuj., Ant. cr.
Merc., Jod.
Calc.fluor.

Haut:
Kühl, trocken, leicht verletzbar, unheilsam, Neigung zu
Eiterungen. Verschiedenste Hautausschläge. Schmer-
zende Fußsohlen und Hühneraugen. Nägel brüchig
und spröde.

Temp.:
Große Frostigkeit und Kälteempfindlichkeit, kalte

Stann., Phos.
Füße, Schweißneigung.

Klinische Indikationen:
Folgen von chronischen Eiterungen vorwiegend des
Bindegewebes und der Knochen D 4–D 12. Fisteln
mit dünnflüssigem Sekret D 4–D 12. Schwächemittel
bei schwacher Konstitution, Ermüdbarkeit, Schweißneigung D 30. Rachitis und deren Folgen D 12–D 30.
Schwäche des Skelettsystems D 30. Chronischer
Kopfschmerz auch migraenoid in Verbindung mit
Sehstörungen D 12. Rezidivierendes Hordeolum, Ulcus cruris, gangränöse Entzündungen der Haut
D 4–D 12. Chronischer sekundärer Rheumatismus,
skrofulöse rachitische und anämische Veränderungen
im Kindesalter D 30. Trockene, schuppende Ekzeme
und Dyskeratosen (auch in Verbindung von Impfungen und unterdrücktem Schweiß) D 30. Hyperostosen und Ganglien D 3–D 4 (mehrere Monate).

Schwäche, partielle Schweiße.
Typische Obstipation.
Frostigkeit.
Besser durch Wärme.
Chronische Eiterungsprozesse.

Solidago virgaurea
Goldrute
Fam. Compositae

Frische Blüten zur Essenz nach V. 3a. A. = ⅓.

Wirkungsrichtung: Niere.

Erschwertes Harnlassen bei trübem Urin, der einen rot- Equis., Berb.
braunen Satz hinterläßt (Ziegelmehlsediment). Lespedeza

Klinische Indikationen:
Symptomatisch bei Störung der Diurese D 2–D 4.

Palliatives Diuretikum bei harnsaurer Diathese.

Spigelia anthelmia
Wurmkraut
Fam. Loganiaceae

Getrocknetes Kraut zur Tinktur nach V. 4a mit 90%-W.
A. = ¹⁄₁₀ = D 1.

Wirkungsrichtung: Vegetatives Nervensystem.

Neuralgiforme Schmerzen, vorwiegend die linke Kör- Lach., Cimic.,
perseite betreffend. Herzklopfen mit – Stechen – auch Chin.
in den linken Arm ausstrahlend, kann nur rechts liegen. Ars., Gels.,
Sang.

Klinische Indikationen:
Folgen von rheumatischen Herzaffektionen mit stechenden Sensationen (Pericarditis) D 4. Neuralgiforme Beschwerden des Gesichts, der Augen, der Zähne
und des Brustkorbes D 4. Iritis D 4. Nervöse Herzleiden D 12.

Stechende, periodische Herzbeschwerden und linksseitige Neuralgie.

Spiraea ulmaria
Mädesüß
Fam. Rosaceae

Frische Wurzel zur Essenz nach V. 3a. A. = ⅓.

Led., Rhus,
Bry.

Wirkungsrichtung: Wasserbindungsvermögen der Gewebe.

Klinische Indikationen:
Mittel bei Aszites und Anasarka D 3–D 4. Generalisierte Gelenkentzündungen (Gelenkrheumatismus) D 4–D 12. Muskelrheumatismus D 4. Verschlimmerung durch Feuchtigkeit. Hitzewallungen mit Blutandrang zum Kopf mit Ohrensausen bis zum Schwindel und Herzklopfen.

Ohrensausen, Schwindel, Schweiße.
Rheumatische Affektionen.

Spongia
Euspongia officinalis
Badeschwamm
Fam. Porifera

Zur Tinktur aus der gepulverten Droge nach V. 4a
durch Mazeration mit 60%-W. – A. = $\frac{1}{10}$ = D 1.

Wirkstoffe:
Jod (Dijodtyrosin), Brom, Chlor, Kalk, Magnesium,
Kieselsäure, Schwefel- und Phosphorsäure.

Calc. carb.,
Wirkungsrichtung: Lymphatisches System, Schilddrü- Brom., Phos.,
se.   Graph.

Leitsymptome: Hep., Jod.,
Rauher, trockener Husten, Erwachen aus dem Schlaf   Brom., Ars.,
mit Erstickungsgefühl, muß erhöht liegen.   Carb. veg.,
                                                      Samb.

Modalitäten:
Verschlimmerung: durch Bewegung, nachts, durch
Schlaf, durch Niederlegen, Vollmond.
Besserung: durch Wärme und Essen.   Sil.
                                                      Lyc.

Herz- und Kreislauforgane:
Auffahren aus dem Schlaf mit Erstickungsgefühl. Beengung beim Tiefliegen.

Atmungsorgane:
Anfallsweiser, trockener Husten, spärlicher Auswurf,
Besserung durch Trinken und Essen. Überempfind-   Lach., Ign.
lichkeit der Halsregion gegen Berührung.

Urogenitalorgane:
Orchitis, Epididymitis.   Rhod., Clem.

Klinische Indikationen:
Funktionelle und organische Herzleiden, vorwiegend
mit verstärktem Sympathikotonus D 4. Croup, Tracheitis, Laryngitis vorwiegend beim Niederlegen;
euthyreote Struma mit Halsbeengung D 4. Orchitis
in Folge von Gonorrhoe D 6.

Trockener Husten durch Essen und Trinken gebessert.
Erschwerte Atmung mit Knödelgefühl im Hals.

Stannum metallicum
Metallisches Zinn. Sn.

Zur Verreibung nach V. 6.

Wirkungsrichtung:
1. Atmungsorgane, mesenchymales Gewebe.
2. Enteroptose.

Psyche:
Niedergedrückte Grundstimmung mit ausgesprochener
Mutlosigkeit. Große Angst und Scheu vor der Begeg-
nung mit Menschen, dabei wortkarg und verschlossen,
jede Aufgabe wird als zuviel empfunden und ist lästig.

Arg. nitr., Sil.
Tart. em.

Leitsymptome:
Schmerzen und Koliken um den Nabel, Gefühl der Leere im Magen, Erbrechen durch Küchengeruch, Kehl-
kopf- und Bronchialbeschwerden.

Coccul., Ver.,
Calc. carb.

Modalitäten:
Verschlimmerung: durch Sprechen, warme Getränke,
Liegen auf der rechten Seite.
Besserung: durch Druck auf die betreffende Stelle.

Tart. em.,
Ipec. Hep.,
Phos., Ant.
ars., Merc.

Atmungsorgane:
Pulmonale Schwäche, reichlich schleimig-eitriger Aus-
wurf mit RG's über den Bronchien und der Trachea.
Heftiger, erschütternder Husten; Nachtschweiß.

Sep., Nux
mosch.
Coloc., **Magn.**
phos.

Verdauungsorgane:
Süßliches Aufstoßen. Küchengeruch reizt zum Erbre-
chen. Leerheitsgefühl nach dem Essen. Krampfartiger
Bauchschmerz.

Sep., Sil.,
Plat., Arg.,
Ferr. jod.

Urogenitalorgane:
Vor der Regel große Angst und Schwermut, mit der Regel aufhörend.

ZNS:
Neurasthenie, Schwindel, Zittern.

Bewegungsorgane:
Große Gliederschwäche mit Zittern bei geringer Anstrengung (v. a. beim Treppabgehen).

Klinische Indikationen:
Mittel bei Gewebsschwäche mit Folgen in Form von Ge-
bärmutter- und Scheidenvorfall. Enteroptose D 4–D 12.
Nervöser Erschöpfungszustand, Neuralgie wie Migräne
etc. Hypochondrie, funktionelle Paralysen nach Gemütserkrankung D 12–D 30. Schwäche der Brustorgane mit
Heiserkeit. Emphysem, Asthma und Phthise D 12.

Schwäche funktionell und organisch.
Schmerzen verschlimmern sich mit der Sonne.
Druck und Bewegung bessern.

Staphisagria
Delphinium staphisagria
Stephanskörner oder Läusepfeffer
Fam. Ranunculaceae

Reife Samen zur Tinktur nach V. 4a mit 90%-W.
A. = 1/10 = D 1.

Wirkstoff: Alkaloid Delphinin.

Wirkungsrichtung:
1. Gehirn, Rückenmark, peripheres NS.
2. Funktionell-nervöses System der Bauch- und Beckenorgane.
3. Haut.

Lyc., Sep., Anac., Sil. Cham., Nux vom., Cina, Acon., Ant. cr. Ign., Ac. phos.	*Psyche:* Leicht reizbar, beleidigt und zornig, kann jedoch den angestauten Unmut schwer loswerden, wenig Freude am Dasein, vor allem morgens mißmutig und unwillig, ärgert sich auch über Dinge, die ihn nicht persönlich betreffen; hartnäckiges, unbefriedigtes Verweilen an geschlechtlichen Dingen (Pubertätsstörungen).
Ac. nitr. Gels.	*Leitsymptome:* Früher Zahnverfall, Brennschmerz in der Urethra durch Miktion gebessert. Herzklopfen bei jeder Bewegung, Überempfindlichkeit der Genitale, grundloser Zorn.
Nux vom. Phos., Ac. phos.	*Modalitäten:* Verschlimmerung: durch Ärger, Nikotinabusus, sexuelle Exzesse. Besserung: durch Ruhe, nach dem Frühstück.
Sep., Ipec., Stann. Aloe., Hydr. can., Ac. sulf., Hep.	*Verdauungsorgane:* Heißhunger, Blähungen, Verlangen nach Wein, Schnaps und Tabak. Bauchkoliken nach dem Essen oder nach Ärger.
Kal. carb., Plant. maj.	*Urogenitalorgane:* Harnträufeln beim Husten.
Stann., Lyc., Cina.	*ZNS:* Neurasthenie, Gedächtnisschwäche, häufige sexuelle Vorstellungen, Elendigkeitsgefühl morgens beim Erwachen.

Bewegungsorgane:
Rheumatoide Muskel- und Gelenkschmerzen.

Haut:
Stark berührungsempfindlich, Jucken, Kribbeln, bei Sarsap., Sulf.
Kratzen wechselt Juckreiz die Stelle, Flohstichempfin- Psor.
dung. Starke Schweißneigung besonders nachts.

Klinische Indikationen:
Psoramittel, Augenentzündungen auf gichtischer, lueti-
scher, rheumatoider Basis. Hordeola D 4. Chronische
Dakryocystitis D 4. Iritis D 12. Juckende Hautausschlä-
ge auf gichtischer Basis D 12. Folgen von Ärger D 30.
Neuralgischer Zustand der weiblichen Genitale
D 4–D 12. Hodenverhärtung, Prostatahypertrophie,
Urethritis D 4–D 12. Hypochondrie in Folge sexueller
Störung, Herzneurosen etc. Gastritis der Trinker
D 4–D 6.

Reizbarkeit.
Folgen von Operation und Verletzung.
Ärger-, Gram-Kummerfolge, Empfindlichkeit und
Müdigkeit.
Verschlimmerung durch Tabak, Schlaf, Kälte und
Koitus.

Sticta pulmonaria
Lungenmoos oder Lungenflechte
Fam. Parmeliaceae

Frische Flechte zur Essenz nach V. 4a. A. = ⅓.

Wirkungsrichtung: Atmungsorgane.

Dros., Spong.
Cod., Laur.
Aral., Ail.,
Ars., Sil.

Trockener Reizhusten absteigend, von einem Schnupfen
ausgehend mit Verschlimmerung abends und nachts.
Kopfschmerz vorwiegend über der Stirnwurzel.

Klinische Indikationen:
Trockene Katarrhe nach Grippe mit Reizhusten
D 2–D 4. Chronische Sinusitis frontalis D 3.

Katarrhe der NNH.
Druck in der Nasenwurzel.
Trockener Reizhusten.

Stramonium
Datura stramonium
Stechapfel
Fam. Solanaceae

Frisches blühendes Kraut zur Essenz nach V. 2a.
A. = ½.

Verschreibungspflicht bis D 3 einschließlich.

Wirkstoffe: Alkaloid Hyoscyamin, l-Scopolamin.

Wirkungsrichtung: Psychische und intellektuelle Persönlichkeit. ZNS (motorische und sensorische Zentren).

Psyche:
Erregungszustand mit manischen Zügen, wie außerordentliche Geschwätzigkeit, unmotiviertes Lachen, unwillkürliche, ungeordnete Bewegungen und Angst vor dem Alleinsein; fühlt sich bedroht, kann deshalb nicht schlafen und fürchtet sich im Dunklen. Unwirkliche Sinneswahrnehmungen, die oft nicht mehr mit der Realität in Beziehung gebracht werden können und zu heftigen oft tätlichen Gegenreaktionen veranlassen.
Hyosc., Bell.
Lach., Croc.

Leitsymptome:
Delirium, Hydrophobie, unsicherer Gang in der Dunkelheit, sowie bei geschlossenen Augen; Mundtrockenheit. Schluckbehinderung infolge Pharynxkonstriktion.
Ap., Zinc., Op.
Alum.
Cupr.

Modalitäten:
Verschlimmerung: nach Schlaf, im Dunkeln, durch Alleinsein.
Besserung: in Gesellschaft, bei Licht, in Wärme.

Atmungsorgane:
Nervöses Asthma mit anfallsweisem Stick- und Krampfhusten, Rötung und große Trockenheit in Mund und Rachen, Heiserkeit.
Cact., Lach.,
Cupr.

Verdauungsorgane:
Trockenheit im Mund und Rachen oder heftiger Speichelfluß.
Hyosc., Bell.

Urogenitalorgane:
Unwillkürlicher Harnabgang. Verzögerte Miktion.
Kal. carb.

ZNS:
Pupillen weit, Krämpfe beim Anblick glänzender Objekte (Spiegel, Wasser), Verlangen nach Licht, Furcht
Phos.

und Taumeln im Dunkeln. Schlaf unruhig mit Schreien
und Aufschrecken. Sprachstörungen (Stottern, Apha-
sie), große Geschwätzigkeit; manische und delirante
Zustände, Sinnestäuschungen bis zu Halluzinationen.

Hyosc., Bell.
Mandrag.

Bewegungsorgane:
Choreatische und krampfartige Bewegungen der Arme
und Beine; Zittern, Zucken.

Temp.:
Schüttelfrost oder starke Hitzewallungen. Schwindel
beim Gehen.

Klinische Indikationen:
Akute Krankheiten mit Hirnsymptomen, Geistes- und
Gemütskrankheiten mit Wahnvorstellungen, Krämpfen
D 30. Chorea D 12. Fieber mit Konvulsionen D 4. Erysi-
pel mit Gehirnbeteiligung D 4. Delirium tremens
D 3–D 12. Hydrophobie D 30. Asthma nervosum D 4.

Gehirnkongestionen.
Halluzinationen, Angst, Erregung und Delirium.
Krämpfe der glatten Muskulatur.
Nächtliche Verschlimmerung.
Unterdrückungsmittel.

Strontium
Erdalkalimetall. Sr.

Zur Verreibung nach V. 6.

Wirkungsrichtung:
1. Ähnlich Ca.-Stoffwechsel (Knochensystem).
2. Gefäßsystem und Verdauungssystem.
3. Lymphatismus.

Psyche:
Mißlaunig, verdrießlich und leicht zornig, über längere
Zeit anhaltend, grübelnd.

Leitsymptome:
Schwindel mit Benommenheit, Gliederschmerzen, Kongestion zum Kopf.

Modalitäten:
Verschlimmerung: nachts, durch Anstrengung.
Besserung: durch Wärme, Bewegung im Freien.

Herz- und Kreislauforgane:
Heftige Pulsationen des Herzens und der Arterien, Oppressionsgefühle, Kopfschmerz vom Nacken her zunehmend, Verlangen den Kopf warm einzuhüllen.

Jod., Bell., Glon., Amyl. nitr., Aur. Phos., Magn. chlor.

Verdauungsorgane:
Trockener Mund; Durchfälle.

Ferr.

Urogenitalorgane:
Urin riecht nach Jod oder Ammoniak.

Bewegungsorgane:
Rheumatoide Muskel- und Gelenkschmerzen, Muskelzucken, degenerative oder tumoröse Knochenveränderungen.

Ferr.
Ac. fluor.

Haut:
Parästhesien an Händen und Füßen; vesikulöse und papulöse Effloreszenzen, starker Juckreiz.

Calc. carb.

Klinische Indikationen:
Tachykardien vorwiegend im Klimakterium D 4–D 6.
Knochenschmerzen (osteoporotischer Genese) D 4–D 12.

Schwäche bis zum Zittern, Kopfkongestionen.
Herzklopfen.
Kalte Extremitäten.

Strophanthus gratus
Fam. Apocynaceae

Reife Samen zur Tinktur nach V. 4a durch Mazeration
mit 60%-W. – A. = $\frac{1}{10}$ = D 1.

Verschreibungspflicht bis D 3 einschließlich.

Wirkungsrichtung: Herzmuskel.

Dig., Iber. Nervöse Herzstörungen bis Übelkeit und Erbrechen
Val. vom Herzen ausgehend.

Klinische Indikationen:
Examensängste und Spannungen, Lampenfieber D 4.

Nervöse Herzstörungen.

Strychninum nitricum
Strychninnitrat. $C_{21}H_{22}N_2O_2$ + HNO_3.

Zur Verreibung nach V. 6 und zur Lösung nach V. 5
mit 45%-W. – A. = $\frac{1}{100}$ = D 2.

Verschreibungspflicht bis D 3 einschließlich.

Wirkungsrichtung: Rückenmark, Medulla oblongata.

Aran., Coccul.
Stann. met. Mittel geistiger Erschöpfung mit Kältegefühl, besonders
Agar. an den Beinen und am Rücken, dabei kalte Schweiße.
Krampfneigung der Extremitäten. Engegefühl der Brust.

Klinische Indikationen:
Hypotoner Symptomenkomplex D 4.

Krampfartige Beschwerden.
Verschlechterung durch Alkohol, Tabak, Anstrengung und Erregung.

Sulfur
Schwefel. S.

Zur Verreibung nach V. 6 und zur Lösung nach V. 5a.
A. = $\frac{1}{10\,000}$ = D 4.

Wirkungsrichtung:
1. Schwefelstoffwechsel (Oxydationsstoffwechsel).
2. Skrofulose-Lymphatismus.
3. Leber-Pfortadersystem.
4. Magen-Darm (Ausleitung).
5. Haut (Ausleitung).

Psyche:
Traurig und voll Lebensüberdruß, zieht sich in sich selbst zurück, eigenbrödlerisch mit Neigung zu philosophischem und religiösem Sektierertum, will mit anderen Menschen nichts zu tun haben. Lustlos, kann sich zu nichts entschließen.

Aur., Lach., Sep.

Leitsymptome:
Gefühl von Brennen am gesamten Körper, besonders an den Füßen (streckt deshalb Füße aus dem Bett). Nächtliche Beklemmung mit Herzklopfen und Erstickungsgefühl, gelegentlich auch nach körperlicher Anstrengung. Verschiedene Hautausschläge, nächtliche, übelriechende und teils reizende Schweiße, Hitzewallungen im Gesichtsbereich, Aversion gegen Fleisch und Milch, Unvermögen auf der linken Seite zu liegen, leiser Schlaf.

Merc., Ars., Ac. nitr., Phos., Petr., Lyc. Carb. veg., Ferr. Calc. carb. Merc., Sil., Sang., Ac. sulf. Phos.

Modalitäten:
Verschlimmerung: morgens beim Aufstehen, um 11 Uhr und 17 Uhr, durch Bettwärme.
Besserung: durch warmes, trockenes Wetter.

Herz- und Kreislauforgane:
Chronische, venöse Stauungen; Stauungskopfweh mit Hitze auf dem Scheitel, Brustbeklemmung und Kurzatmigkeit, Leberanschoppung und Hämorrhoidalleiden; Füße brennend heiß. Hitzewallungen in den Wechseljahren. Verlangen nach frischer Luft.

Aesc., Ham. Hyosc., Stram. Carb. veg. Sep., Sang., Lach.

Atmungsorgane:
Nase verstopft, trocken, wunde Nares; Heiserkeit, Husten schlimmer im Liegen, schwer löslicher, schleimiger Auswurf.

Nux vom. Ar. triph., Hep., Phos., Kal. carb., Bar.

Chin., Lyc., Arg. nitr. Natr. chlor.	*Verdauungsorgane:* Heißhunger, Verlangen nach Süßigkeiten, danach Sodbrennen und Übelkeit, morgendliche Übelkeit, um 11 Uhr schwaches Gefühl im Magen, übelriechender Durchfall oder Obstipation.
Calc. carb.	*Bewegungsorgane:* Langsames Knochenwachstum, spätes Laufenlernen! Muskel-, Gelenk- und Sehnenschmerzen, Rückenschmerzen.
Ac. nitr., Sil. Hep., Graph. Selen. Merc. Psor.	*Haut:* Rauh, trocken, schmutzig, unheilsam; Jucken, Brennen; übelriechende Ausdünstung trotz häufigen Waschens. Verstärkt Schweißneigung. Abneigung gegen kaltes Waschen und Baden, Hände und Füße meist kalt, nachts dagegen heiß und brennend, muß Füße aus dem Bett strecken. Schlecht herauskommende oder unterdrückte Exantheme.

Temp.:
Frösteln und Hitzewallungen; Hitzegefühl auf dem Scheitel.

Klinische Indikationen:
Hautleiden verschiedener Art und Form, vorwiegend akute mit Rötung, Brennen, Jucken und nächtlicher Verschlimmerung D 12–D 30. Reaktives Mittel in der Folge überstandener Krankheiten, vor allem nach antibiotischer Behandlung, schlechter Rekonvaleszenz D 4 (Sulfur jod. D 4). Chronische dyspeptische Zustände mit Pfortaderstauung und Leberschwellung D 4–D 12. Chronische Dyspepsie D 4. Hauptmittel bei Alkoholismus D 4–D 200. Pleuritis exsudativa Sulf.jod. D. 4. Variköser Symptomenkomplex, Hämorrhoiden, Ulcus cruris etc. D 4–D 12. In der Folge unterdrückter Ausschläge der Haut auch nach Cortisonbehandlung oder zu intensiver Lokalbehandlung D 4–D 8. Chronische Urikämie mit gichtischen Gelenkveränderungen und Beschwerden D 4–D 12. Chronische reaktionsarme Entzündungen der Haut, der Schleimhäute, der Gelenke D 4–D 30.

Reaktions- und Unterdrückungsmittel.
Brennschmerz.
Venöse Stauung.
Sodbrennen. Juckreiz.
Schweiß- und Durchfallneigung.
Kälte- und Wasserverschlimmerung.

Sulfur jodatum
Jodschwefel. S_2J_2.

Zur Verreibung nach V. 6, 7, Lösung nach V. 5a.

Verschreibungspflicht bis D 3 einschließlich.

Klinische Indikationen:
Hauptmittel bei Lymphatismus mit Tonsillen- und
Lymphdrüsenschwellung, Schleimhauthypertrophie, exsudative Diathese, Furunkeln, Ekzeme, Acne juvenilis,
chronische Obstipation, Colitis mucosa D 3–D 6.

Teucr., Calc.
jod., Kal.
bichr.
Bry., Merc.

Resorptionsmittel nach Infektionen.
Lymphdrüsenmittel.

Symphytum officinale
Beinwell oder Wallwurz
Fam. Boraginaceae

Frische Wurzel zur Essenz nach S.V. – A. = ½.

Wirkstoffe: Glykosid Consolidin, Alkaloid Symphyto-
cynoglossin, Gerbstoff, Schleim, Cholin, Allantoin.

Wirkungsrichtung: Anregung des Zellwachstums des
Knochen-, Binde- und Nervengewebes.

Calc. phos.,
Arn., Rut.,
Amm. chlor.

Verdauungsorgane:
Parodontose; Darmkatarrhe.

Calc. fluor.
Cistus can.

Urogenitalorgane:
Hämaturie.

Klinische Indikationen:
Knochenschmerzen, zur Verbesserung der Callusbildung
bei Frakturen D 4.
Glaskörper- u. Lederhautaffektionen d. Auges D 4–
D 12.

Knochen-, Gelenk- und Knorpelmittel.
Folgen von Verletzung und Hämorrhagien.

Tabacum
Nicotiana tabacum
Tabak
Fam. Solanaceae

Nicht fermentierte, getrocknete Blätter zur Tinktur
nach V. 4a mit 60%-W. – A. = $\frac{1}{10}$ = D 1.

Wirkstoff: Alkaloid Nikotin.

Wirkungsrichtung:
1. Vegetatives NS (Darm, Herz).
2. ZNS (Vaguszentrum).

Psyche:
Schwerfällig im Denken mit schlechter Konzentrations-
und Aufnahmefähigkeit. Bangigkeit mit dem Gefühl
ausgesprochener Elendigkeit.

Leitsymptome:
Ständige Übelkeit mit Erbrechen und kaltem Schweiß,
Ac. sulf., Ac. Schwindel bis zur Bewußtseinstrübung (Menière), Prä-
benz., Chin. kordialangst mit Herzklopfen.
sulf.

Modalitäten:
Verschlimmerung: abends, bei geringster Bewegung,
durch Temperaturextreme.
Besserung: in kühler Luft, durch Abdecken des Körpers.

Herz- und Kreislauforgane:
Cact., Lach., Starkes Herzklopfen, unterschiedliche Pulsstärke, oft
Sep. arrhythmisch, Präkordialangst vorwiegend nachts,
Zentralisation des Kreislaufs mit kalten, feuchten Extre-
mitäten.

Verdauungsorgane:
Cocc., Petr. Anfallsweiser Schwindel mit Übelkeit und kaltem
Zinc., Coccul., Schweiß. Erbrechen erleichtert. Will den Leib unbedeckt
Con. trotz Kältegefühl. Blutige Stühle.

Dam., Ac. *Urogenitalorgane:* Impotenz beim Mann.
picr., Lyc.

ZNS:
Drehschwindel, schlimmer bei jeder Bewegung; Zittern,
Krämpfe; drückende Kopfschmerzen mit heftiger Übel-
keit und Erbrechen.

Sinnesorgane: Ohrensausen, Sehstörungen.

Haut:
Parästhesien (Kribbeln, Ameisenlaufen).

Klinische Indikationen:
Dumping-Syndrom D 3–D 6. Hypotone Kreislaufinsuffizienz mit kollapsartigen Zuständen D 4. Stenokardie im Gefolge von übermäßigem Nikotingenuß D 12. Nausea D 3.

Vagusneurosen (Schwindel, Speichelfluß, Erbrechen).
Kalte Schweiße, Schwäche, Kollaps.
Kälteverschlimmerung.

Tarantula cubensis
Vogelspinne
Fam. Arachnoideae

Das mittels 90%-W. getötete Tier nach V. 4b durch
Mazeration mit 60%-W. – A. = $\frac{1}{10}$ = D 1.

Wirkungsrichtung:
1. Gewebsnekrosen.
2. Septicämie.

Psyche:

Therid., Lach.
Ap., Cupr.,
Arn.

Äußerste Unruhe, Überempfindlichkeit und Gereiztheit,
Verzweiflung und Aggression wegen eingebildeter Be-
drohungen, wechselt mit unnatürlicher Heiterkeit,
übertriebene Gestik, ohne die Reaktion der Umwelt zu
beachten; moralische Enthemmung. Erleichterung
durch rhythmische Musik, Abneigung gegen grelle Far-
ben, besonders Rot, Grün und Schwarz.

Leitsymptome:
Unruhe und Erregung, Tremor, Überempfindlichkeit aller Sinnesorgane, Erstickungsgefühl; sexuelle Übererr-
regbarkeit.

Modalitäten:
Verschlimmerung: in Ruhe, durch Tabakrauchen, nach
Coitus.
Besserung: in Bewegung, nachts, nach Schlaf.

Herz- und Kreislauforgane:

Val., Mosch.
Cimic.

Herzschmerzen mit stärkstem Beklemmungsgefühl, toxischer Kreislaufkollaps mit kaltem Schweiß, periphere
Cyanose.

Verdauungsorgane:
Schmerzen nach Trinken kalten Wassers.

ZNS:

Nux mosch.

Nervöse Erregung, überempfindlich gegen Musik
(bringt Linderung).

Bewegungsorgane:

Zinc.

Starke motorische Unruhe, Zuckungen, choreatische
Bewegungen.

Klinische Indikationen:
Nymphomanie; hysteroider Bewegungsdrang, Chorea
D 12.
Abszesse und Furunkel D 6–D 12.

Todesangst, Ruhelosigkeit, Zittern, Schwindel bei
Nacht.
Septische Prozesse.

Taraxacum officinale
Löwenzahn
Fam. Compositae

Frische, zu Beginn der Blüte gesammelte Pflanze zur Essenz nach V. 2a. A. = ½.

Sulf., Merc., Podoph.

Wirkungsrichtung: Cholerese.

Cholagoge Wirkung, insbesondere bei Hepatitis und Cholangitis. Leitsymptom ist die Besserung der Beschwerden beim Gehen und eine landkartenartige Zeichnung der Zunge.

> Diureseanregung.
> Landkartenzunge.
> Leber-Galle-Mittel.
> Meteorismus.

Terebinthina
Oleum terebinthinae
Terpentinöl

Zur Lösung nach V. 5a mit 90%-W. – A. = ¹⁄₁₀ = D 1.

Wirkungsrichtung: Ableitende Harnwege.

Berb., Cann. ind., Canth., Ap., Colch. Copaiv., Helleb. Sarsap., Ars.

Entzündliche Veränderungen der Schleimhäute, insbesondere im Bereiche der Nieren, Ureteren und der Blase. Häufiger Harndrang (im Sinne der Cystitis) mit kolikartigem Schmerz im Unterbauch; Kältegefühl.

Klinische Indikationen:
Chronische Cystitis auch nach Gonorrhoe. Bronchoblennorrhoe in Verbindung mit Gallensteinen oder Nierenreizung D 4–D 6.

> Trockenheit der Schleimhäute.
> Brennen in Blase und Harnröhre.
> Fötide Bronchitis.

Teucrium marum verum
Katzengamander
Fam. Labiatae

Frische Pflanze zur Essenz nach V. 3a. A. = ⅓.

Wirkungsrichtung: Obere Luftwege.

Chronische Katarrhe der oberen Luftwege mit atrophischer Schleimhaut. Krustenbildung −; Anwendung bei Polypenbildung im Nasenraum. Bronchialkatarrhe.

Chronische Katarrhe der oberen Luftwege.

Thallium aceticum
$Tl(CH_3COO)$

Zur Lösung nach V. 5a mit 45%-W. − A. = $\frac{1}{100}$ = D 2.

Verschreibungspflicht bis D 3 einschließlich.

Wirkungsrichtung: ZNS, Vaguszentrum.

Vorzeitiges Altern mit frühzeitigem Aussetzen der Sexualfunktionen. Starke Abmagerung mit Kräfteverfall, dabei schlagartig auftretende, krisenhafte Nervenschmerzen vorwiegend im Bereiche der Beine. Verschlimmerung aller Beschwerden durch Bewegung, dabei aber starker Bewegungsdrang. Alopecia areata.

Palliativmittel bei Haarausfall.
Blitzartige Nervenschmerzen und Schwäche.

Theridion curassavicum
Orangenspinne
Fam. Arachnoideae

Herstellung der Lösung nach V. 4 b.

Wirkungsrichtung: ZNS, Vaguszentrum.

Psyche:

Phos., Lach.   Sehr vergnügt, erregt, redelustig, Drang zu geistiger Betätigung, sehr schreckhaft.

Leitsymptome:

Thuj.   Überempfindlichkeit der Sinne. Schwindel mit Erbre-
Selen.   chen. Verlangen nach Tabak.

Modalitäten:

Ars.   Verschlimmerung: durch Geräusche, durch Bewegung.

ZNS:

Coff., Spig.,   Nervöse Erregung, Schwindel mit Übelkeit besonders
Arg.   bei geschlossenen Augen.

Sinnesorgane:
Augenflimmern, Ohrensausen; Überempfindlichkeit
gegen Geräusche (dringen bis in die Zähne).

Klinische Indikationen:
Ozaena D 6–D 12. Spinalirritation bei Myelopathie,
Herpesfolgen etc. D 12.
Menière.

Überempfindlich gegen Geräusche.
Schwindel mit Übelkeit und kalten Schweißen.
Bewegungsverschlimmerung.

Thuja occidentalis
Lebensbaum
Fam. Cupressaceae

Frische Zweige mit Blättern zur Essenz nach V. 3 a.
A. = ⅓.

Wirkstoff: Ätherisches Öl Thujol.

Wirkungsrichtung:
1. Schleimhäute und Haut (Sykosis) mit Hyperämie.
2. ZNS.
3. Muskel, Sehnen und Gelenke.
4. Hydrogenoide Konstitution.

Psyche:
Reizbarkeit, Streitsucht und Boshaftigkeit, die oft gut   Ign., Coff.
überspielt werden kann, fixe Ideen, von deren Gegenteil   Kal. nitr., Kal.
durch nichts zu überzeugen ist; zerstreut und inkonse-   mur.
quent.

Leitsymptome: Natr. sulf.,
Empfindliche, belegte Zunge, Hautwucherungen,   Ver. alb.
Schwäche der Beine, Tibiasschmerz vorn, Salzhunger,   Cham.
Abneigung gegenüber Fleisch und Kartoffeln, Wind-
furcht, hörbares Geräusch und Kollern im Leib.

Modalitäten:
Verschlimmerung: durch Bettwärme oder durch Kälte,
nachts, nach Teeabusus.
Besserung: durch Strecken der Glieder.

Atmungsorgane:
Schleimig, eitriges Sekret bei chronischer Entzündung
der oberen Luftwege.

Verdauungsorgane:
Plötzlicher Durchfall nach dem Frühstück, Blähungen,   Ars., Podoph.,
Analfissuren.   Carb. veg., Ac.
  nitr.

Urogenitalorgane:
Balanitis, Eierstockschmerzen.   Lach., Aur.,
  Ap.

ZNS:
Nervöse Erregung mit Nervenschwäche, Wahnideen   Hyosc.
(glaubt schwanger, doppelt, aus Glas usw. zu sein), Depressionen, Schwindel besonders bei geschlossenen Au-   Therid., Arg.

nitr.	gen, Nagelkopfschmerz am Scheitel oder linken Stirn-höhle.

Bewegungsorgane:

Natr. sulf.,
Rhod.
Ferr., Ver. alb.
Cham.

Rheumatoide Muskel- und Gelenkschmerzen, schlimmer bei Nässe, Kälte, Nebel, in feuchten Wohnungen, in Nähe von Wasser, in Ruhe. Knacken in Gelenken bei Bewegung, Neuralgien.

Haut:

Caust., Ant.
cr.
Graph., Kal.
carb.

Empfindlichkeit gegen kalte Luft und Berührung, Jukken, Brennen; Gesichtshaut fettig, glänzend. Neigung zu Haut- und Schleimhautwucherung (Warzen, Kondylome, Polypen usw.). Unheilsame Geschwüre, nässende und eiternde Flechten. Haare trocken, glanzlos, ausfallend; Nägel spröde, rissig; übelriechende Schweiße, v. a. an unbedeckten Teilen.

Temp.:

Coff., Ign.

Leichtes Frieren und Frösteln, Sonnenwärme ist angenehm; kalte Hände und Füße. Hitzewallungen zum Kopf.

Klinische Indikationen:

Folgen von Gonorrhoe (Gelenkrheumatismus, Potenzstörung, Adnexitis) D 4–D 6. Condylomata auf dem Boden sykotischer Veränderung D 12–D 30. Chalazion D 4. Chronische Conjunctivitis D 4. Otitis externa mit übelriechendem Sekret D 4–D 12. Folgen von Impfungen D 30. Neuralgien nach Feuchtigkeitsbelastung D 12–D 30.

Sykosismittel.
Folgen von Infektionen u. Vakzination.
Schweiße, Durchfall, Frostigkeit.
Kälte- und Nässeverschlechterung.
16.00 Uhr-Zeit.
Wärmebesserung.

Trillium pendulum
Fam. Liliaceae

Frischer Wurzelstock zur Essenz nach V. 3a. A. = ⅓.

Wirkungsrichtung: Blutungsmittel.   Millef., Erig.

Mittel bei Blutungen aus allen Organen.   Arn.

Blutungsmittel bei Magenblutung und Menorrhagie.

Urtica urens
Brennessel
Fam. Urticaceae

Frische blühende Pflanze zur Essenz nach V. 2a.
A. = ½.

Wirkungsrichtung: Haut.

Medusa, Bell., Nesselsuchtartige Hautausschläge und Verbrennungen
Bry.   1. Grades. Milchmangel bei Wöchnerinnen. Arthritis
              urica.

Klinische Indikationen:
Pruritus senilis D 3. Urticaria D 2–D 4.

Palliativum bei frieselartigem Ausschlag.
Galaktorrhöe.
Arthritis urica.

Valeriana
Baldrian
Fam. Valerianaceae

Herstellung nach V. 4 a/7.

Allgemeine Symptome wie Unruhe, Bewegungsdrang, Schlaflosigkeit und lebhafte Träume, allgemeine Nervosität und kongestiver Kopfschmerz mit
Überempfindlichkeit und nervöser Schwäche.

Daneben deutliche Beziehungen zum Skelettsystem
mit Lumbago und Verrenkungsgefühl. Folgen von langem Sitzen, nervöser Fersenschmerz.

Unruhe, Schwindel, Kopfschmerz, schlimmer in Ruhe und abends, besser bei Bewegung. Globus hystericus.	Nux mosch, Ambra Asa, Cupr. Asarum
Kongestionen nach Überanstrengung, Herzklopfen und Wallungen. Gefühl eines Fadens im Hals.	Glonoin, Lach. Aconit Ignatia
Nervöse Gelenk- und Muskelschmerzen, Lumbago besser bei Bewegung.	Aran, Amm. mur.
Fersenschmerz.	Gnaphalium

Klinische Indikationen:
Unruhe und Gedankenflucht, Schlaflosigkeit bei
innerer Spannung. Reißen der Glieder wie von
elektrischem Schlag. Besserung durch fortgesetzte
Bewegung.

Veratrum album
Weiße Nießwurz, Germer
Fam. Liliaceae

Getrockneter Wurzelstock zur Tinktur nach V. 4a mit
60%-W. – A. = ⅒ = D 1.

Verschreibungspflicht bis D 3 einschließlich.

Wirkstoffe:
Alkaloid Protoveratrin.
Alkaloid Germerin.

Wirkungsrichtung:
1. Glatte Muskulatur von Darm.
2. Vasomotorenzentrum, Temperaturenzentrum.
3. Nervus vagus.

Psyche:

Hyosc.
Anacard.
Stram.

Heftigkeit, Zerstörungswut, ärgerliche Gereiztheit und unwiderstehliche, geschäftige Unruhe. Furcht vor dem Tod; puerperale Manie.

Leitsymptome:

Ars.
Phos., Ipec.,
Cupr.

Schwäche, eiskalte Extremitäten, kalter Stirnschweiß, Verlangen nach kaltem Wasser, das sofort wieder erbrochen wird, schwächende Diarrhoe.

Modalitäten:

Camph.

Verschlimmerung: durch geringste Bewegung, kaltes Wetter, durch kalte Getränke.

Carb. veg.,
Ars.

Besserung: in Ruhe, in Wärme, bei horizontaler Lage.

Herz- und Kreislauforgane:

Laur., Ac.
hydrocy.
Stann.
Carb. veg.

Drohender Kollaps mit Zentralisation des Kreislaufs, schneller, kleiner Puls, subjektiv starkes Herzklopfen, Oppressionsgefühle, Stirnschweiß, periphere Cyanose.

Atmungsorgane:
Lungenkongestion, Lungenpräödem, RG's über der ganzen Lunge, jedoch kaum Auswurf infolge Kräfteverfalls. Quälender Krampfhusten mit hochgradiger Atemnot.

Verdauungsorgane:

Ars., Stram.

Ipec., Tart. em.

Trockenheit im Mund mit großem Durst nach kaltem Wasser. Übelkeit, Erbrechen, Hunger und Leere im Magen, Durchfälle, beim Stuhl kalter Schweiß, Erschöpfung und Ohnmacht.

Urogenitalorgane:
Regel zu früh und zu stark; Nasenbluten vor der Regel.
Kopfweh mit Schwindel; Manie vor der Regel.

Bewegungsorgane:
Rücken-, Kreuz- und Gliederschmerzen mehr krampfartig, Wadenkrämpfe. Große Unruhe, will aus dem Bett
und umhergehen.

Arn., Phyt.,
Rhus
Cham., Ferr.,
Form. ruf.

Temp.:
Kalter Schweiß, Frösteln.

Ars., Spong.

Klinische Indikationen:
Choleraähnliche Darmkrisen in Form von Sommer-
durchfällen, Dysenterie; Gastroenteritis D 3–D 6. Hypotone Kreislaufschwäche mit Kollaps, Herzschwäche,
meist in der Folge überstandener Infektionskrankheiten. Chronische Herzschwäche bei Emphysematikern,
mit kardiopulmonaler Insuffizienz D 4–D 12. Psychopathien vorwiegend in der Puerperalphase D 30.

Puerperale Psychosen.
Kollaps mit kaltem Schweiß.
Durchfälle mit heftigem Durst und Krämpfen.

Veratrum viride
Grüne Nießwurz
Fam. Liliaceae

Getrockneter Wurzelstock mit Wurzeln zur Tinktur
nach V. 4a mit 60%-W. – A. = $\frac{1}{10}$ = D 1.

Verschreibungspflicht bis D 3 einschließlich.

Klinische Indikationen:
Akute fieberhafte Krankheiten, Lungenentzündung mit
Gehirnkongestion (Zahnkrämpfe etc.) D 4.

Heißer Kopf, zyanotische Schwäche, kalte Schweiße.

Verbascum thapsiforme
Wollblume, großblumige Königskerze
Fam. Scrophulariaceae

Frisches, zu Beginn der Blüte gesammeltes Kraut zur
Essenz nach V. 2a. A. = ½.

Wirkstoffe:
Saponine, ätherisches Öl, giftige Eiweißstoffe.

Wirkungsrichtung:
1. Schleimhäute.
2. Venöses System.

Atmungsorgane:
Schnupfen mit Tränenfluß. Unspezifische Sinubron- Thuj., Spig.
chitis mit Kopfneuralgien, Heiserkeit und trockenem Stann., Ars.
Reizhusten.

Urogenitalorgane:
Häufiger Harndrang mit vermehrtem Harnabgang.

Klinische Indikationen:
Symptomatisches Schleimhautmittel bei rauhem und
hartem Husten. Reizzustand der Blase D 4. Schnupfen,
Tränenfluß und beginnende Erkältung in Verbindung
mit Neuralgien im Trigeminusbereich D 3.

Hohlklingender Husten, Ohrschmerzen, Kieferge-
lenkrheuma.

Viburnum opulus
Schneeball
Fam. Caprifoliaceae

Frische Rinde zur Essenz nach V. 3 a. A. = ⅓.

Puls., Cupr.,   *Wirkungsrichtung:* Glatte Muskulatur.
Ver. alb.
Cham.   Spasmolytische Wirkung bei Dysmenorrhoe auch bei
                  pelviner Migräne und vasomotorische Krämpfe.

                  Klinische Indikationen:
                  Symptomatisch bei Dysmenorrhoe D 3–D 4.

> Krampfartige Dysmenorrhöe.

Viola tricolor
Stiefmütterchen
Fam. Violaceae

Frisches blühendes Kraut zur Essenz nach V. 2 a.
A. = ½.

Wirkungsrichtung: Haut (Saponinwirkung).

Berb., Jugl.   Blutreinigungsmittel bei Hautausschlägen, dabei auch
reg.   diuretische Wirkung.

                  Klinische Indikationen:
                  Crusta lactea, vor allem kindliche Ekzeme D 2–D 4.
                  (Urtinktur äußerlich zu Bädern).

> Hautausschläge bei Kindern.

Vipera berus
Kreuzotter
Fam. Viperidae

Das frische Gift zur Verreibung nach S.V.

Wirkungsrichtung:
1. Hämolyse.
2. Gewebsnekrose durch proteolytische Fermente.
3. Atmungs- und Vasomotorenzentrum.
4. Venensystem.

Psyche:
Unerträgliche Angst und Ruhelosigkeit.

Leitsymptome:
Periodizität der Beschwerden, Besserung durch Schweiß
und Erbrechen, fieberhafter Ikterus, Schmerzen in der
Lebergegend zur Schulter und Hüfte ausstrahlend.
Krämpfe und Schmerzen in den Beinen. Zungenschwellung.

Chin., Ars.
Merc.

Ap.

Modalitäten:
Erweiterte Venen mit Gefühl als wollen sie bersten.

Carb. veg.,
Lach., Laur.

Herz- und Kreislauforgane:
Präcordialangst, Herz- und Kreislaufschwäche mit drohendem Kollaps. Kalter Schweiß, venöse Stase.

Spig., Cact.
Ac. hydrocy.

Verdauungsorgane:
Blutiger Durchfall; Zunge trocken, belegt oder schwarz,
Schwellung der Speicheldrüse. Erbrechen von Galle,
Schleim und Blut.

Natr. chlor.
Ac. hydrochl.

Haut:
Gelbe bis blaue Flecken; blau-schwarze Geschwüre.
Kalte Haut und kalte Schweiße.

Ipec.

Klinische Indikationen:
Kreislaufschwäche mit Cyanose vorwiegend venöse Belastung des Kreislaufsystems D 6–D 8. Hepatitis in der
Folge enteritischer Infekte D 6–D 12. Lymphangitis,
Erysipel mit Phlegmasia alba dolens D 6–D 12.

Angst, Kreislaufschwäche, Cyanose, kalte Schweiße.
Periodizität der Beschwerden.

Viscum album
Mistel
Fam. Loranthaceae

Gleiche Teile frischer Beeren und Blätter zur Essenz
nach V. 2a. A. = ½.

Wirkungsrichtung: Nervus vagus.

Con., Zinc.
Arn., Sec.,
Arg., Dig.

Gefäßspasmen, bis Angina pectoris – spastischer Kopfschmerz, Asthma, Hypertonie, lokale Anwendung bei
chronischem Gelenkrheumatismus durch Quaddelun-
gen.

Klinische Indikationen:
Symptomatisch bei essentieller Hypertonie vor allem in
Verbindung mit Schwindel. Asthma bronchiale D 4.
Parästhesien der Extremitäten in der Folge von Durch-
blutungsstörungen D 4–D 6.

Kopfkongestion mit Schwindel.
Bewegungsbesserung.
Spastische und rheumatische Zustände.

Zincum metallicum
Spurenelement. Zn.

Zur Verreibung nach V. 6, zur Lösung nach V. 8a.

Wirkungsrichtung:
1. Oxydationskatalysator.
2. Cofermentwirkung (Carboanhydrase).
3. ZNS, motorisches Nervensystem.

Psyche:
Mürrisch, schweigsam und bedrückt, dabei aber nervös, leicht reizbar und zornig, sehr geräuschempfindlich.

Leitsymptome:
Unruhe der Beine, Zittern am gesamten Körper, Atem- Zinc.
not mit Konstriktionsgefühl um den Thorax.

Modalitäten:
Verschlimmerung: durch Weingenuß, durch Berüh- Lach., Led.,
rung. Rhod.
Besserung: durch Ruhe, durch Exkretionen, durch Nux vom.,
Exanthemausbruch. Selen.

Verdauungsorgane:
Bläschen und Schrunden an den Lippen. Geschwüre an Ac. hydrochl.,
den Mundschleimhäuten. Heißhunger, Ekel vor Süßig- Anac., Lyc.
keiten, Fleisch und Fisch. Erbrechen nach dem Essen.

Urogenitalorgane:
Hämaturie, kann nur in bestimmten Stellungen urinie- Arn., Erig.,
ren. (Innervationsstörung?) Bei Frauen hören alle Be- Ipec.
schwerden bei Eintritt der Regel auf.

Bewegungsorgane: Rhus tox.,
Unruhe in Extremitäten, Muskelzuckungen und Krämp- Cham.
fe, Rückenschmerzen (1. LW). Allgemeine Muskel- Nux vom.,
schwäche und -steifigkeit. Neuralgien. Alum., Sec.

Klinische Indikationen:
Wichtiges Psoramittel bei Gehirnleiden in der Folge von Infektionsprozessen (Typhus, Scharlach etc.) D 12. Zahnkrämpfe, Gehirnkonvulsionen bei Meningitis etc. D 4–D 12. Migräne D 12–D 30. Neuralgien nach Herpes zoster D 12. Spinalirritation D 4–D 12.

Müdigkeit und Kopfschmerz.
Unruhe der Beine.
Unterdrückungssymptome im Nervenbereich.

Zincum valerianicum
Zinkvalerianat. $Zn(C_5H_9O_2)_2 + 2H_2O$.

Zur Verreibung nach V. 6 und zur Lösung nach V. 5a mit 99%-W. – A. = 1/100 = D 2.

Verschreibungspflicht bis D 3 einschließlich.

Gutes Symptomatikum bei Einschlafstörungen verbunden mit Unruhe der Extremitäten D 4.

Nervöse Schlaflosigkeit.

Die Nosodentherapie

Nosoden sind Krankheitsstoffe, Mikrobenkulturen oder pathologische Sekrete und Exkrete, die steril in homöopathischen Verdünnungen eingesetzt werden. Eine klassische Nosodentherapie ist die von Jenner 1798 eingeführte Pockenimpfung oder eingeschnupfte Krankheitssekrete wie es in China üblich war. Gerade in neuerer Zeit kann auf die Nosoden nicht verzichtet werden, denn viele Infektionen wurden nicht immunologisch aufgearbeitet, sondern durch antibiotische Krankheitsunterbrechung sozusagen gestoppt und damit in eine verdrängte oder unterdrückte Situation versetzt.

Die Erfahrung lehrt, daß viele solcher unterdrückter Krankheitsverläufe in irgendeiner abgewandelten Form meist an anderen Keimblättern manifestiert, wieder in Erscheinung treten und damit den Weg chronischer Krankheiten zeichnen.

Nosoden werden aber nicht nur dort gegeben, wo in der Krankheitsgeschichte abgelaufene Infektionsprozesse bekannt sind, sondern auch dort, wo auf Grund eines Nosodenbildes an eine genetische Belastung durch erkrankte Vorfahren gedacht werden muß. So gibt es kaum eine rheumatische Erkrankung die bekanntlich auf dem Boden einer lymphatischen Vorbelastung entsteht, bei der eine Tuberkuloseaffektion und die entsprechende Prägung nicht stattgefunden hat. Die Behandlung mit Tuberkulin ist sozusagen der Einstieg in eine antirheumatische Behandlung und sollte dort wiederholt werden, wo die nach konstitutionellen Gesichtspunkten durchgeführte Arzneibehandlung des Rheumatismus nicht mehr oder überhaupt nicht zum Tragen gekommen ist. Eine Zwischenbehandlung mit einer Nosode Tuberkulin kann eine neue Bereitschaft zur Umstimmung bringen. Das gleiche gilt für mehrfache eitrige Prozesse, die ein bestimmtes Bakterienmuster zeigen (Staphylococcen oder Streptococcen etc.), auf Antibiotika nicht mehr oder ungenügend reagieren. Auch hierbei denke man an eine Zwischenbehandlung mit einem Kokkenpräparat in homöopathischer Dosierung, wobei die Isopathie mit Staphylococcinum weniger erbringt, als z. B. Medorrhinum, eine Simile-Nosode. Ein großes Feld bietet die Dermatologie mit den Entzündungsnosoden, z. B. Psorinum und den Nosoden aus sekundären Infektbelastungen (Anthracinum oder Medorrhinum etc.).

Nach O. Julian hat die Nosodenbehandlung 3 Aspekte nämlich

1. die symptomatische Ähnlichkeit (z. B. die Schuppennosode in Psorinum oder die eitrig verkrustete Effloreszenz bei Anthracinum usw.).
2. die aktuelle ätiologische Ähnlichkeit (Eiterung-Staphylococcinum oder Medorrhinum).
3. Die anamnestische ätiologische Ähnlichkeit im Hinblick auf eine alte, nicht ausgeheilte Krankheit (Scarlatinum, Tuberculinum bei chron. Bindegewebserkrankungen usw.).

Auch funktionelle Nosoden können bei entsprechenden Symptomenbildern erfolgreich sein. So wird bei einem septischen Verlauf einer Erkrankung der Schüttelfrost mit Fieberschauer und Kältefrösteln an *Pyrogenium* denken lassen, mit dem eine Wendung des Krankheitsbildes eingeleitet wird, besonders dann, wenn die einschlägigen Similemittel wie Aconit oder Belladonna usw. keine Wirkung gezeigt haben.

Ein weiteres Beispiel aus dem ärztlichen Alltag ist der Herpes zoster, der nach dem Simileprinzip oft mit Mezereum, Ranunculus bulbosus, Thuja oder Acidum muriaticum zu behandeln wäre. Die klassische Nosode hierfür ist aber Variola oder Vaccinotoxinum in höherer Potenz.

Damit wird das ganze Behandlungsbild umgewandelt und reaktionsfähig gemacht, so daß hernach ein anderes Simile z. B. Arsenicum album die Heilung beschleunigt.

Neben den diathetischen und ätiologischen Nosoden muß in den letzten Jahrzehnten auch an chemische und Umwelt-toxische Nosoden gedacht werden, nicht zuletzt auch an unterdrückende Therapien mit speziellen Arzneistoffen, von denen die Antibiotika bereits erwähnt wurden; auch Cortison und Antirheumatika gehören hierher. So hat sich die Cortisonnosode bei chronischen Hautleiden, die jahrelang mit Cortisonsalben »stillgelegt« wurden, besser bewährt, als z. B. Sulfur, ein generelles, aber sehr aktives *Unterdrückungsmittel*.

Eine andere Art der Nosodentherapie ist die isopathische, wobei mit den körpereigenen Keimen, z. B. bei der Darmflora mit Colibazillen therapiert wird. Diese unter dem Namen der Symbioselenkung bekanntgewordene Behandlungsart steht der Nosodenzufuhr nahe. Die homöopathische Potenzierung bringt aber zweifellos neue Effekte, die nach Darmoperationen und chronischen immunologischen Darmerkrankungen einen Umstimmungseffekt erwarten lassen, das gleiche gilt für die Colicystitis.

Die Nosodentherapie gehört mit zu den differenziertesten Individualbehandlungen. Sie erfordert eine sorgfältige Anamnese, eine große Beobachtungsgabe und eine gute Führung des Patienten. Dafür werden so manche Verzweiflungsfälle nicht selten auch zu unserer Überraschung auffallend gewandelt und geheilt.

Die Dosierungen sollten möglichst im Hochpotenzbereich bleiben, Verschlimmerungen nach einer Gabe sind nicht selten, die Wiederholung darf nicht früher als nach 1–2 Wochen erfolgen.

Die Nosode kann nie allein verordnet werden, Terrain- und Konstitutionsmittel lassen sich damit nicht ersetzen. Bei frisch durchgemachten Erkrankungen wähle man die Dosierung nicht über D 12. Je länger die Erkrankungen oder Diathese zurückliegt, desto höher kann die Arzneiverdünnung gesteigert werden.

Die Psoralehre Hahnemanns fußt auf der Annahme, daß allen Krankheiten – zumindest den chronischen – eine Vorbelastung bei den Vorfahren oder in den frühen Kindheitstagen vorausging und so Zeichen der Krankheitsbereitschaft hinterlassen haben.

Erst nach den mutagenen Einflüssen durch radioaktive Stoffe ist klar geworden, daß es durchaus genetische Impressionen gibt, die eine bestimmte konstitutionelle Bereitschaft nach sich ziehen können. Wenn man die Durchseuchung mit der Tuberkulose im vergangenen Jahrhundert bedenkt, die vielfachen passageren Erkrankungen mit dem Residuum des verkalkten Hilus heute noch erlebt, so wird die Bedeutung der Tuberkulose für die Nosologie der mitteleuropäischen Bevölkerung klar.

Die konstitutionelle Prägung, die sich davon ableiten läßt, entspricht in etwa der lymphatischen Diathese, einer Belastung der sog. Kiemenbogenorgane, die bekanntlich für die Adaptation des Individuums an die Umwelt verantwortlich sind. So versteht sich die hypertrophe Tonsille, die adenoide Vegetation der oberen Atemwege als Folge einer solchen Diathese. Chronische Krankheiten wie Bronchitis, Asthma, Hauterkrankungen wie Milchschorf bis zum chronischen Ekzem, Bindegewebserkrankungen des Formenkreises der rheumatoiden Reaktionen gehören hierher. Die Erfahrung lehrt, daß hierbei die Nosoden des Tuberkulins den Krankheitsprozeß umstimmen helfen.

Gegenüber der Bedeutung des Tuberkulins gibt es keine weitere vergleichbare Nosode, wenn auch die Nosode der *Spirochäta pallida* auch als Erbübel betrachtet werden kann.

Es muß wohl angenommen werden, daß diese Prägung dort entstanden ist, wo die luetische Erkrankung mit unzureichenden Mitteln behandelt wurde.

Der Krankheitsprozeß wurde nicht ausgeheilt, sondern in eine Latenzphase gerückt, was sich ohnehin durch den Begriff einer tertiären Luesbehandlung offenbart. Ähnliches gilt für Medorrhinum und den Tripper.

Variolaerkrankungen gehören seit der Einführung der Pockenimpfung zu den Seltenheiten.

Die Auseinandersetzung des kindlichen Organismus mit dem Impfstoff kann bei entsprechender konstitutioneller Belastung (Sykosishydrogenoide Konstitution) eine Bereitschaft zu Bläschendermatitis bzw. Herpeserkrankungen verantworten, dazu zählt auch der Status seborrhoicus und die Akne.

Anders verhält es sich mit der Nosode Psorinum, die von Hering eingeführt wurde, der eine unheilsame Haut bei unbehandelter Krätze zugrunde liegt. Aus dem beschriebenen Arzneibild hat man frühzeitig an Schwefel erinnert. Charakteristisch ist für dieses Mittel der Keimblattwandel einer Krankheit, wobei viele Symptome an die allergische Diathese erinnern. Interessant wäre hierzu der Nachweis, daß sich die Krätze eben besonders dort ansiedelt, wo eine solche Diathese vorhanden ist.

Die Nosode aus der symptomatischen Ähnlichkeit

Eine typische Nosode aus dem Vergleich mit dem Krankheitszustand ist *Anthracinum*.

Es handelt sich dabei um das Sekret eines Milzbrandkarbunkels und wird überall dort eingesetzt, wo Geschwürsbildungen mit starken, brennenden Schmerzen und einer verhärteten Krustenschicht zu beobachten sind. Hämorrhagien in der Umgebung sind häufig. Dieses Bild, das auch bei septischen Prozessen nach Verletzungen zu beobachten ist, charakterisiert den Einsatz des Mittels.

a) Bläschenartige Entzündungen mit Tendenz zu Krustenbildung,
b) Intensive Schmerzen
c) Stinkende Sekrete und schlechte Heiltendenz.

Ein ähnlicher Prozeß, der aber aus dem lokalen zum generalisierten Zustand wurde, gezeichnet durch Kälteschauer und Frösteln und anschließendem Fieber anstieg, Hämorrhagieneigung und Herzschwäche läßt an *Pyrogenium* denken. Septische und phlegmonöse Prozesse nach Verletzungen oder Abszessen gehören hierher.

Das Mittel verlangt den frühzeitigen Einsatz. Auch bei infektiösen Hautleiden (sekundär infiziertes akutes Ekzem) kann es schnell die Abwehrschwäche beeinflussen.

Ein weiteres Mittel, das aus der Ähnlichkeit abgeleitet wird, ist die Nosode aus dem Inhalt einer Krätzeaffektion *Psorinum*. Zu Unrecht wird es bei allen schuppenden Erkrankungen angeführt.

Schuppen entstehen bei diesem Mittel erst in sekundärer Folge einer entzündlichen Hautaffektion, wie dies bei einem entzündlichen Schub einer Psoriasis der Fall ist oder etwa bei einem ausheilenden Ekzemprozeß.

Schuppende Haut wie z. B. bei der Ichtyosis reagiert kaum auf eine Psorin-Nosode. Psorin wird gerne auch mit Sulfur verglichen, wobei Sulfur bei abheilenden Entzündungen bewährt ist. Der ängstliche Typus, der zu Melancholie neigt und Minderwertigkeitsgefühle zeigt, hat nächtliche Ängste verfolgt von Träumen, chronische Erkältungsneigung mit Husten und evtl. Asthma. Dabei ist die Vikariation zwischen Haut und Bronchien oder auch Magen-Darmschwächen typisch.

Das Heißhungergefühl begleitet oft das wechselvolle Bild zwischen Haut und Schleimhaut.

Anthracinum
Nosode aus dem Milzbrandbazillus bzw. Milzbrandkarbunkel

Zur Verreibung nach V. 7, Lösung nach S. V.

Wirkungsrichtung: Im Sinne der Nosode.

Furunkulose, Karbunkel, Akne (wenn ein typischer Brennschmerz vorliegt).

Klinische Indikationen:
Zur Unterstützung bei gangränösen Hautaffektionen oder Furunkulose, Karbunkel etc. D 4–D 12.

> Akne mit Brennschmerz.
> Umstimmungsmittel bei chronischer Eiterung.

Psorinum
Nosode aus menschlichen Krätzebläschen.
Zur Verreibung nach S. V.

Wirkungsrichtung:
1. Skrofulöse, endogene Hautbelastungen.
2. Konstitutionelles Reaktionsmittel.

Psyche:
Angst und Furcht, Selbstmordgedanken, plötzlich sehr heiter, ebenso plötzlich sehr traurig, schwaches Gedächtnis, Vergeßlichkeit.

Aur., Sulf.
Petr., Sil.
Ambr., Carb.
veg., Op., Val.,
Caps.

Leitsymptome:
Frostigkeit und Überempfindlichkeit gegen Kälte, Juckreiz, in der Bettwärme schlimmer, die Fußsohlen jucken und brennen, übelriechende Ausschläge und Sekretionen, profuser Schweiß führt zur Besserung der Symptome.

Sil., Sulf.
Ars., Ac. fluor.
Merc., Berb.
Lach.

Modalitäten:
Verschlimmerung durch Kälte, durch Berührung und Druck, durch Kaffee.
Besserung durch Wärme, im Sommer, beim Essen.

Nux vom.
Anac.,
Mandrag.,
Ign., Jod.

Atmungsorgane:
Dyspnoe in der frischen Luft.

Verdauungsorgane:
Schluckschmerz in den Tonsillen, nächtlicher Heißhunger, Fäulnisdyspepsie.

Petr., Carb.
veg., Chin.

Haut:
Trocken, rauh oder fettig; übelriechende Ausdünstung trotz Waschens, hartnäckige, chronische Hautveränderungen mit starkem Juckreiz; schlecht durchblutet, reaktionsträge Haut mit Empfindlichkeit gegen Kälte. Schweißausbruch beim Essen, bei Bewegung mit Erleichterung; Schweiß an Händen und Füßen. Besserung der Ausschläge in Wärme, im Sommer.

Sulf., Graph.
Ant. cr.
Ars.
Sulf.

Natr. carb.

Klinische Indikationen:
Konstitutionelle Umstimmung vorwiegend in Verbindung mit dermatologischen Erkrankungen nur in hohen Verdünnungen und seltenen Gaben.

Melancholie, Hautleiden.
Empfindlich gegen Zug und Kälte.
Übelriechende Schweiße, Heißhunger.
Besserung durch Wärme und Ruhe.

Pyrogenium

Gewonnen aus Ochsenfleisch, das 2–3 Wochen in die Sonne gestellt wird.

Zur Verreibung nach V. 6, Lösung nach V. 44.

Wirkungsrichtung: Sepsis mit typhösem Fieberverlauf und mesenchymalen toxischen Blutungen.

Lach., Psor.,
Carb. veg.
Sulf., Bapt.

Leitsymptome:
Widerspruch zwischen Temperatur und Pulsfrequenz, übelriechende Sekretionen, Zerschlagenheitsgefühl und Gliederschmerzen, septisches Fieber.

Lach., Crotal.
Ars., Psor.
Arn.

Temp.:
Hohes, septisches Fieber mit Frieren, Schüttelfrost und kaltem Schweiß.

Lach.

Klinische Indikationen:
Fieberzustand mit Schüttelfrost D 12–D 30.

Typhöses Fieber mit Schüttelfrost und fauligen Stühlen.

Die Nosode aus der ätiologischen Ähnlichkeit

Am einfachsten ist die Beziehung zu einem Eitererreger bei einem Abszeß oder Furunkel. Diese Isopathie wurde vielfach in der Homöopathie gefordert, doch hat sich gerade beim Staphylococcinum ein Vorbehalt gegenüber den Staphylococcen – bezogenen Eiterprozessen ergeben. Der Vorbehalt besteht im entsprechenden Zeitpunkt des Reifevorgangs eines Abszesses oder eines Furunkels.

Ein Prozeß, der seinen Höhepunkt überschritten hat und immunologische Merkmale im Blut oder Gewebe hinterlassen hat, wird verständlicherweise anders reagieren, als ein solcher, der gerade im Entstehen begriffen ist. Meist kann der Beobachter nicht den günstigsten Zeitpunkt wählen, wann eine solche isopathische Nosode angezeigt erscheint. Deshalb ist der Weg am einfachsten, wenn man ein Simile einsetzt, was nach der Ätiologie zu urteilen bei einem Staphylococcenprozeß auch die Kokkennosode Medorrhinum sein kann.

Medorrhinum ist bekanntlich die Trippernosode und bezieht sich auf den Verlauf dieser Erkrankung ganz speziell. So wird auch die Nachkrankheit eines Trippers, nämlich die gonorrhoische Arthritis erstaunlich gut auf die Nosode ansprechen. Das gleiche gilt für die Organbeziehung im Urogenitaltrakt.

Die Scharlacherkrankung ist kein interkurrenter Infekt, wie es oft in der Vorgeschichte bei Kinderkrankheiten anklingen mag. Diese Erkrankung vermag erhebliche Krankheitsbelastungen an Herz- und Kreislauf zu hinterlassen. Die Hautschuppen nach durchgemachten Erkrankungen werden als Nosode verwendet.

So gewinnt *Scarlatinum* dort an Bedeutung, wo Reste nach durchgemachter Scharlacherkrankung bestehen, z. B. rheumatische Beschwerden, Nephritis, Herzbelastung usw.

Variolinum oder auch *Variola* benannt, wird aus dem Sekret der Pockenpusteln gewonnen. Diese Nosode hat nicht nur Bedeutung für den Zustand nach Pockenimpfung (Thuja ist hierfür auch bekannt), sondern bei Erkrankungen mit Bläschenausschlag, an erster Stelle die Herpespusteln, die Varizellen, postvakzinale enzephalitische Affektionen und Aknepusteln. Schließlich gehört in diese Kategorie auch das *Luesinum* oder *Syphilinum*.

Die Wirkung von Luesinum erstreckt sich auf das zerebrospinale System bei Patienten mit psychischer Labilität, auf die Eingeweide, die Haut und Schleimhäute, sowie die Knochen – also Prädilektionsstellen für die Ausbreitung der Erkrankung mit ihren vielfachen Stadien und nicht zuletzt die genetische Belastung.

Bewährt hat sich Luesinum bei Kindern mit psychischer Labilität, schulischen Schwierigkeiten besonders in der Mathematik, bei Alkoholismus und Suchtneigung, bei Angstneurosen und Zwängen. Schließlich seien die Einflüsse auf die Serumreaktionen erwähnt, die nach einer spezifischen Behandlung noch weiter sistiert.

Zu den Nosoden der ätiologischen Ähnlichkeit gehört auch die *Candi-*

danosode, die bei der Schwierigkeit der Behandlung solcher und anderer Mykoseerkrankungen in zunehmender Weise notwendig wird.

Die Candidanosode kann als wirksamste Pilznosode bei allen Formen der Mykosen eingesetzt werden. Insbesondere bei den über den Darm verbreiteten Pilzerkrankungen, die perianal auf den vaginalen Bereich und auf übrige Hautpartien verbreitet werden. Bei der Schwierigkeit, die Mykosen durch eine adäquate Therapie schnell auszumerzen, läßt an den Gedanken einer Umstimmung mit Nosoden denken.

Auch bei den hautassoziierten Mykosen wie Pithyriasis versicolor oder Trichophytien kann der einmalige Gebrauch einer Candidanosode schon zu einer Abschwächung im Krankheitsbild führen. Lediglich Nagelmykosen sind meist behandlungsresistent und bedürfen einer selektiven Behandlung unter Zusatz von Durchblutungsmitteln für die Peripherie.

Influenzinum und *Pertussinum* sind schließlich noch Nosoden, die sich klinisch bei schwer beeinflußbaren Krankheitsprozessen ähnlicher Ätiologie bewähren, wobei es auf den therapeutischen Umstimmungsreiz ankommt. Wo andere Methoden versagen, sind sie indiziert.

Tuberculinum

Wurde um die Jahrhundertwende von Nebel in die Therapie eingeführt. Ursprünglich waren es die Zeichen einer Tuberkuloseinfektion, wie Gewichtsverlust, Blässe, mit hektischen roten Wangen, Neigung zu Pusteln, veränderliche und unstete Symptome bei Schweißneigung, Erschöpflichkeit und dauernder Infekt- bzw. Erkältungsneigung. Heute spricht man das Bild einer chronischen Erkrankung an mit Mangel an Reaktionsbereitschaft, Erkältungsneigung, Erschöpfung bei geringsten körperlichen und seelischen Belastungen.

Tuberculinum nach Koch ist die ursprüngliche Nosode, sie erfordert nach kurzfristig durchgemachten spezifischen Erkrankungen zur Anwendung die sog. Drainage nach Nebel. Bei den Drainagemitteln handelt es sich um die Förderung von Ausscheidung über die Haut (*Crataegus D 4*), die Niere und Blase (*Solidago D 4*), den Darm (*Hydrastis D 4*) und die Leber-Galle (*Chelidonium D 4*). Alle diese Tief-Potenzen werden 3 Tage lang, jeweils alle 4 Stunden ein Mittel, eingenommen. Damit werden die sehr häufigen Erstverschlimmerungen nach Tuberculinum abgeschwächt.

Arzneibild von *Tuberculinum Kochi* (S. 332 d. Buches).

Tuberculinum Denys

Es handelt sich um ein Filtrat von Tuberkelbazillen, die dem Meerschweinchen zur Immunisation injiziert werden. Die Indikation ist vor allem der Schnupfen und die Affektionen der Nasennebenhöhlen. Charakteristisch ist das plötzliche Auftreten, auch Bronchitis, Asthma, die Schwäche bei der geringsten Anstrengung und Besserung durch Ruhe. Auch periodische Migräneanfälle und Kreislaufkrisen gehören in dieses Mittel-Bild, das sich auch bei Depressionen bewährt hat.

Tuberculinum aviaire

Wird aus Kulturen von Tuberkelbazillen von Vögeln gewonnen.
Aviaire soll das beste Mittel bei kindlichen bronchopulmonären
Erkrankungen sein. Eine besondere Affinität besteht zu den Lungen-
spitzen und zwar in Form von Einseitigkeit. In der Folge von Maserner-
krankungen bewährt, ebenso bei kindlichem Asthma mit Fieber-
schüben.

Bacillinum

ist eine Variante des Tuberkulins, das aus Abszeßsekret mit positivem
Tuberkelnachweis gewonnen wird. Zum Mittelbild gehört neben
schmerzhaftem Husten und eitrigem Auswurf die Ekzembelastung der
Lidränder, Ohren bzw. Gehörgänge und die zappelige Unruhe mit
ständigem Bewegungsdrang. Bei Bronchiektasen evtl. auch bei Muco-
viszidose sollte es versucht werden, insbesondere als Reaktionsmittel
während der Symptomarzneien.

Tuberculinum bovinum

Als Nosode der Rindertuberkulose gebraucht. Im Vordergrund stehen
die Darmbeschwerden mit chronischen Durchfällen. Klinisch hat es
sich überall dort bewährt, wo anläßlich einer Röntgenuntersuchung im
Bereich der Bauchorgane verkalkte Drüsen nachweisbar waren, d. h.
wo früher eine tuberkulöse Darmaffektion durchgemacht wurde.

Marmorek

Dabei handelt es sich um ein antitoxisches antituberkulöses Serum, das
von Marmorek hergestellt wurde.
Marmorek ist die einzige Nosode, die bei einer floriden Tuberkulose
angewandt werden darf. Auch hierbei empfiehlt sich die Drainage
nach Nebel. Angezeigt bei mangelhafter Reaktionsbereitschaft im Verlauf der Behandlung einer Tuberkulose der Knochen, Niere und anderer Organe.
Die fiebrigen Zustände und Abmagerungen, Arthralgien, diffuse
Schmerzen mit wanderndem Charakter und spastischer Obstipation
haben Marmorek auch in anderen chronischen Fieberzuständen angezeigt erscheinen lassen. So wurden auch Erfahrungen mit den subfebrilen Zuständen bei der Aidserkrankung gemacht, auch wenn es
zunächst zu einer Erstverschlimmerung kommen kann.
Auch bei einer Reihe von Hauterkrankungen scheint Marmorek ein
bewährtes Reaktionsmittel. So beim Lupus erythematodes, Akrocy-
anose, Acne rosacea, Pityriasis rosea u. a.
Die *arzneiliche Nosode* wird dort eingesetzt, wo im Laufe von langen
arzneilichen Behandlungen reaktionsarme Krankheitsphasen zu beobachten sind. Dies gilt für die chronischen Bindegewebsbehandlungen
beim Rheumatismus. Die entsprechende Nosode kann in diesem Falle
aus der Arznei hergestellt werden z. B. Amuno oder Salizylsäure. Bei
Hautkrankheiten zeigte sich nach längeren Corticoidbehandlungen

eine Verdickung der Haut mit trockener und schuppender Tendenz. Diese Form der Reaktionsverarmung kann eine homöopathische Behandlung in Frage stellen. Eine Arzneinosode von Cortison schafft hier einen neuen Behandlungszugang.

Theoretisch entspräche eine solche Cortisonnosode der Wirkung von ACTH, was auch erfordert, daß die Dosierung im substantiellen Bereich bleiben sollte, z. B. D 12.

Bei der langdauernden Arzneibehandlung des Diabetes mellitus mit Insulin und oralen Antidiabetika wäre der Versuch mit einer Arzneinosode dann angezeigt, wenn trotz aller diätetischer Maßnahmen und die Ausschaltung anderer entzündlicher Faktoren am Inselorgan die Ansprechbarkeit des Diabetes auf die einschlägige Medikation zunehmend nachläßt.

Eindeutig ist die Wirkung von *Penicillin* in homöopathischer Verdünnung bei therapieresistenten Keimen, voran der Staphylococcus aureus. Auch Krankheiten, die durch den Streptococcusbazillus verursacht wurden, soferne eine längere antibiotische Behandlung voranging. Eine sorgfältige Anamnese bringt hierbei oft die notwendige Anzeigestellung.

Medorrhinum
Trippernosode

Herstellung nach S.V.

Wirkungsrichtung: Sykosis, chronifizierte Tripperin-
fektionsfolgen.

Personotropie:
Blaßes, kränkliches Aussehen.

Psyche:
Puls., Kal. jod. Schlechtes Konzentrationsvermögen, Gedankenflucht,
Ambr. Eile und Ungeduld, Vergeßlichkeit, Vorahnungen,
geistige Verwirrung.

Leitsymptome:
Ac. phos. Abwehrschwäche nach Gonorrhoe, Mangel an Konzen-
Selen., Sarsap. tration, Verlangen nach Alkohol und Stimulantien.

Modalitäten:
Verschlimmerung vormittags, beim Denken an die Be-
schwerden, bei Hitze.
Thuj., Ac. nitr. Besserung nachts, beim Liegen auf dem Bauch, bei
Natr. sulf. feuchtem Wetter.
Angriffsseite: links.

Atmungsorgane:
Chronische Schleimhautentzündung der oberen Luft-
Kal. bichr. wege mit starker, zäher Sekretion. Infektanfälligkeit bei
geringstem Luftzug.

Haut:
Juckreiz, schlimmer beim Drandenken; übler Körperge-
Thuj., Natr. ruch, Nachtschweiße gegen Morgen, die erleichtern.
sulf., Sarsap. Kalte Nasenspitze und Brustwarzen.

Klinische Indikationen:
Umstimmungsmittel nach gonorrhoischen Infekten
D 12–D 30. Arthritis Gonorrhoica.

> Spezifisches Reaktionsmittel bei chronischen Bla-
> sen- u. Nierenaffektionen.
> Tripperfolgen.

330

Syphilinum

Nosode a. d. Sekreten luetischer Geschwüre nach S.V.

Wirkungsrichtung: Reaktionsmittel für hereditäre und erworbene Syphillis.

Psyche:
Lebensunlustig, vergeßlich und gleichgültig, glaubt nicht an seine Gesundung und freut sich an nichts mehr, fürchtet die Nacht und den Morgen aus Angst vor der sich heftig einstellenden Schwäche.

Leitsymptome:
Verlangen nach Alkohol, Herzschmerzen zur Spitze ziehend, Schmerzen in den Röhrenknochen, Leukorrhoe, Abmagerung des gesamten Körpers, Neigung zu Eiterungen und Ulzerationen der Haut, gerötete und rissige Zunge.

Kal. jod.
Ap., Aur. jod.

Modalitäten:
Verschlimmerung: nachts, am Meer.
Besserung: tagsüber, bei Bewegung.

Verdauungsorgane:
Tonnenförmige Zähne. Verlangen nach starken alkoholischen Getränken. Ulcera im Mund, Gummen.

Selen.
Merc., Borax,
Ac. nitr.

Urogenitalorgane:
Ausschläge am männlichen Genitale.

Canth., Clem.

ZNS:
Geistesschwäche (v. a. Schwäche in Mathematik), Depressionen, Psychosen, Kopfschmerzen.

Ac. nitr.

Bewegungsorgane:
Rheuma, Glieder- und Rückenschmerzen, v. a. nachts, Neuralgien.

Klinische Indikationen:
Nosode in der Folge von durchgemachten luetischen Erkrankungen als Reaktions- und Umstimmungsbehandlung bei der eugenischen Kur, bei Wasch- und Zählzwang, bei Lernschwierigkeiten der Kinder D 30–D 200. Zur Unterstützung der Rekompensation bei Aortenvitien.

> Geistesschwäche, Melancholie.
> Psychosesyndrom.
> Zwangsneurosen.
> Neuralgien.
> Nächtliche Verschlimmerung.

Tuberculinum Kochi

Nosode von Ecto- und Endotoxin des Tuberkelbacillus
Koch. Zur Lösung nach S. V. in Glycerin.
A. = $\frac{1}{100}$ = D 2.

Wirkungsrichtung: Nosode als spezifische Reiztherapie
für abgelaufene Tbc-Erkrankungen und tuberculinische
Konstitution.

Psyche:
Hoffnungslosigkeit, Reizbarkeit, quälende Gedanken,
Beklemmung und Furcht vorwiegend nachts, ruheloser
Drang zu Abwechslung in vielerlei Hinsicht; Angst vor
allem vor Hunden.

Leitsymptome:

Lac. can., Led. Wandernde Glieder- und Gelenkschmerzen, Steifheit
bei Bewegungsbeginn, Lufthunger, große Erkältlichkeit,
nächtlicher Heißhunger, steter Wechsel der Symptome,
Merc. Schweißneigung bei geringster Anstrengung, die Wä-
Arg. nitr. sche gelb verfärbend; Ringkopfschmerz.

Modalitäten:
Verschlimmerung: durch Bewegung, vor Sturm, durch
Natr. sulf., feuchtes Wetter.
Thuj.

Herz- und Kreislauforgane:
Lach. Herzklopfen morgens.

Atmungsorgane:
Sulf., Hep. Hochgradige Kälteempfindlichkeit, trotzdem Verlangen
Phos., Bell. nach frischer Luft, rezidivierende katarrhalische Infekte
und Laryngitis mit Heiserkeit und Reizhusten, gegen
Abend zunehmend.

Verdauungsorgane:
Ap., Phyt. Belegte, oft himbeerartige Zunge. Chronische Tonsillitis. Durchfall 5 Uhr morgens mit Abmagerung.

Urogenitalorgane:
Muß sich anstrengen um während des Stuhlganges zu
urinieren; Regel alle 3 Wochen, stark und lang dauernd.

Haut:
Psor., Pyrog. Verschiedenartige, chronische Hautausschläge.
Schweißneigung bei geringer körperlicher oder seeli-

scher Belastung und nachts. Schmerzhafte Lymphdrü- Merc.
senschwellung.

Klinische Indikationen:
Nosode bei allen nachweislich schlecht überstandenen
spezifischen Erkrankungen auch in der Folge von Hiluslymphdrüsenaffektionen bei torpidem Lymphatismus D 30–D 200. Eugenische Kur.

Konstitutionsmittel bei lymphatischer Diathese.
Schwäche und Folgen spezifischer Prozesse.

Die Antidoten-Tabelle

Antidote werden sehr unterschiedlich beurteilt, wobei viele grundsätzlich ablehnen, daß es gegensinnige wirkende Mittel überhaupt gäbe. Wer jedoch die Differenzierung der Arzneimittel in bezug auf ihre Auswirkung am vegetativen Nervensystem z. B. beobachtet hat, wird diese Erfahrung sich vor allem dann zunutze machen, wenn es gilt, nicht nur ein Einzelmittel bei der Behandlung zu verschreiben, sondern daneben Funktions- oder Organmittel neben einem konstitutionsbezogenen Medikament auch zu gebrauchen. Dazu kommt, daß eine Vielzahl von Komplexpräparaten im Handel sind, ja ganze Therapiesysteme auf solchen Komplexen aufgebaut sind. Die Wahl dieser Zusammensetzungen ist nicht immer korrekt getroffen, wenn auch daraus kein Schaden entstehen kann. Es kann aber auch für den Patienten einen Schaden bedeuten, wenn die Wirkung abgeschwächt ist oder das Präparat grundsätzlich unwirksam bleibt. Solche Probleme lassen sich vermeiden, wenn man die Tabelle überblickt von den Mitteln, die sich ergänzen oder gegensinnig beeinflussen. B. Kronenberger hat erstmals in seinem Symptomenschlüssel auf diese Beziehungen hingewiesen und die Erfahrung hat die Richtigkeit bestätigt. Ein Beispiel möge dies erläutern.

Der initiale Fieberzustand eines Infektes erfordert nach dem Arzneimittelbild entweder den trockenen Akoniteinsatz oder nach dem Schweißausbruch Belladonna. Zwei Mittelbilder, die in einem Krankheitsbild zeitlich einander folgen. In zahlreichen Grippekombinationen ist unberücksichtigt Akonit mit Belladonna kombiniert. Die Behandlung mit der Kombination erfordert doppelt so viel Zeit, als mit der korrekten Einzelwahl der Arznei.

Arzneimittel	Ergänzungsmittel	Gegenmittel
Acidum hydrofluor.	Calcium carb.	Acidum nitr.
Acidum mur.	Nux vomica	Bryonia
Acidum nitricum	Arum triphyllum	Calc. carb., Hepar, Merc., Mezereum
Acidum phosph.	China	Aconit., Arnica, Nux v.
Acidum sulfuricum	Sulfur	Pulsatilla
Aconitum	Gelsemium	Belladonna, Nux v. Phosphorus
Adonis vernalis	Convallaria	Camphora, Mercur sol.
Aesculus	Calendula	Camphora, Phosphorus
Agaricus	Conium	Coffeinum, Pulsatilla
Agnus castus	Selenium	Oleander, Cuprum
Allium cepa	Acid. nitricum	Sulfur
Aloe	Podophyllum	Sulfur
Alumina	Sulfur	Ipecac., Bryonia, Chamomilla

334

Arzneimittel	Ergänzungsmittel	Gegenmittel
Ambra grisea	Moschus	Nux vom., Pulsatilla
Ammonium carb.	Causticum	Calcium carb., Hepar sulf.
Ammonium muriat.	Lachesis	Acid. hydrocyan. Hep.
Anacardium orient.	Phosphorus	Cantharis, Rhus tox.
Antimonium crudum	Acidum phosph.	Hep., Mercur, Sulfur
Antimonium tart.	Silicea, Ipecac.	Arsen, China, Sepia
Apis mellifica	Sulfur	Lachesis, Plat., Canth.
Argentum nitr.	Phosphorus	Merc., Ars., Ac. nitr., Natr. mur.
Aristolochia	Mercurius	Belladonna
Arnica	Ferrum	Capsicum, Cocculus
Arsenicum album	Phosphorus	Hep., Jodum, Merc., Ferr.
Aurum	Conium, Opium	Bell., Coffea
Barium	Tartarus	Zincum, Mercur, Dulc.
Belladonna	Cactus	Hyoscyamus, Zincum, Opium
Berberis	Natrium sulf.	Camphora
Bryonia	Phosphorus	Aconitum, Rhus, Nux vom., Ignatia
Cactus grand.	Strophanthus	China, Camphora
Calcium carb.	Belladonna, Phosphorus	Ac. nitricum, Bryonia
Camphora	Coffea	Camphora i. Hochpot.
Cantharis	Colocynthis	Apis
Capsicum	Natrium phos.	Sulfur
Carbo animalis	Silicea	Arsen, Coffea, Merc.
Carbo veget.	Phosphorus	Ars., Coffea, Lachesis
Carduus marianus	Natrium sulf.	Camphora
Caulophyllum	China	Belladonna, Opium
Causticum	Sulfur	Nux. vom., Coloc.
Chamomilla	Calcium phosph.	Nux vom., Puls., Coffea
Chelidonium	Phosphorus	Camphora
China	Phosphorus	Arnica, Ars., Lachesis
Cimicifuga	Jodum	Glonoinum, Digit., Colch. Belladonna
Cinnabaris	Ambra	Sulfur, China
Clematis	Causticum	Bryonia
Cocculus	Causticum	Nux vom., Jodum
Coccus cacti	Cuprum	Coffea, Camphora
Coffea	Kalium phos.	Aconit, Cham., Nux v. Ignatia
Colchicum	Acid. benzoicum	Cocculus, Caust., Tab.
Colocynthis	Staphisagria	Opium, Caust., Camph.

335

Arzneimittel	Ergänzungsmittel	Gegenmittel
Convallaria	Natrium sulf.	Camphora
Copaiva	Silicea	Belladonna, Mercur
Crataegus	Ferrum phos.	Camphora
Crotalus horr.	Mercurius	Lachesis
Croton tiglium	Calc. phos.	Camphora
Cuprum	Calcium carb.	Hep., Aur., Sulf., Dulc.
Digitalis	Ferrum	Nux. vom., Veratrum
Dulcamara	Barium carb.	Kalium carb., Merc.
Equisetum	Pulsatilla	Camphora
Gelsemium	Nux vomica	Agaricus, Cocculus
Ginseng	Acid. phosphor.	Camphora
Graphites	Ferrum, Silicea	Arsen, Nux vom.
Hamamelis	Ferrum	Cocculus
Helleborus niger	Veratrum alb.	China
Hepar sulf.	Bromum	Bell., Cham., Puls., Mercur.
Hydrastis	Kalium jodatum	Camphora
Hyoscyamus	Cuprum	Belladonna, China
Hypericum	Acid. phosph.	Agaricus, Cocculus
Ignatia	Hyoscyamus	Nux vom., Zinc., Cocc.
Ipecacuanha	Cuprum	Ars., China, Opium
Jodum	Kalium	Brom, Hep., Mercur.
Kalium bichrom.	Jodum	Coffea, Mercur.
Kalium carbonicum	Acidum nitric.	Coffea
Kalium jodatum	Silicea	Mercur., Hep., Arsen
Kreosotum	Calcium phos.	Aconitum, Sepia, Nux v.
Lachesis	Lycopodium	Acid. phos., Arsen, Hepar sulf., Carb. v.
Ledum pal.	China	Camphora
Lycopodium	Graphites, Lachesis	Caust., Puls., Coffea
Magnesium carb.	Chamomilla	Arsen, Puls., Mercur.
Magnesium mur.	Chamomilla	Arsen, Mercur., Nux v.
Magnesium phosph.	Kalium phos.	Terebinthina, Coffea
Mercurius sol.	Sulfur	Belladonna, Lach. Opium, Camphora
Mezereum	Graphites	Mercur.
Moschus	Carbo veg.	Nux mosch.

Arzneimittel	Ergänzungsmittel	Gegenmittel
Natrium carbonicum	Magnesium	Arsen, Carbo
Natrium mur.	Sepia	Acid. nitr., Apis, Ars.
Nux moschata	Magnesium	Nux vom., Opium
Nux vomica	Cocculus	Cham., Sulfur
Opium	Aurum	Asa, Stram., Belladonna
Petroleum	Phosphorus	Nux vomica
Phosphorus	Arsen, Cepa	Coffea, Nux vom.,Ter.
Phytolacca	Ferrum	Camphora, Coffea
Platina	Acid. phosph.	Asa, Aurum, Plumbum
Podophyllum	Aloe, Magnesium mur.	Mercur sol.
Pulsatilla	Lycopodium	Aconit, Bell., Coff.
Rhododendron	Zincum	Clem. Rhus, Ranunculus
Rhus toxicodendron	Acidum formicicum	Anacard., Bryonia
Sanguinaria	Thuja	Lycopod., Phosphorus
Sarsaparilla	Thuja	Mercur.
Secale	Carbo animalis	Arsen, Bellad., Opium
Selenium	Lycopodium	Pulsatilla, Sulfur
Sepia	Natrium mur.	Antimon. crud. e tart.
Silicea	Thuja	Acid. hydrofluor., Hepar s.
Spongia	Jodum	Phosphorus, Hepar.
Stannum	Sepia	Pulsatilla
Staphisagria	Phosphorus	Camphora
Stramonium	Phosphorus	Bell., Hyosc., Opium
Strophanthus	Cactus	Nux v., Camphora
Sulfur	Nux vomica	Aconit, Cham., Merc., Sepia
Symphytum	Calcium phos.	Camphora
Thuja	Silicea	Chem, Cocc., Sabina
Veratrum album	Carbo	Aconit., China, Coffea
Veratrum viride	Carbo	Belladonna
Verbascum	Bromum	Camphora
Viscum album	Secale	Coffea
Zincum	Ignatia	Arnica, Barium, Hepar

Verzeichnis der aufgeführten klinischen Indikationen

Abdominalplethora 23
Abmagerung 209, 303
Abortus 130, 199, 242, 268
Abszeß 135, 227, 301
Adenoide Vegetationen 61, 129, 213
Adipositas 157
Adnexitis 83, 306
Adynamie 192
Ärger 71, 289
Agranulozytose 199
Akne 43, 175, 188, 232, 277, 297, 320
Alkoholismus 13, 203, 296
Allergie 3, 18, 175
Alopecia areata 303
Amenorrhoe 39, 44, 164, 234, 258
Analprolaps 121, 255
Anämie 22, 154, 155, 192, 232, 283
Anasarka 284
Angina 63, 85, 155, 167, 199, 223, 224
Angina abdominalis 201
Angina pectoris 46, 73, 161, 201
Angstneurosen 15, 41, 199
Aortenvitium 331
Aortitis 56
Apoplexie 46, 159, 242
Arthritis 2, 71, 164, 205
Arthrosen 3, 170
Ascites 40, 249, 259, 284
Asphyxie 202
Asthma bronch. 3, 27, 35, 48, 69, 117, 139, 143, 169, 184, 204, 229, 233, 278, 287, 292, 316
Ataxie 116
Atemstörung 238
Augenentzündungen 242
Augenkatarrh 151
Augenmuskellähmung 159
Augenschmerzen 95
Ausschlag 27, 38, 106, 188, 225 (siehe auch Ekzem)

Bartflechte 106
Basalbronchitis 150
Berührungsempfindlichkeit 38
Bettnässen 251
Bindegewebsschwäche 223
Blähungskoliken 97
Blasenatonie 94
Blasenentzündung 83, 100, 117, 247
Blasenlähmung 159, 179
Blepharitis 113, 164, 175, 190, 258
Blepharoconjunctivitis 60, 133, 268
Blutkrankheiten 48, 199
Blutungen 7, 79, 148, 155, 168, 184, 226, 249, 307
Bradycardie 195, 202
Brechdurchfall 37
Brechneigung 54, 184
Brennschmerz 94
Bronchialasthma 166
Bronchialkatarrh 303
Bronchiektasen 128, 167, 190
Bronchiolitis 36
Bronchitis 29, 35, 36, 37, 48, 71, 117, 128, 139, 149, 167, 175, 184, 190, 192, 208, 227, 258, 274
Bronchoblennorrhoe 302
Bronchopneumonie 71, 139, 150, 184

Carditis rheumatica 48
Cerebraler Insult 244
Cerebralsklerose 60
Cephalgie 161
Chalazion 164, 306
Cholangiolitis 132
Cholangitis 132, 211, 302
Cholecystitis 71, 150, 211
Cholecysto-Hepatopathie 217
Cholecystopathie 1, 139, 169
Cholera 48
Cholestasen 254

Cholesterinsteine 255
Chorea 155, 292, 301
Ciliarneuralgie 256
Colitis 7, 133, 223, 224, 258, 297
Commotio 139
Condylomata 306
Conjunctivitis 97, 126, 139, 190, 232, 258, 306
Coronarsklerose 56, 60
Crohn'sche Erkrankung 246
Croup 285
Crusta lactea 314
Cyanose 5, 202, 315
Cystitis 7, 44, 83, 94, 128, 139, 147, 149, 269, 302, 313
Cystopyelitis 147, 247

Dakryocystitis 289
Darmgrippen 54
Darmleiden 102, 140, 226, 260
Darmkoliken 239, 261
Delirium tremens 179, 292
Depressionen 56, 227, 252
Dermatitis 68, 124, 203, 263
Dermatologische Erkrankungen 321
Diabetes mellitus 13, 196, 275
Diarrhoe 23, 34, 36, 42, 43, 81, 97, 99, 102, 133, 165, 196, 204, 237, 240, 254, 261
Diencephale Fehlsteuerung 232
Diuresestörung 283
Drüsengeschwülste 126, 157
Dünndarmkatarrh 23, 48, 221, 223
Dumping-Syndrom 299
Duodenitis 32
Durchblutungsstörungen 244, 273, 275, 316
Durst 66
Dysenterie 224
Dyskeratosen 35, 282
Dysmenorrhoe 44, 92, 108, 135, 136, 234, 252, 314
Dyspepsie 1, 88, 110, 164, 234, 239, 255, 257, 272, 280, 296
Dyspnoe 202

Dysthyreose 206
Dysurie 85, 251, 274

Effloreszenzen der Haut 64
Eifersucht 38, 179
Eiterungen 86, 282
Ejaculatio praecox 75
Ekzem 32, 35, 43, 48, 94, 133, 143, 152, 164, 203, 205, 245, 263, 277, 297, 314
Elephantiasis 39
Embolie 228
Emphysem 37, 287
Emphysem-Bronchitis 37, 229
Encephalomyelopathien 116, 218
Endocarditis 192
Endodermale Erkrankungen 48
Endometritis 173, 199
Endothelerkrankungen 50
Enteritis 30, 44, 120, 123, 135, 217, 246, 257
Enteroptose 287
Entzündungen 63, 79, 155, 263
Enuresis 94, 147
Eosinophilie 263
Epididymitis 262
Epilepsie 72, 106, 179, 240
Epitheliale Erkrankungen 48
Erbrechen 36, 139, 185, 265
Erethismus 154
Erfrierung 20
Erkältung 142
Ermüdbarkeit 282
Erschöpfung-Ermüdung 9, 10, 20, 92, 102, 156
Erstickungsbeschwerden 36
Erysipel 39, 46, 63, 292, 315
Erythem 32, 56, 190
Examensängste 294
Exanthem 29, 39, 94, 177
Exostosen 170
Exsudative Diathese 297

Fehlgeburten 39
Fermentschwäche 208
Fieber 4, 15, 21, 81, 97, 102, 150, 154, 184, 187, 223, 292, 312, 322

Fissura ani 86
Fisteln 282
Flatulenz 35, 53, 208
Fluor albus 164, 173
Fokaltoxikosen 190
Frigidität 75, 234
Furcht 30
Furunkulose 46, 188, 297, 320

Gallenkoliken 123
Gallenleiden 99, 105, 215
Gallensteine 208, 280, 302
Ganglien 282
Gangrän 132, 196, 275, 282
Gastralgie 239
Gastritis 1, 4, 13, 35, 37, 42, 56, 66,
    71, 74, 85, 135, 155, 190, 196, 211,
    214, 257, 289
Gastroenteritis 35, 42, 275, 311
Gebärmutter 22
Gebärmuttervorfall 287
Gedächtnisschwäche 194, 261
Gehirnaffektionen 1, 137
Gehörgangsekzem 246
Gehörleiden 103
Geisteskrankheit 292
Gelbsucht 139, 233
Gelenkhydrops 71
Gelenkschwäche 230
Gemütserkrankung 287, 292
Gewebsschwäche 287
Gicht 60, 94, 120, 143, 167, 205,
    208, 260, 269, 274, 289, 296
Gingivitis 111, 224
Globus 20
Glottiskrämpfe 135
Gonorrhoe 262, 285, 302, 306
Graustar 229, 251
Grippe 150, 159, 266, 290

Hämoptoe 148
Hämorrhoidalkomplex 4, 13, 23,
    91, 118, 226, 260, 296
Halluzinationen 41
Harndrang bzw. Harnbeschwer-
    den 37, 39, 43, 243, 247
Harninkontinenz 274

Harnsaure Diathese 8, 65, 203,
    232, 233, 262, 274
Harnverhaltung 242
Hauteffloreszenzen 64, 113, 258,
    289
Hautleiden 296
    (siehe auch Ekzem)
Heiserkeit 24, 28, 30, 41, 141, 218,
    264, 277, 287
Heißhunger 249
Hepatitis 221, 249, 302, 315
Hepatopathien 56, 150, 204, 208,
    211, 221, 255, 257
Herpes labialis 4, 43, 274
Herpes simplex 133
Herpes zoster 48, 85, 94, 225, 304,
    317
Herzinsuffizienz 33, 61, 88, 127,
    132, 172, 181, 192, 199, 228, 249
Herzleiden 195, 283, 285
Herzneurose 239
Herzrhythmusstörungen 15, 41,
    118, 159, 181, 249, 273, 284
Herzschwäche 77, 132, 192, 289,
    311
Herzsensationen 8, 15, 16, 20, 28,
    29, 36, 37, 40, 127, 283
Heufieber 21, 268
Hiluslymphdrüsenaffektionen
    333
Hinterhauptschmerz 246
Hitzewallungen 8, 13, 209, 284
Hodenverhärtung 289
Hordeolum 164, 282, 289
Hühneraugen 35
Hunger 23
Husten 28, 88, 129, 135, 141, 206,
    266, 274, 290, 313
Hydrocele 113, 262
Hydrophobie 292
Hydrops der Gallenblase 132
Hypercholesterinämie 105
Hyperhydrose 185
Hyperemesis gravidarum 206
Hyperkaliämie 192
Hyperostosen 282
Hypersekretion des Magens 265

Hyperthyreosen 57, 157, 169, 187, 209, 213
Hypertonus 46, 56, 259, 271, 316
Hypochondrie 118, 126, 230, 287, 289
Hypogalaktie 21
Hypokaliämie 192
Hypomenorrhoe 258
Hypophysäre Fehlsteuerung 232
Hypotonie 280, 294, 299
Hysterie 34, 92, 126, 179, 183, 205, 230, 232, 268, 301

Impetigo contagiosa 37, 263
Impfungsfolgen 306
Impotenz 21, 235
Infektion 190
Inkontinenz 251
Insektenstiche 203
Interkostalneuralgie 260
Intoxikation 257
Iridozyklitis 120
Iritis 289
Ischias (s. Neuralgien oder Neuritis)

Kachexie 232
Karbunkel 320
Karies 33
Karzinome 7, 48, 86, 124
Katalepsie 106
Katarrhe des Nasen-Rachen-Raumes 22, 28, 33, 51, 61, 97, 175, 224, 232, 246, 266, 290, 303
Kehlkopfkatarrhe 51
Keimdrüsenschwäche 280
Keratitis 126, 133, 164, 190, 221, 232
Keuchhusten 63, 117, 220
Klimakterische Beschwerden 108, 156, 199, 205, 280
Knocheneiterung 249
Knochenfisteln 249
Knochenschmerzen 293, 297
Kollaps 36, 249, 280, 299
Konvulsionen 184
Kopfschmerzen 41, 92, 95, 99, 108, 232, 234, 239, 282

Krampfanfälle 20, 106, 110, 242, 292
Krampfwehen 275
Kreislaufschwäche 29, 46, 81, 159, 311, 315

Lähmungen 94
Laryngitis 68, 83, 88, 94, 155, 175, 271, 285
Leberabszeß 132
Lebercirrhose 91, 249
Leberleiden 99, 139, 215, 233, 259
Leberschwellung 34, 259, 280, 296
Leptospirosen 65
Lernschwierigkeiten der Kinder 331
Leukopenie 44
Libidostörung 10, 235
Lichen ruber 48
Lichtscheu 126
Lues 289, 331
Lungenembolie 146
Lupus erythematodes 56
Lymphangitis 315
Lymphatischer Rachenring 21, 175
Lymphatismus 60, 77, 221, 297, 333
Lymphbahnenprozesse 50
Lymphdrüsenerkrankungen 50, 69
Lymphdrüsenschwellungen 69

Magen 31, 34, 36, 42, 140, 160, 184, 185, 232, 239
Magenkarzinom 74
Malaria 40
Marasmus 22
Mastitis 71, 249, 250
Mastopathie 250
Melancholie 56, 172
Ménièrescher Symptomenkomplex 103
Meningitis 39, 71, 83, 317
Menopause 185
Menorrhagie 154, 196, 268
Mesenchymale Erkrankungen 50, 245

Mesenterialthrombose 23, 102
Mesodermale Erkrankungen 48
Meteorismus 35, 53, 118, 226, 240
Metrorrhagie 130, 132, 148, 269
Migräne 63, 136, 150, 159, 161, 183, 185, 258, 271, 275, 280, 287, 317
Miktionszwang 127
Milztumor 95, 155
Mouches volantes 127
Myelopathie 304
Myodegeneratio 56
Myom 200

Nachtschweiß 269
Narbenkeloid 164
Nausea 116, 299
Nebenhöhlenbelastung 274
Nephrolithiasis 208
Nephrose 204, 224
Nephrosklerose 252
Nervenleiden 183
Nervenschwäche 21, 194, 303
Nervöser Erschöpfungszustand 249
Nervosität 57, 118, 126
Neuralgien 30, 40, 48, 63, 94, 95, 108, 123, 211, 224, 283, 289, 306, 313, 317
Neurasthenie 9, 27, 36, 41, 42
Neuritis 15, 48, 162
Neurose 205
Nierenentzündung 83, 100, 117, 204
Nierenreizung 172, 247, 302
Nierenschwäche 280
Nierensteine 205, 265
Niesen, anhaltend 22
Nymphomanie 179, 252

Obstipation 24, 26, 77, 99, 208, 211, 232, 239, 242, 260, 297
Occipitalneuralgie 256
Oedeme 34, 38
Oesophaguskrampf 25
Ohnmacht 184
Ohrensausen 11, 284
Ohrschmerzen 22

Ophthalmopathien 56
Orchitis 56, 113, 262, 285
Osteoporose 170
Otitis externa 175, 188, 246, 258, 306
Otitis media 61, 85, 155, 175
Ovarialentzündung 83, 252
Ovarialneuralgie 205, 252
Oxalatsteine 265
Ozaena 56, 75, 187, 304

Pankreas-Ca. 102
Pankreasdystonie 97
Pankreopathien 217, 223, 234
Parästhesien 40, 126, 316
Paralysen 143, 254, 287
Paresen 94
Parkinsonismus 13, 40
Parulis 224
Pemphigus 83, 260
Pericarditis 71, 83, 120, 192, 283
Pericholecystitis 71
Pericarderguß 256
Periostentzündung 263
Periostschmerz 225
Peritonealreizung 242
Peritonitis 71
Perniziöse Anaemie 102
Pfortaderplethora 91, 280
Pharyngitis 71, 111, 190
Phlebitis 168, 249
Phlegmasia alba dolens 315
Phlegmone 199
Phlyctäne 139
Phosphatsteine 265
Phthise 287
Pigmentveränderungen 280
Plethora 46, 168
Pleuritis 71, 83, 120, 260, 296
Pneumonie 35, 146, 155, 175, 223, 249
Polycythaemie 114
Polyneuritis 254
Polypen im Nasenraum 303
Postcholecystektomie-Syndrom 104
Potenzstörung 306

Progressive Muskelatrophie 254
Proktitis 133
Prostataaffektionen 147, 156, 211, 268, 289
Pruritus 75, 196, 225, 252, 308
Psora 289
Psoriasis 2, 48, 65, 68, 177, 249, 255, 274
Psycho-vegetative Krisen 212
Ptosis 94
Pubertät 212
Pulmonalsklerose 252
Purpura rheumatica 71
Pyelitis 208
Pyelonephritis 204
Pylorusspastik 208
Pylorustenose 208
Pyrosis 94, 214, 249

Quetschungen 155, 266
Quincke Oedem 39

Rachitis 77, 282
Regelanomalie 37, 39, 43
Reizhusten 49
Retinopathien 249
Rhagaden 34, 124, 274
Rheuma 2, 33, 39, 48, 56, 71, 92, 94, 108, 120, 124, 143, 155, 190, 197, 203, 205, 208, 223, 239, 246, 249, 260, 262, 274, 282, 284, 289, 306
Rheumatische Herzaffektionen 195
Rhinitis 187, 271, 274, 278
Rückenschmerzen 264
Ruhr 120

Samenstrangneuralgie 113
Scharlach 36, 63
Scheidenvorfall 287
Scheuermann 78
Schläfrigkeit 36, 127, 139
Schlaflosigkeit 92, 108, 116, 118, 137, 244, 249, 261, 309, 318
Schleimhautaffektionen 71, 175, 297
Schnupfen 129, 151, 220, 239, 313

Schreck 242
Schreibkrampf 214
Schüttelfrost 322
Schulkopfschmerz 79
Schulter-Arm-Syndrom 64, 154, 200, 271
Schwäche 282
Schwangerschaftsbeschwerden 237, 280
Schwangerschaftserbrechen 22
Schweißneigung 11, 185, 271, 282
Schweregefühl 23
Schwerhörigkeit 246
Schwermut 38
Schwindel 11, 40, 41, 43, 60, 106, 116, 139, 246, 264, 284, 316
Seborrhoe 277
Seekrankheit 246
Sehstörungen 282
Senkungsbeschwerden 173, 280
Sepsis 132, 228
Sexuelle Schwäche 21, 277
Sinusitis 15, 290
Sjögren-Syndrom 190
Skrofulose 77, 155, 190, 211, 223, 282
Sodbrennen 185
Somnolenz 58
Spasmophilie 110
Spermatorrhoe 10, 235
Sphinkterinsuffizienz der Blase 192
Spinalirritation 192, 317
Sprachstörung 244
Steinbildungsneigung 77
Stenokardie 129, 299
Stoffwechselstörung 208
Stomatitis 68, 88, 224
Strangurie 85
Stridor 220
Struma 200, 213, 223, 285
Subacidität 124
Sympathikotonus 187, 249, 285
Synovialentzündungen 71

Tabes 254
Tachycardien 15, 209, 273, 293

Teleangiektasien 124
Tenesmen 43, 224, 242
Tetanie 135
Thrombophlebitis 199
Thrombose d. Art retinae 132
Thrombosen 275
Thyreosen 16, 187
Tonsillenschwellung 297
Tonsillitis 38, 190, 250
Torticollis 200, 234
Tracheitis 94, 117, 175, 266, 278, 285
Tränenfluß 313
Trauma 46, 180
Traurigkeit 38
Trigeminusneuralgie 15, 85, 256, 313
Tubenkatarrh 61, 220
Tuberkulose 254
Typhus 120, 317

Übelkeit 54, 184
Überempfindlichkeit 183
Ulcerationen 113
Ulcus cruris 88, 94, 152, 164, 208, 275, 282, 296
Ulcus duodeni 66, 175, 183, 187, 217
Ulcus ventriculi 42, 66, 190
Unterernährung 22
Unterleibsleiden 22
Unterschenkelekzem 46
Urämie 172
Urethritis 44, 289
Urikämie 296

Urticaria 39, 77, 143, 232, 308
Uterusatonie 92
Uterusblutungen 275
Uterusprolaps 121

Vaguskrisen 137, 139
Variköser Symptomenkomplex 296
Varizen 46, 99, 168
Vasomotorenkollaps 5
Vegetative Dystonie 212
Vegetative Fehlsteuerung 232
Venenblutung 168
Venöse Stauungen 121, 258
Verdauungsschwäche 230, 237, 258
Vergeßlichkeit 200
Verstopfung siehe Obstipation
Vikariierende Blutungen 130

Warzen 32, 35, 156
Waschzwang 331
Wehenschwäche 92
Weinen 38

Xanthopsien 139

Zählzwang 331
Zähneknirschen 110
Zahnen 77
Zahnschmerzen 28, 96, 118, 135, 211, 224, 312, 317
Zentralnervensystem 31, 33, 304
Zerebralsklerose 8
Zunge belegt 36

Anhang:

Dosierungsschema homöopathischer Arzneien

D 1 – D 3   Substitution
               (bei Pflanzenstoffen eine Form der Phytotherapie)

D 4 – D 8   Reizwirkung
               (man beachte dabei die Gegenregulation)

D 12 – D 15   Wirkungen von Ferment resp. Enzymcharakter im Sinne
               von Hemmung und Anregung.

D 20 – D 30   Informative Wirkung
               (im Bereiche archaischer Systeme, wie z. B. Keimblätter
               oder Kiemenbogen etc.)

Die Gaben von D 1 – D 8 werden täglich mehrmals wiederholt,
von D 12 – D 15 einmal – am besten abends,
die sog. Hochpotenzen D 30 z. B. jeden 3. Tag,
die höheren Potenzen 1mal wöchentlich oder 14-tägig einmal.

Biochemie und Homöopathie
(in Klammern die homöopathische Anwendung)

Nach den Vorstellungen der Schüßler'schen Biochemie entsteht die
Krankheit der Zelle durch den Verlust an anorganischen Salzen.
Davon haben sich die Schüßler'schen Bikomplexe abgeleitet:

Calcium fluor.	= Bindegewebsschwächen	(Venenmittel)
Calcium phosph.	= lebhafte, schmalwüchsige Konstitution	(Pubertätskrisen)
Ferrum phosph.	= zierlicher, schwächlicher, magerer Typ	(Lungenmittel)
Kalium mur.	= korpulenter Typus	(Eustachische Katarrhe)
Kalium phosph.	= schlanker, nervenschwacher Typ	(Nervenmittel)
Kalium sulf.	= nervenschwacher und gelenkbelasteter Typ	(chron. Pulsatilla)
Magnesium phosph.	= Gastritis und Schmerzempfindlichkeit	(Sodbrennen)
Natrium mur.	= Bleichsucht, Blutarmut und rheumatische Veranlagung	(Konstitutionsmittel bei vegetativer Stigmatisation)
Natrium phosph.	= Nervosität mit Übersäuerung	(Fettunverträglichkeit)
Natrium sulf.	= Schwäche, Fettleibigkeit und Leberstörung	(Leber, Galle, Pankreas)
Silicea	= unterernährter, blasser Bindegewebsschwächling	(Konstitutionsmittel der Gewebsschwächen)

Festständige Mittel

Aesculus	– Kreuzschmerzen
Arnica	– Blutungs- und Traumamittel
Belladonna	– Masern
Camphora	– choleraähnliche Durchfälle
Cantharis	– Blasenentzündung
Causticum	– Lähmung und Paresen
China	– Zustand und Schwäche nach Blutungen
Chininum ars.	– Schwäche und chron. Infekte besonders des Darmes
Crocus	– Nasenbluten bei Menstruationsanomalien
Euphrasia	– Bindehautkatarrhe
Ferrum phosph.	– Lungenaffektionen bei Continua-Fieber (auch Darminfekte)
Gnaphalium	– Ischias mit L-Syndrom 5
Hamamelis	– Blutungsmittel besonders des Auges
Hypericum	– Folgen von Nervenverletzungen
Kalium mur.	– Katarrhe der Tuba Eustachii
Laurocerasus	– Zyanose bei Bradykardie
Phytolacca	– Mastopathien
Ruta grav.	– Sehnenscheidenaffektionen
Sulfur jod.	– Resorptionsmittel nach Infekten und Eiterungen
Tuberculinum (Denys)	– NNH-Affektionen, chronische Katarrhe

Paradoxe Effekte

Nach dem Ausgangswertgesetz ist die Reaktion eines Mittels weitgehend abhängig von der Ausgangslage des Vegetativums und stellt einen schlüssigen Beweis für die Anwendung sog. Reiztherapeutika dar. Aus der Erfahrung mit homöopathischen Arzneien seien einige solcher paradoxer Effekte angegeben:

Acidum phenylaethyl- barbituricum D 6	bei Pruritus
Aloe D 4–12	bei Dünndarmschwäche und Sphinkter- insuffizienz
Aspirin D 4	bei Nesselsucht
Calculi biliarii D 12	bei generalisiertem Pruritus
Coffea D 4	bei Schlaflosigkeit infolge starken Gedankenzudranges
Cantharis D 4	bei Blasenentzündung
Digitalis D 4	bei Bradykardien
Histaminchlorid D 4	bei urtikariellen Exanthemen
Jaborandi D 4	bei Glaukom oder Schweißneigung
Lobelia D 4 (Indianertabak)	interessante Hilfe bei Abgewöhnen des Rauchens
Medusa D 4	bei Urtikaria
Opium D 4	bei habitueller, atonischer Obstipation
Podophyllum D 12	Dünndarmstühle
Tabacum D 4–6	bei Vaguskrisen, wie sie bei unge- wohntem Rauchen entstehen
Thallium D 6–12	bei Haarausfall

Die sogenannten »kleinen Mittel«

Definition: Mittel, die bei einer typischen Symptomatik einzusetzen sind, in tiefen Potenzen wirken und meist nicht als Arzneibild geprüft sind.

Agave americana D 3	Mundfäule mit Blutungstendenz
Anagallis D 2–D 4	Bläschenausschlag
Anatherum D 1	bei brüchigen Nägeln
D 10	bei verdickten Nägeln
Apomorphinum D 4	bei funktionellem Erbrechen
Caltha D 2–D 3	Bläschenausschlag der Unterarme und Beine
Cystus canadensis D 4	Zahnfleischaffektionen
Elaeis guinensis D 4	Sklerodermie mit Hypästhesie
Genista D 2–D 4	Stirnkopfschmerz mit Schwindel
Geranium maculatum D 3	Blutungen (Magen-Darm-Uterus)
Ginkgo biloba D 4–D 5	linksseitiger Kopfschmerz, Schreibkrampf
Hippomane D 5	Schwäche der Hände und Handgelenke
Kalium nitricum D 3	Empfindlichkeit gegenüber Fleisch (Kalb)
Lobelia D 4	Antirauchermittel
Malandrinum D 5	Hautaffektionen (Fissuren) durch Waschen oder Wasser
Mancinella D 5	Entzündung des Mundes und Rachens, Bläschen an den Fußsohlen
Medusa D 4	Urtikaria des Gesichts
Menyanthes D 5	Migräne bei Hypotonikern
Mercurius jod. flavus (protojodatus) D 4	Schmerzen linke Hüfte und rechte Hand
Mimosa pudica D 4	Ellbogen und Knie
Momordica D 4	linke Thoraxseite, Flatulenz
Myristica sebifera D 4	Panaritium
Niccolum D 4–D 12	linksseitiger Kopfschmerz
Nepenthes D 12	Frigidität
Penthorum sedoides D 5	Chronischer Schnupfen mit dickem Schleim
Petroselinum D 4	Blasenschmerzen nach Katheterisieren
Plantago major D 3	Harninkontinenz nach Blasenoperationen
Robinia pseudacacia D 4	Sodbrennen
Salvia D 4	Hyperhidrosis
Sambucus niger D 4	Säuglingsschnupfen, idiopath. Schweißmittel
Sedum acre D 4	Analfissur, Analbrennen
Sempervivum D 3	Zungenbrennen (Brustkrebs)

Sticta pulmonaria D 4	Kniegelenkshygrom, Handgelenks-synovialzyste
Teucrium Mar. v. D 3	Nagelgeschwüre, Nageldystrophie
Trillium pend. D 4	Magenblutung
Zingiber D 1	Brotallergie, Verdauungsschwäche

Kindertypen in der Homöopathie

Frans Vermeulen

Übersetzung aus d. Niederländ.:
Dr. med. Bruno Zimmermann

Zeichnungen von Jan Hauwert

Die Homöopathie sucht in der verwirrenden Vielfalt der Symptome einer Krankheit eine Ganzheit zu sehen. Sie geht davon aus, daß das Leben trotz augenscheinlicher Aufsplitterung der Erscheinungen auf verschiedenem Niveau eine unteilbare Einheit ist.

Symptome auf geistiger, emotionaler, funktioneller und physischer Ebene werden nicht als getrennte Phänomene betrachtet, die unabhängig nebeneinander existieren und deshalb Spezialisten verschiedener Fachgebiete überlassen werden müßten. Sie gelten vielmehr als parallele, miteinander verknüpfte, wenn auch gestörte Äußerungen einer Art Urmodells.

Dasselbe gilt für homöopathische Heilmittel. In ihrer bunten Palette von Symptomen wie Farbe, Erscheinungsform, Dichte, Vorkommen, Bindungsqualitäten und physische Eigenschaften von Materie, spiegeln auch sie ein bestimmtes Urmodell wider. Die Gesamtheit dieser **Ausdrücke** ergibt ein **Bild,** in der Homöopathie das Arzneimittelbild. Der genaue Vergleich von Symptom-**Bild** der Krankheit und dem Arzneimittel-**Bild** läßt eine deutliche Übereinstimmung erkennen, bsplw. zwischen dem Urmodell von Calcium und dem Calcium carbonicum-Typ. In einem solchen Vergleich liegt der Schlüssel zum Verständnis für die Bedeutung individueller Symptome, des Wesens des Kindes und zur Wahl der Therapie bei Kinderkrankheiten.

Der Autor unternimmt den Versuch, in 36 homöopathischen Arzneimitteln das verborgene Gestaltsmuster zu finden, indem er deren Substanzen in ihren natürlichen Äußerungs- und Erscheinungsformen analysiert und beschreibt. Im anschließenden Abschnitt »Typ« werden sodann Assoziationen zu dem besprochenen Kindertyp geknüpft. So entstehen die Umrisse eines Urmodells, das sich hinter den geistigen, emotionalen, funktionellen und körperlichen Erscheinungen verbirgt.

Dieses Buch baut auf den von Borland erarbeiteten Grundlagen auf und führt diese weiter. Der Verfasser sieht sein Anliegen erfüllt, wenn der Leser den Schlüssel zum Verständnis für das jeweilige Bild von **Typ** und **Arzneimittel** findet und versteht. Seine Erkenntnisse dienen dem medizinischen Praktiker bei der Therapiewahl und erleichtern interessierten Eltern den Zugang zu ihrem Kinde.

ISBN 3-87758-080-7, 268 Seiten, Efalin   DM 48,–

JOHANNES SONNTAG
Verlagsbuchhandlung GmbH, Regensburg

Gewicht – leicht gemacht

Ernährungsratschläge für Gesundheitsbewußte

Walther Zimmermann

Statussymbole, Anspruchsdenken und Nachholbedarf aus zurückliegenden mageren Jahren haben das Problem des Übergewichts zu einer der brennendsten Fragen unseres Gesundheitswesens gemacht. Alarmierende Meldungen über die Gewichtssituation unserer Bevölkerung, vor allem auch unserer Kinder, verdeutlichen dies eindringlich.

Übergewicht war zunächst ein Äquivalent für Verzichtsleistungen, gilt aber inzwischen längst als Frage der Lebensordnung, als Bewältigung soziologischer, psychologischer, physiologischer und wirtschaftlicher Probleme. Die meisten Krankheiten entstehen durch Unordnung – und ein Hauptfaktor in diesem Bereich ist die mangelnde Ordnung in der Ernährung.

Ein Großteil der chronischen Krankheiten wurzelt im Stoffwechsel: Diabetes im Zuckerstoffwechsel, Gicht im Harnsäure- und Purinstoffwechsel; der Fettsucht liegt eine Verdrängung lebenswichtiger Zellen durch Fettablagerung zugrunde, und Rheuma ist eine Krankheit des Bindegewebes – stets aber gilt als Ursache der »Müll« des Stoffwechsels, der unzulänglich »entsorgt« wird.

Inzwischen suchen immer mehr nachdenklich Gewordene die Quellen einer natürlichen Ernährung im Einklang mit der inneren Ordnung. Nicht selten irren sie durch ganze Bibliotheken über »gesunde Küche« mit teilweise undurchschaubaren Empfehlungen.

GEWICHT – LEICHT GEMACHT soll orientieren und zugleich helfen. Es dient als roter Faden mit Ernährungsratschlägen für Gesundheitsbewußte und Therapieanleitungen für Heilberufe. Längst hat sich dieses praktische Handbuch vielseitig in der Praxis bewährt.

Die 2. Auflage enthält und belegt noch eingehender die jahrzehntelangen Erfahrungen mit diätetischen Heilmethoden aus dem Krankenhaus für Naturheilweisen in München-Harlaching. Ursachen und Probleme des Übergewichtes werden analysiert; der Verfasser bietet praktische Lösungen an und zeigt biologische Möglichkeiten auf, speziell im Hinblick auf Fasten- und Reduktionsdiäten. So entsprechen die Kapitel über Spezialdiäten, unter denen die Kartoffeldiät eine besondere Stellung einnimmt, einem aktuellen Bedürfnis.

Die umfassende Darstellung dessen, was denn nun eigentlich als »natürliche Ernährung« angesehen werden kann, führt zum didaktischen Höhepunkt dieses Ratgebers – zu umfangreichen Diätempfehlungen, Rezeptangaben, Kalorientabellen und einem Fremdwortregister für den Patienten.

Das besondere Augenmerk des Autors galt in der vorliegenden 2. Auflage der Nachbehandlung von Fettsucht, dem »Wie geht es weiter?«. Gerade diese Eweiterung hinsichtlich der Eßgewohnheiten und der Auswahl der Nahrungsmittel wird entsprechend motivierten Lesern vielfache Hilfen und Anregungen bringen.

»Biologische Fachbuchreihe« Band 3; 2. Auflage 1987, 200 S., Efalin DM 29,80 ISBN 3-87758-022-X

JOHANNES SONNTAG
Verlagsbuchhandlung GmbH, Regensburg